Franz Keggenhoff

ERSTE HILFE

BEI KINDERN

Das offizielle
Erste-Hilfe-Buch
nach den Ausbildungsrichtlinien
des
Deutschen Roten Kreuzes

DEUTSCHES ROTES KREUZ

südwest

Inhalt

Im Unglücksfall richtige Hilfe leisten

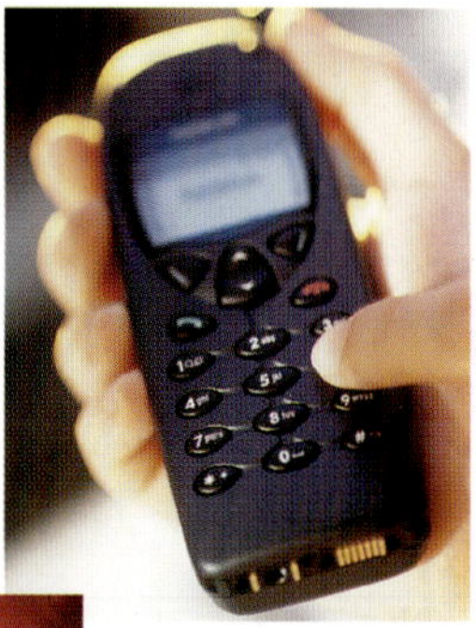

Im Notfall müssen Sie schnellstmöglich den Rettungsdienst alarmieren.

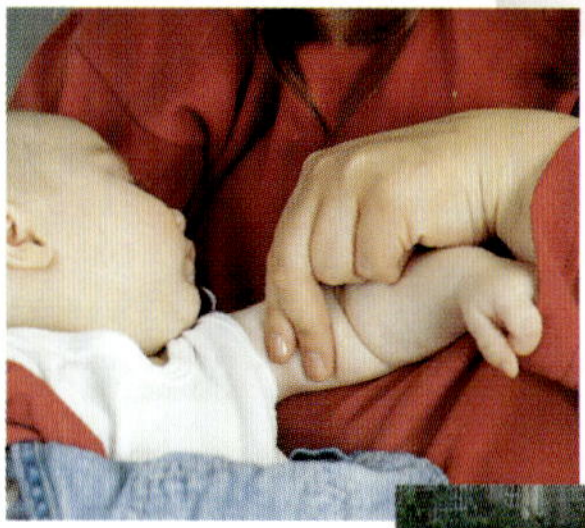

Pulskontrolle beim Säugling: Der Puls wird an der Innenseite des Oberarms getastet.

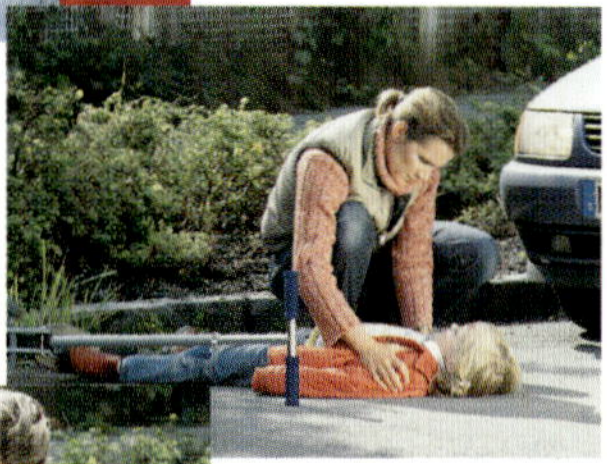

Ganz wichtig: Sprechen Sie verletzte Kinder an.

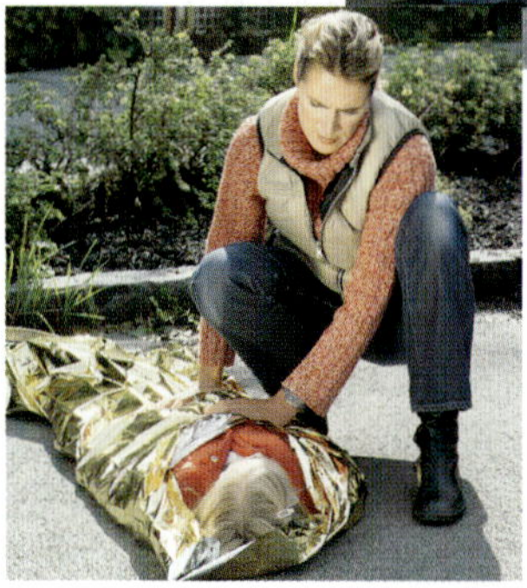

Die Rettungsdecke aus dem Kfz-Verbandkasten ist gut zum Zudecken von verletzten Kindern geeignet.

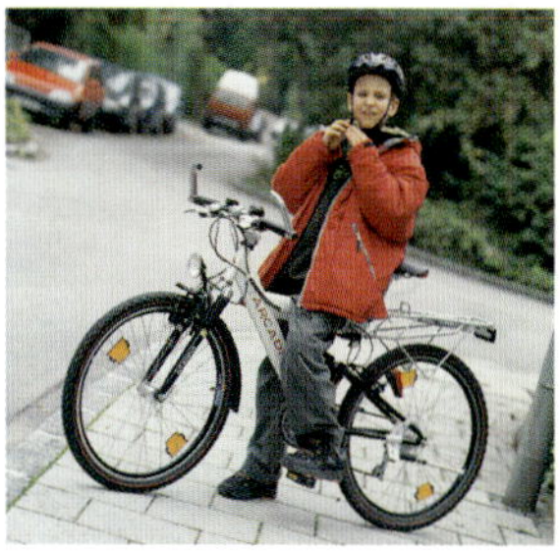

Kinderunfällen kann man vorbeugen. Zum Fahrradfahren beispielsweise sind Helme Pflicht.

Versorgung von Wunden, Prellungen, Brüchen

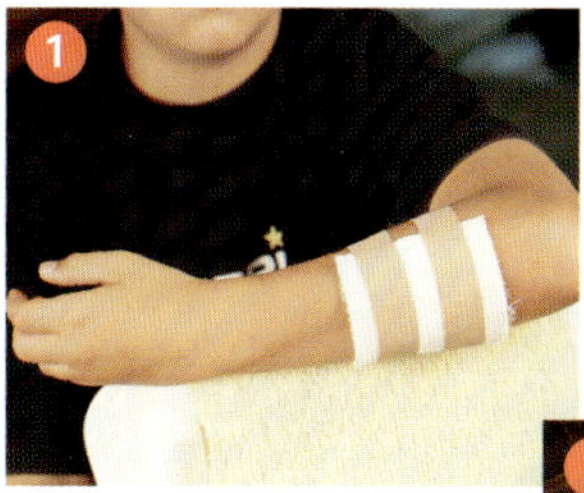

1 *Heftpflasterverband.*

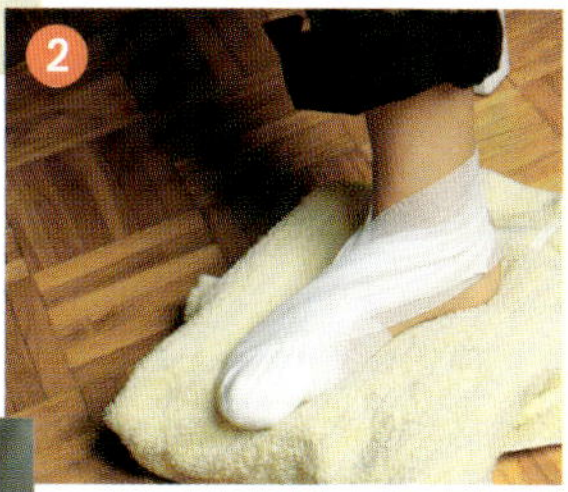

2 *Verband mit Wundauflage und Mullbinde.*

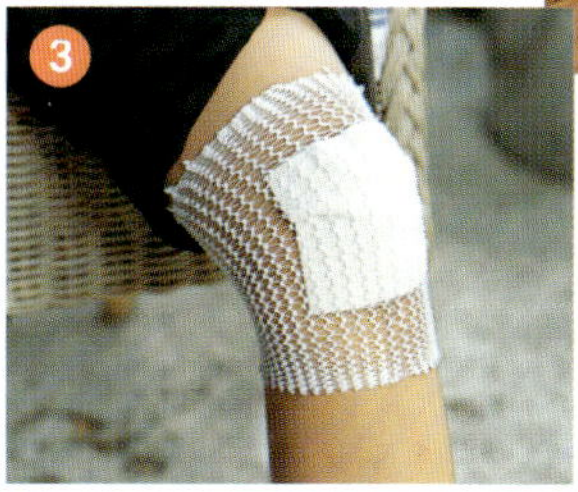

3 *Netzverband.*

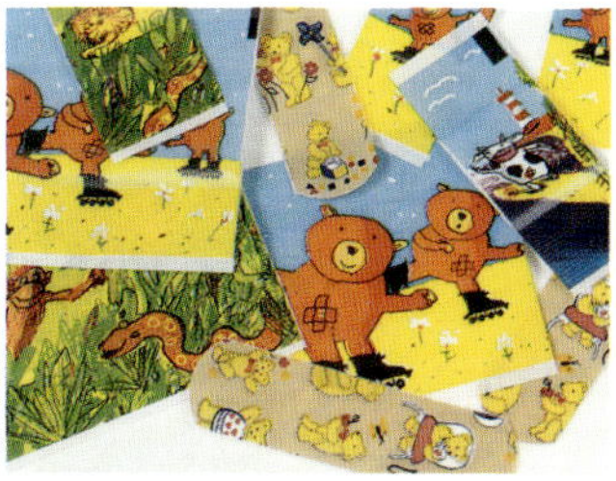

Ein Tipp: Mit den lustigen Motiven der Kinderpflaster vergessen die kleinen Patienten den Schmerz schneller.

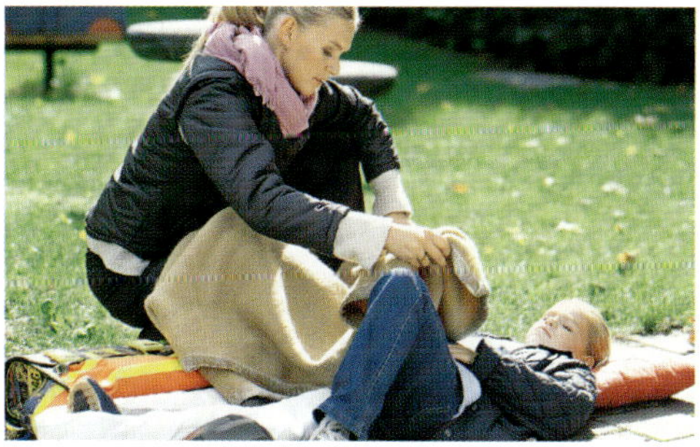

Knochenbrüche müssen ruhig gestellt und gepolstert werden.

Wenn innere Organe verletzt sind, kann dies lebensbedrohlich werden. Auch starke Blutungen sind bei Kindern gefährlicher als bei Erwachsenen. In diesem Kapitel stehen die Gegenmaßnahmen.

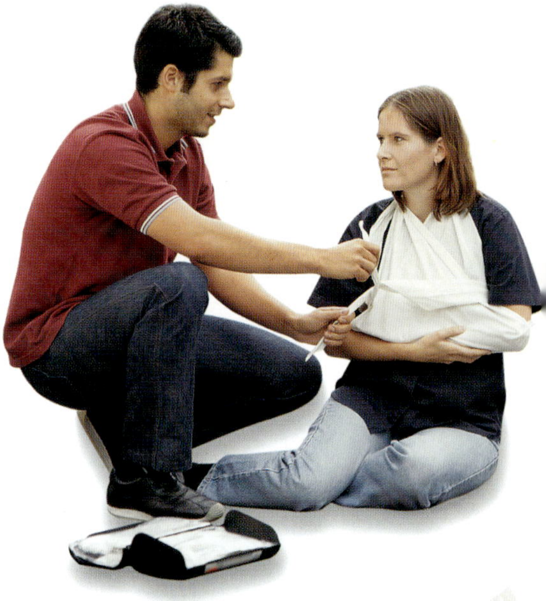

Schwere Verletzungen

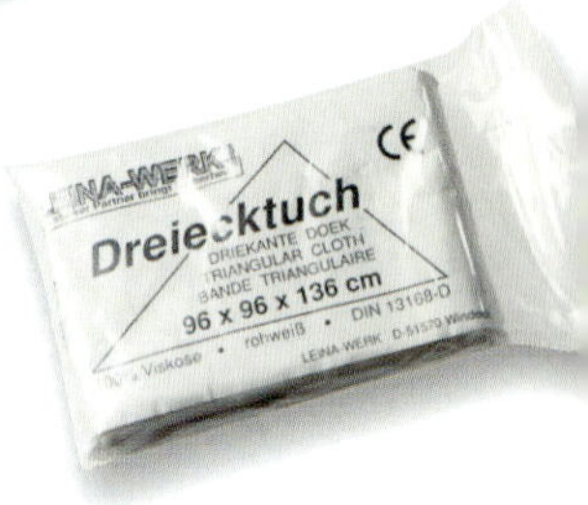

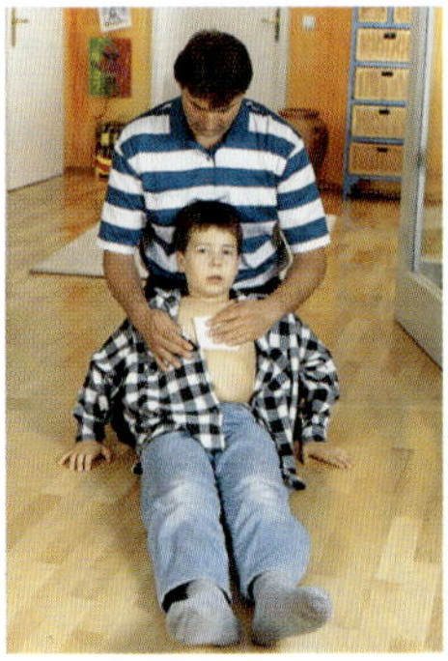

Bei einer Brustkorbverletzung haben Kinder Todesangst. Lagern Sie das Kind halb sitzend, um seine Atemnot zu lindern.

Bei starken Blutungen aus Mund, Nase und Rachen muss das verletzte Kind auf dem Bauch liegen, damit das Blut abfließen kann.

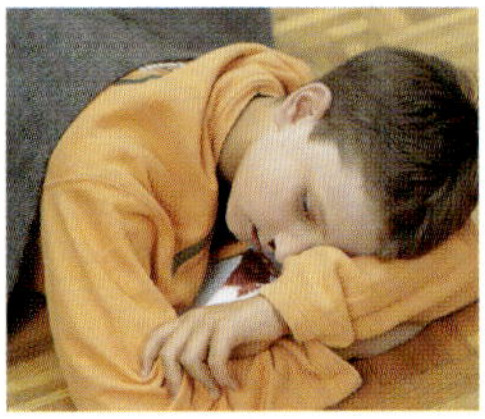

Blutstillung und Druckverband

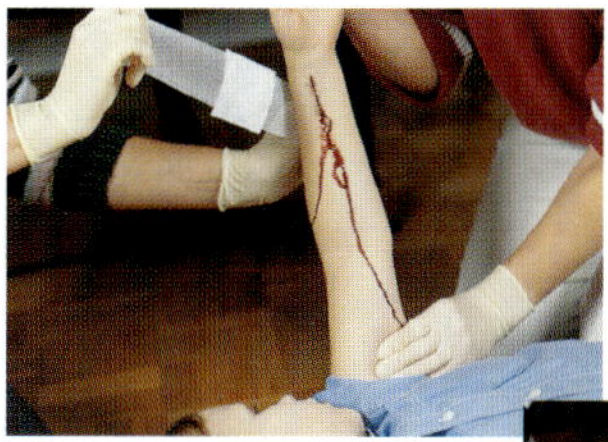

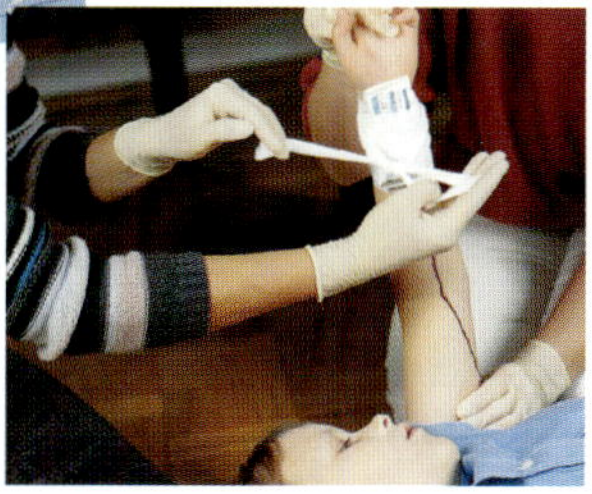

Blutstillung wird mit dem Abdrücken der Arterie erreicht. Danach wird ein Druckverband (mit Druckpolster) angelegt.

Atemspende und Herzdruckmassage

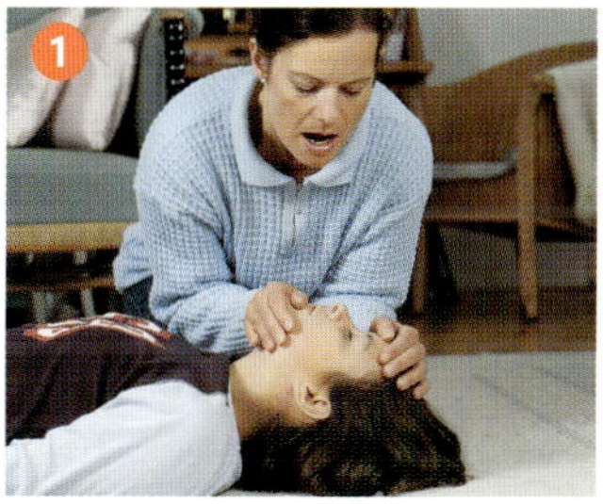

1 Überstrecken Sie den Hals des Kindes nach hinten, indem Sie mit einer Hand an die Stirn und mit der anderen unter den Unterkiefer fassen.

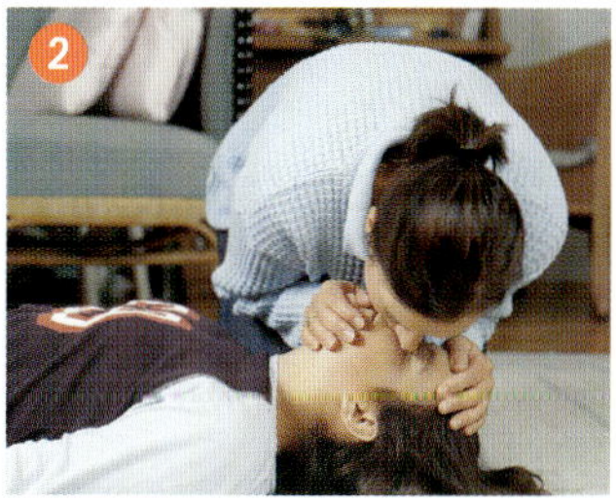

2 Atmen Sie ein, und setzen Sie Ihren geöffneten Mund dicht über die Nase auf. Blasen Sie dem Kind Ihre Luft in die Atemwege.

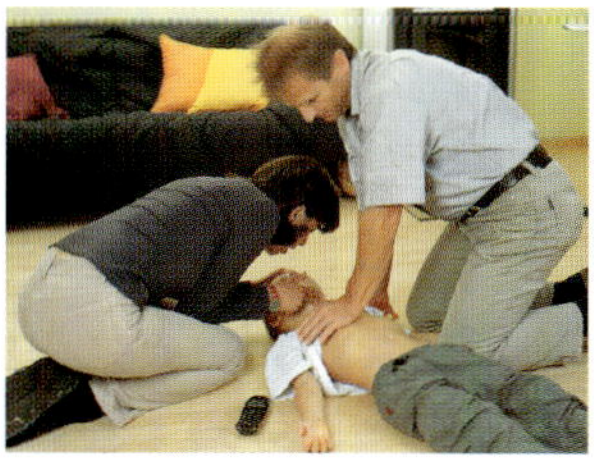

Reanimation mit zwei Helfern: Einer gibt die Atemspenden, der andere führt die Herzdruckmassage durch.

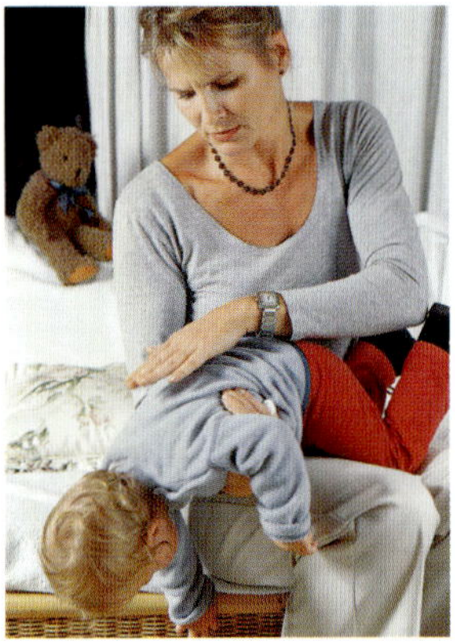

Mit nicht zu kräftigen Schlägen zwischen die Schulterblätter befreien Sie ein Kleinkind von Fremdkörpern in Luft- und Speiseröhre.

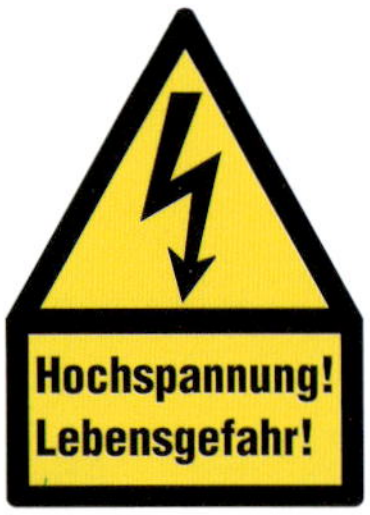

Machen Sie Ihre Kinder auf Gefahren durch Elektrizität aufmerksam.

1 Verbrannte Körperteile werden mit Wasser gekühlt, bis die Schmerzen nachlassen.

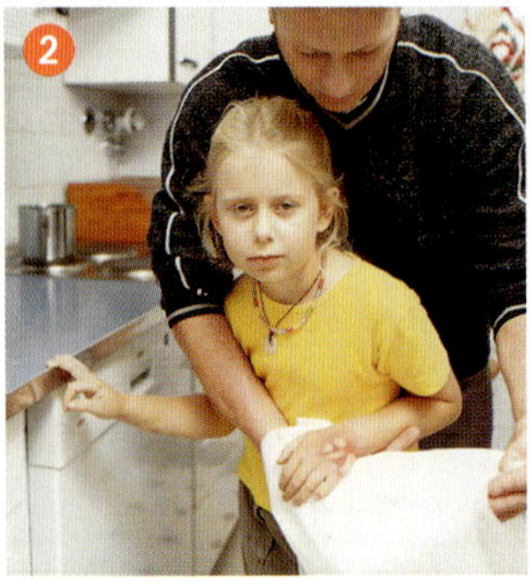

2 Nach der Kaltwasserbehandlung werden betroffene Stellen mit einem sterilen Verbandtuch bedeckt.

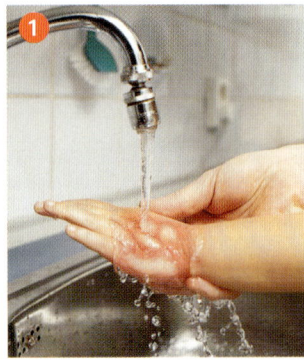

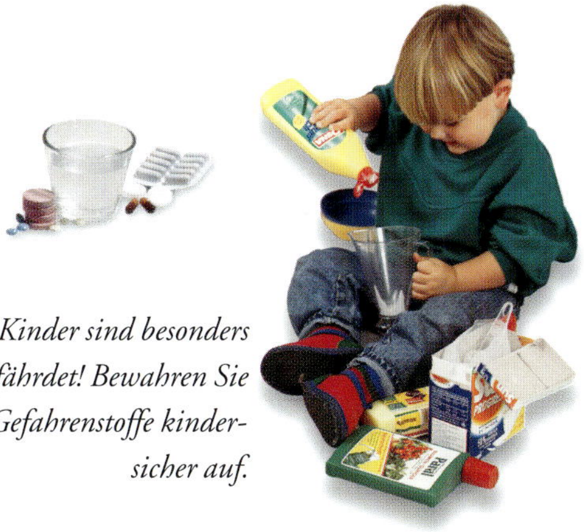

Kinder sind besonders gefährdet! Bewahren Sie Gefahrenstoffe kindersicher auf.

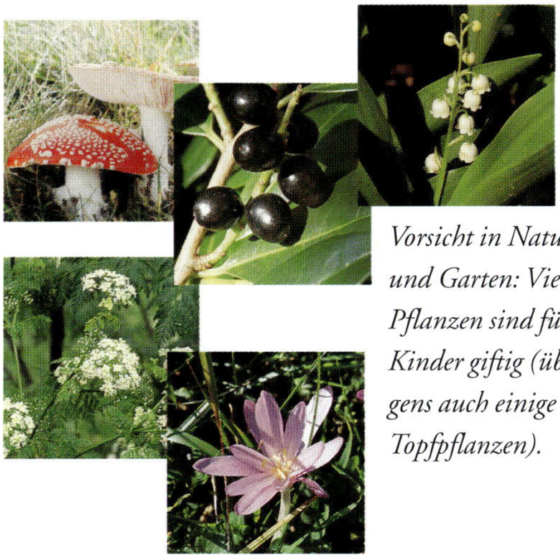

Vorsicht in Natur und Garten: Viele Pflanzen sind für Kinder giftig (übrigens auch einige Topfpflanzen).

Impfschutz muss sein

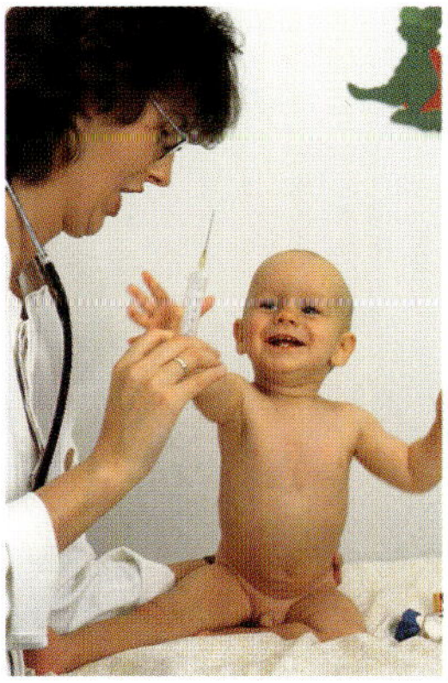

Schützen Sie Ihr Kind durch Impfungen vor gefährlichen Kinderkrankheiten.

Windpocken, Masern & Co.

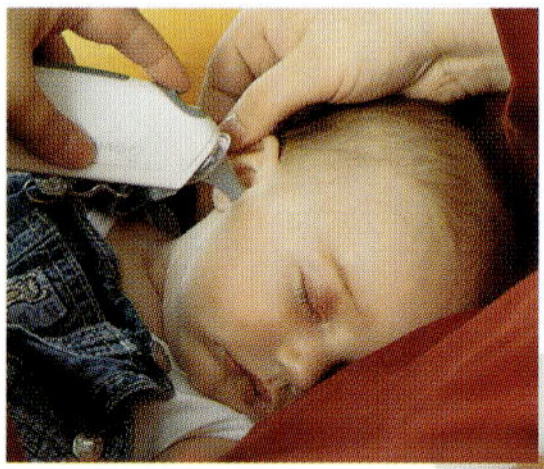
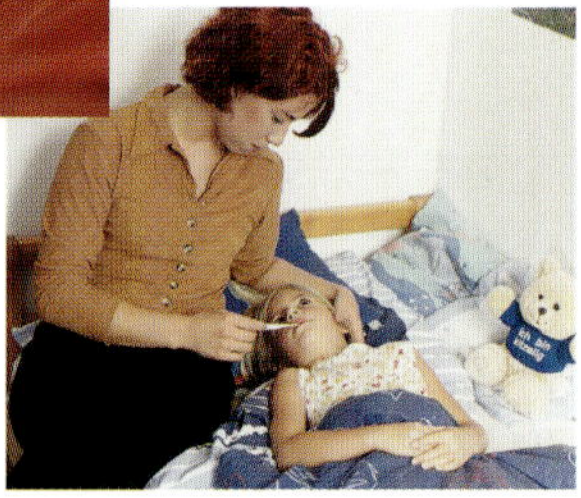

Fieber messen: Im Ohr (Infrarot) und im Mund (digital) geht es ganz leicht.

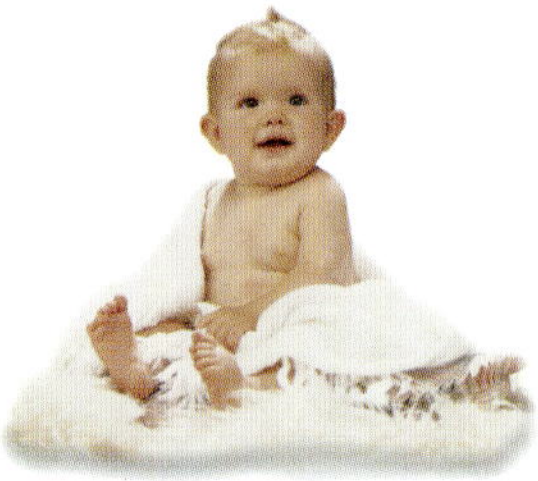
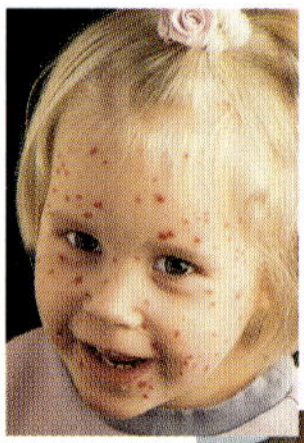
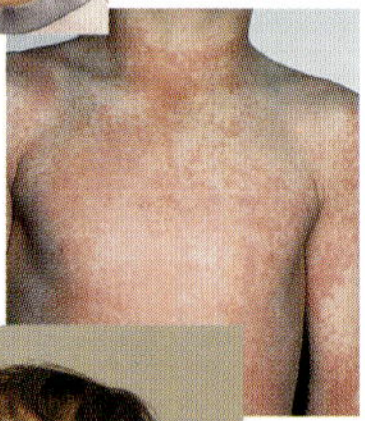
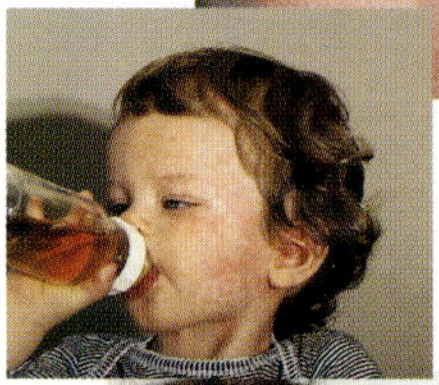
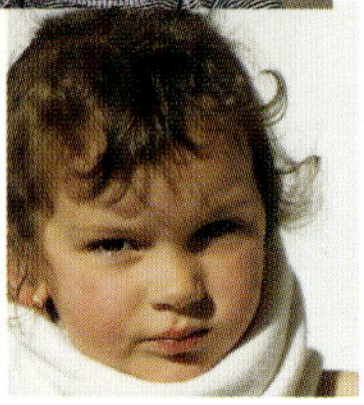

Kinder sind häufig krank, und einige Krankheiten müssen sie auch durchmachen. Doch gegen die meisten schwer wiegenden »klassischen« Kinderkrankheiten gibt es gut verträgliche Impfungen.

Gefahren durch Zecken

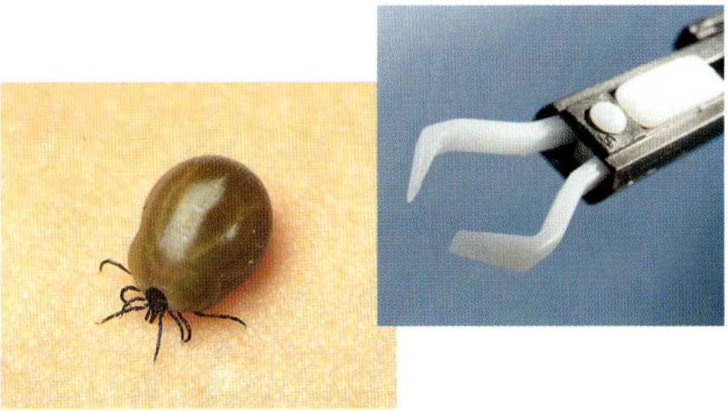

Zecken können FSME und Borreliose übertragen. Schützen Sie sich und Ihre Kinder durch entsprechende Vorsichtsmaßnahmen.

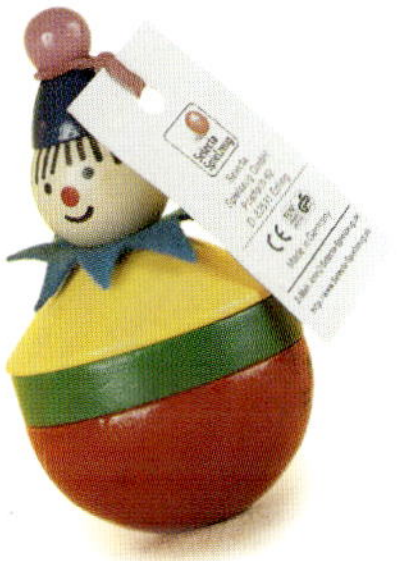

Sicheres Kinderspielzeug: Das CE- und das GS-Zeichen stehen für geprüfte Produkte.

Kinder helfen Kindern

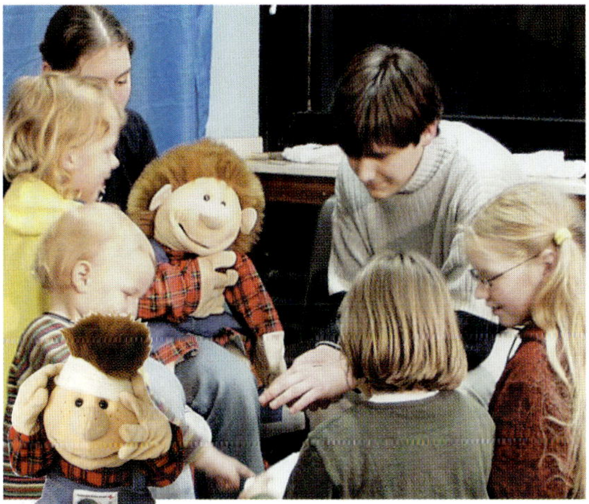

Das Jugendrotkreuz in Aktion: Mit der Handpuppe Paul lernen Kinder spielerisch die Grundlagen der ersten Hilfe.

Rasch handeln – Leben retten

»Die Menschen in Not brauchen trotz der Anonymität persönlichen Zuspruch, sie brauchen oft emotionale Unterstützung über die medizinische Hilfe hinaus, da reicht oft die Hand, die festhält, da reichen oft wenige Worte.«
(Johannes Rau, Bundespräsident und Schirmherr des Deutschen Roten Kreuzes, bei der Eröffnungsrede zum Rettungskongress am 13. Mai 1998 in Münster)

INFO
Das Deutsche Rote Kreuz bildet jedes Jahr über eine Million Menschen qualifiziert in erster Hilfe aus. Stärken auch Sie die Rettungskette, und helfen Sie mit, Leben zu retten.

Bei Notfällen, die Kinder, unsere eigenen insbesondere, betreffen, sind wir als Laienhelfer emotional stets besonders betroffen und zugleich fachlich gefordert. Es handelt sich eben nicht um irgendeinen Notfall, sondern um einen in Not befindlichen Menschen, der uns wie kein anderer nahe steht. In dieser Situation ohne ausreichende Erste-Hilfe-Kenntnisse im wahrsten Sinn des Wortes »hilflos« zu versagen, nicht helfen zu können, gehört zum Schlimmsten, was man erleben kann. Dazu kommt dann leider oft die späte Erkenntnis, es versäumt zu haben, rechtzeitig die notwendigen Erste-Hilfe-Kenntnisse und -Fähigkeiten erlernt zu haben.
Möglichkeiten hierzu gibt es viele! Jeder, der mit Kindern zu tun hat, Eltern, Lehrer, Erzieher, Großeltern, Babysitter usw., sollte einen Kurs »Erste Hilfe am Kind« beim DRK besucht haben und sich danach regelmäßig fortbilden. Das vorliegende Buch hilft Ihnen, die notwendigen Erste-Hilfe-Kenntnisse zu erwerben und nach dem Besuch eines praktischen Kurses zu erhalten und immer wieder aufzufrischen.
Auch in unserer Zeit, in der wir über eines der modernsten Rettungssysteme der Welt verfügen, bleibt stets ein Intervall zwischen dem Eintritt des Notfalls und dem Zeitpunkt bis zum Eintreffen von Rettungswagen und Notarzt. In dieser Zeitspanne ist die sachgerechte erste Hilfe von allergrößter Bedeutung. Frühzeitiges Erkennen eines gesundheitlichen Notfalls, erste Feststellungen und lebensrettende Ersthilfe sind ebenso einfach zu erlernen wie richtige Lagerung, aber auch Zuwendung und Betreuung als wichtige Maßnahmen, um Schmerzen lindern zu helfen und vor allem um weiteren Schaden abzuwenden.
Wir alle sorgen uns um das Wohl unserer Kinder und wünschen, dass nie etwas Schlimmes passieren möge, aber wir wissen auch, dass es trotzdem jederzeit passieren kann. Das vorliegende Buch vermittelt Ihnen aktuell und verständlich Erste-Hilfe-Kenntnisse für Kindernotfälle – Hilfe, die Leben retten kann.

Dr. med. Volker Grabarek, DRK-Bundesarzt

So benützen Sie dieses Buch

Dieser Erste-Hilfe-Ratgeber richtet sich nach den Ausbildungsrichtlinien des Deutschen Roten Kreuzes, geht aber über die Lerninhalte der Erste-Hilfe-Kurse hinaus. Er gliedert sich in sieben Kapitel, die Notfälle, Verletzungen und Erkrankungen und die entsprechenden Maßnahmen zusammenfassen, und in einen Anhang (Kapitel 8).

Die Empfehlungen des Deutschen Beirates für erste Hilfe und Wiederbelebung der Bundesärztekammer (Ausgabe 2000) wurden für dieses Buch berücksichtigt.

So finden Sie, was Sie suchen

Notfälle, Erkrankungen sowie Erste-Hilfe-Maßnahmen finden Sie über das Inhaltsverzeichnis oder über das Register. Zur schnellen Orientierung gibt es am Anfang jedes Kapitels auch noch die Überblicksseite.

Schritt für Schritt erklärt

Beginnend mit dem Verhalten bei den Erstmaßnahmen am Unfallort, Unfallverhütung, häufigen Unfällen, den lebensrettenden Sofortmaßnahmen bis hin zu Maßnahmen bei typischen Spiel- und Sportverletzungen oder Vergiftungen – in jedem Kapitel sind Schritt für Schritt die richtigen Maßnahmen aufgelistet. Sie sind leicht zu finden – nämlich rot markiert – unter der Überschrift:

So machen Sie's richtig

Damit Sie dieses Buch sowohl zur schnellen Orientierung benützen können als auch zur schnellen Rekapitulation von Maßnahmen, sind – wo dies sinnvoll erscheint – die wichtigsten Stichwörter der Maßnahmen durch Fettdruck hervorgehoben, beispielsweise bei Nasenbluten:

- Legen Sie **kalte Umschläge**, Eisbeutel oder Kältepackungen **in den Nacken**. Die Kühlung bewirkt auf nervösem Weg eine Verengung der Gefäße und damit die Blutstillung.

Sehen, wie man's richtig macht

Dieses Buch enthält zahlreiche Fotos und Illustrationen, die Ihnen – vielleicht besser als Worte – zeigen, worauf es ankommt.

Wichtiges im Anhang

Im Anhang dieses Buchs finden Sie u. a. die Informationszentralen für Vergiftungsfälle sowie Vorschläge für eine Haus- und Reiseapotheke. Zusätzlich möchten wir Ihnen die Kinder- und Jugendorganisation des DRK, das Jugendrotkreuz, vorstellen. Vielleicht sind auch Ihre Kinder motiviert, anderen Menschen zu helfen.

INFO

Dieses Buch ist das unentbehrliche Nachschlagewerk zum Lehrgang »Erste Hilfe am Kind« für alle Eltern, Erzieherinnen und Erzieher, Grundschullehrerinnen und Grundschullehrer, Babysitter und diejenigen (auch die Großeltern), die mit Kindern – wo auch immer – zu tun haben.

1 Richtiges Verhalten bei Notfällen mit Kindern

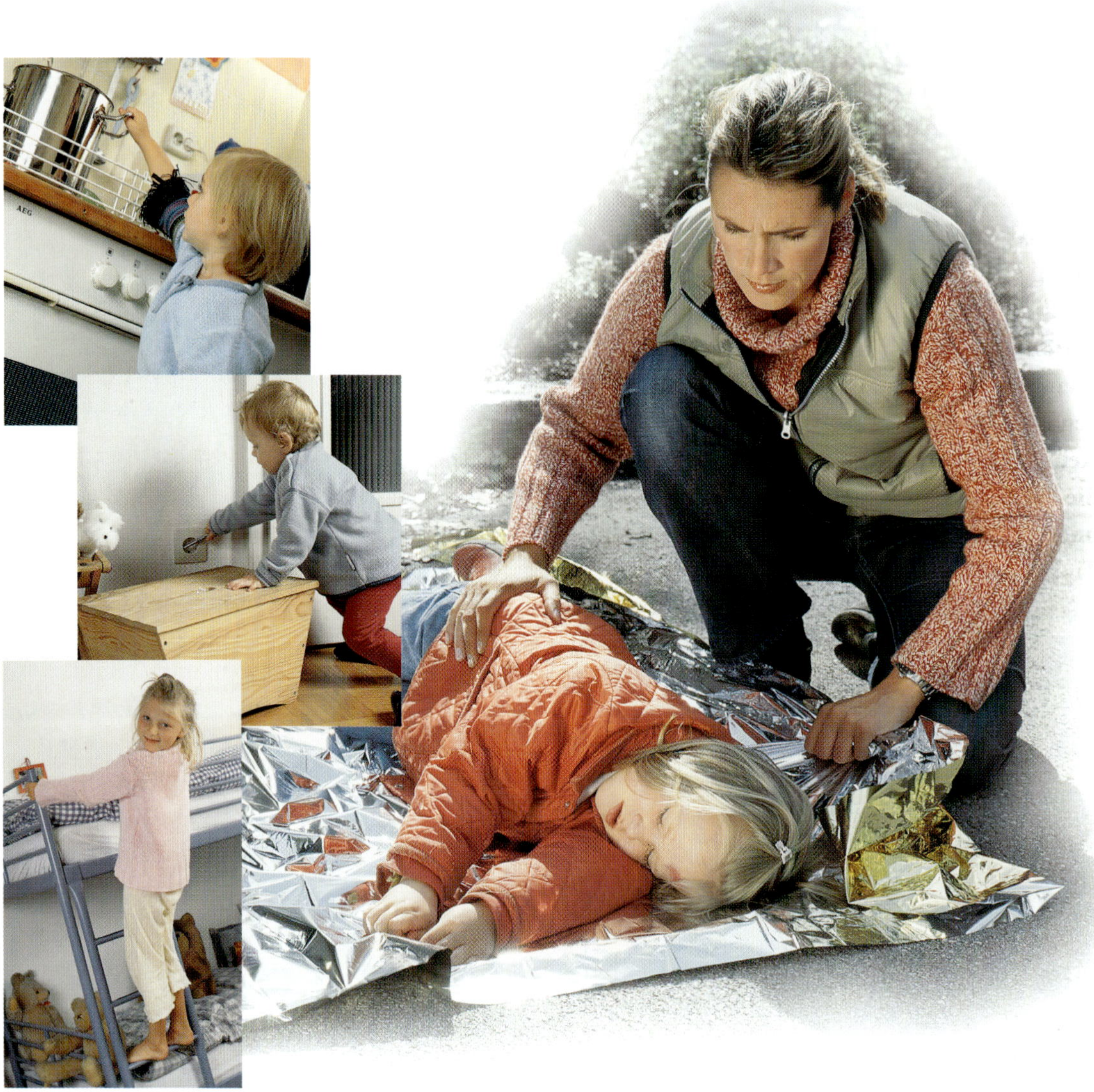

Unsere Kinder sind gefährdet

Allein im Straßenverkehr verunglückt in Deutschland alle elf Minuten ein Kind (siehe Grafik), insgesamt waren es 1999 49 200 Kinder, 317 starben. Im Jahr 2000 sind insbesondere die tödlichen Unfälle zurückgegangen; dennoch verunglückten immer noch 45 500 Kinder, 240 davon tödlich. Dabei machen Verkehrsunfälle nur 7,5 Prozent der Unfälle in Deutschland aus. Der überwiegende Teil der Unfälle und Notfälle vollzieht sich im häuslichen Bereich, in der Freizeit beim Sport und beim Spielen sowie z. B. in der Schule auf dem Schulhof und beim Schulsport. Zum Glück verlaufen diese Unfälle nicht immer gleich tödlich, doch ist eine fachgerechte erste Hilfe notwendig. Dies gilt in besonderer Weise auch bei Erkrankungen der Kinder. Die kleinen Patienten benötigen besonders viel Zuspruch und Betreuung. Zuwendung ist genauso wichtig wie gute Erste-Hilfe-Kenntnisse. In diesem Kapitel erhalten Sie die Basisinformationen, was bei Unfällen und Krankheiten zu tun ist. Es schließt mit Tipps zur Unfallverhütung.

Unfallstatistik

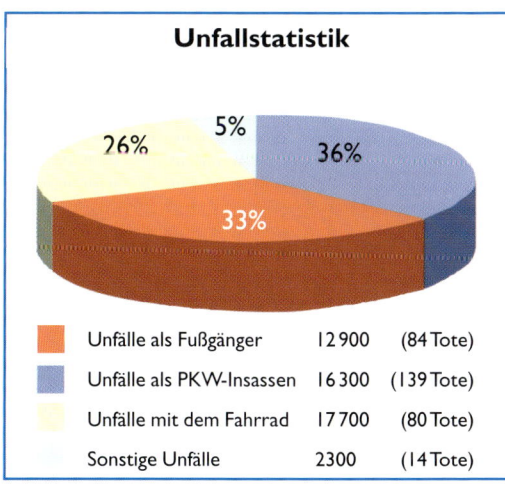

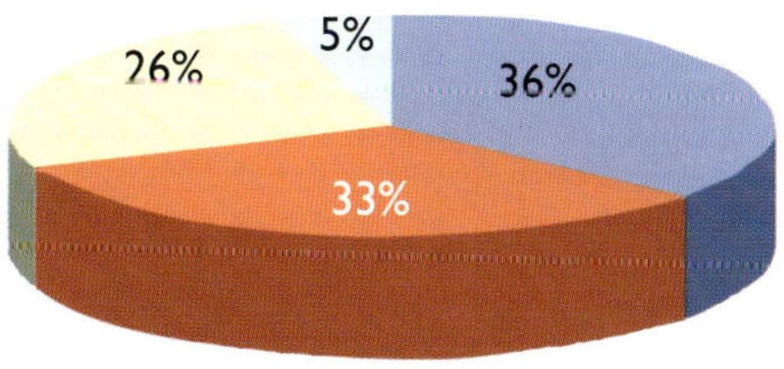

Unfälle als Fußgänger	12 900	(84 Tote)
Unfälle als PKW-Insassen	16 300	(139 Tote)
Unfälle mit dem Fahrrad	17 700	(80 Tote)
Sonstige Unfälle	2300	(14 Tote)

Das Wichtigste in Kapitel 1

Was tun im Notfall?

Die Verpflichtung zum Helfen

In keiner anderen Situation ist die Bereitschaft zu helfen größer als bei Unfällen und Notfällen, an denen Kinder beteiligt sind. Alle sonst gestellten Fragen nach Zuständigkeit, Kompetenz oder gar gesetzlicher Verpflichtung rücken bei Notfällen in den Hintergrund, wenn es sich bei dem Hilfsbedürftigen oder Unfallopfer um ein Kind handelt. Erste Hilfe zu leisten ist eine Selbstverständlichkeit.

Doch insbesondere bei Kindernotfällen richtig und kompetent helfen zu können muss erlernt werden. Hierzu trägt das vorliegende Buch bei. Um jedoch vor allem die praktischen Maßnahmen richtig zu erlernen, ist ein Erste-Hilfe-Kurs anzuraten.

§ 323c StGB »Unterlassene Hilfeleistung«

Nach § 323c des Strafgesetzbuches (StGB) wird mit Freiheitsstrafe bis zu einem Jahr oder mit Geldstrafe bestraft, wer bei Unglücksfällen oder gemeiner Gefahr oder Not nicht Hilfe leistet, obwohl dies erforderlich und ihm den Umständen nach zuzumuten, insbesondere ohne erhebliche eigene Gefahr und ohne Verletzung anderer wichtiger Pflichten möglich ist.

Anforderung an Helfende

Zum Glück verlaufen auch spektakulär aussehende Unfälle mit Kindern oftmals glimpflicher, als es im ersten Moment den Anschein hat.

Bleiben Sie ruhig, verschaffen Sie sich zunächst eine Übersicht über die vorgefundene Situation. Handeln Sie nicht »kopflos«, sondern besonnen. Meist sind Sie an einer Unglücksstelle auch nicht allein; es ist sicher noch jemand da, der bereit ist mitzuhelfen. Sprechen Sie andere direkt an, und bitten Sie sie um ihre Mithilfe. Es ist immer wichtig, dass einer die Initiative ergreift und ruhig bleibt. Beruhigen Sie – wenn notwendig – auch die Angehörigen, insbesondere die Eltern. Manchmal müssen sogar gut gemeintes, aber falsches Eingreifen und unüberlegtes Handeln anderer Helfer verhindert werden.

MERKE

Zur ersten Hilfe sind Sie nicht nur moralisch, sondern auch gesetzlich verpflichtet.

Was ist unter erster Hilfe zu verstehen?

Unter erster Hilfe versteht man alle Maßnahmen, die bei Unfällen, akuten Erkrankungen und Vergiftungen bis zum Eintreffen eines Arztes oder des Rettungsdienstes erforderlich sind, damit sich der Gesundheitszustand des Kindes nicht weiter verschlechtert:

- Lebensrettende Sofortmaßnahmen durchführen (z. B. Blutstillung, Beatmung, stabile Seitenlagerung usw.)
- Schmerzen durch sachgerechte Lagerung oder andere Hilfeleistungen lindern

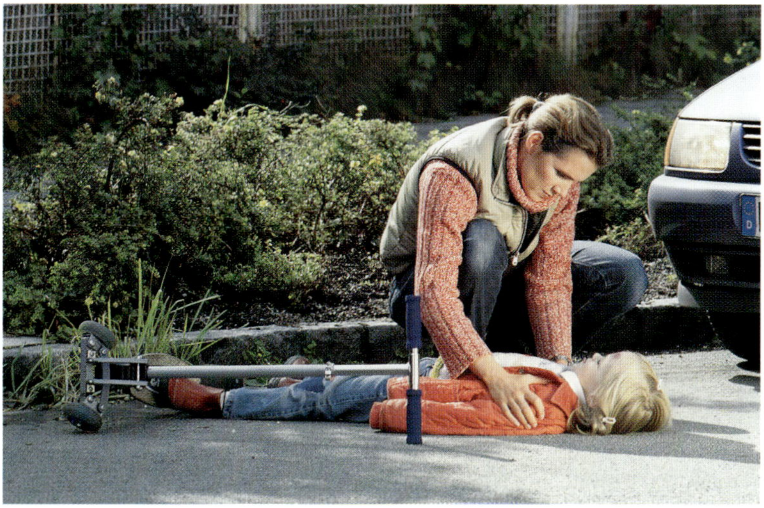

Betreuung und Zuwendung sind für ein verunglücktes Kind am Unfallort besonders wichtig. Sprechen Sie mit ihm, spenden Sie Trost, und betreuen Sie es, bis der Rettungsdienst eintrifft.

- Verletzte betreuen und trösten
- Notruf veranlassen, Rettungsdienst/Arzt alarmieren

Die erste Kontaktaufnahme

Um etwas über den Gesundheitszustand eines verunglückten oder kranken Kindes zu erfahren, bedarf es meist keiner technischen Hilfsmittel, aber oftmals viel Geduld. Versuchen Sie auf jeden Fall, ruhig zu bleiben. Aufgeregte, panische, schreiende oder gar weinende Eltern können keine sachgerechte Diagnose stellen und angemessen helfen. Das Kind bekommt Angst und wird weiter verunsichert: »Wenn die Eltern schon weinen, dann muss es mir ja schlecht gehen.« Wirken Sie beruhigend, indem Sie ruhig sprechen, das Kind streicheln und es zügig, aber ohne Hast untersuchen.

- Die meisten verunglückten Kinder sind bei Bewusstsein und somit ansprechbar. Sie können Angaben über ihre Verletzungen, Schmerzen oder ihr Befinden machen.
- Durch genaues Beobachten können Sie feststellen, ob z. B. die Hautfarbe normal rosig, blass oder blau verändert ist.
- Fassen Sie das Kind z. B. an der Hand an. Dies wirkt zunächst beruhigend. Gleichzeitig spüren Sie durch den Hautkontakt, ob die Haut warm oder kalt, trocken oder feucht ist. Kontrollieren Sie gleichzeitig den Puls und damit die Kreislaufverhältnisse.

All diese Beobachtungen geben Ihnen die ersten Informationen über den Allgemeinzustand des Kindes und wichtige Hinweise für die richtige Hilfe, die Sie dem Zustand des betroffenen Kindes anpassen können.

MERKE

Erste Hilfe ersetzt nicht die Behandlung durch einen Arzt.

Pulskontrolle an Handgelenk oder Oberarm

INFO

Zum Vergleich: Bei einem Erwachsenen schlägt das Herz ca. 60- bis 80-mal pro Minute.

Normalerweise schlägt das Herz:

- Bei einem Neugeborenen bis zu 140-mal pro Minute
- Bei einem Säugling ca. 120-mal pro Minute
- Bei einem Kleinkind ca. 100-mal pro Minute
- Bei einem Schulkind ca. 80-mal pro Minute

Die Anzahl der beim Pulsfühlen ermittelten Pulsschläge pro Minute ist die Herzfrequenz. Bei einem verletzten oder kranken Kind deuten Abweichungen von der Norm nach oben oder unten auf eine Störung des Kreislaufs hin.
Weiterhin ist die Qualität des Pulses feststellbar. Ist der Puls kräftig, schwach oder kaum tastbar? Auch die Regelmäßigkeit der Herztätigkeit kann erkannt werden. Ein unregelmäßiger Puls deutet auf Herzrhythmusstörungen hin.

So machen Sie's richtig

▶ Die Pulskontrolle führen Sie bei Kindern mit den Fingerbeeren des Zeige- und Mittelfingers durch. (Nicht mit dem Daumen tasten, da Sie durch den eigenen Daumenpuls getäuscht werden könnten!)

PULSKONTROLLE BEI KINDERN

1 *Bei den Allerkleinsten führen Sie die Pulskontrolle mit den Fingerbeeren von Zeige- und Mittelfinger an der Innenseite des Oberarms durch.*

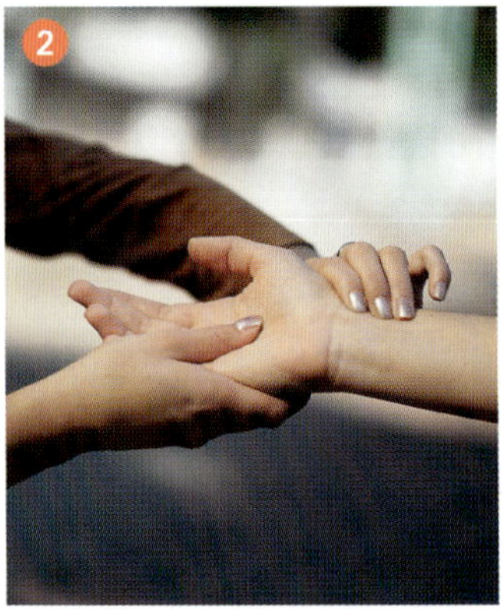

2 *Bei Kleinkindern oder auch größeren Kindern tasten Sie den Puls mit den Fingerbeeren Ihrer Hand an der Innenseite des Handgelenks.*

3 *Ist der Puls schwach oder ist das Kind bewusstlos, kann der Puls auch am Hals getastet werden – bitte vorsichtig seitlich neben dem Kehlkopf.*

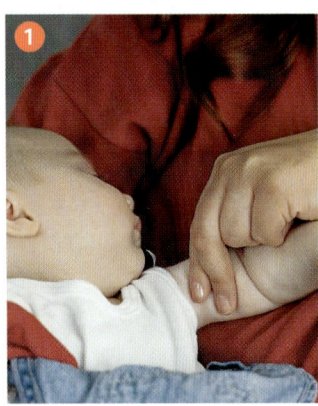

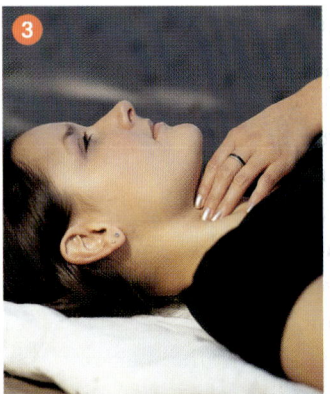

- Tasten Sie den Puls bei größeren Kindern am liegenden Arm an der Daumenseite des Handgelenks, innen neben dem Speichenknochen.
- Bei Kleinkindern und Säuglingen tasten Sie an der Innenseite des Oberarms.

WICHTIG
Werden Verletzungen durch die Kleidung verdeckt, entfernen Sie die Kleidung soweit notwendig, oder schneiden Sie gegebenenfalls die Kleidung vorsichtig auf, damit Sie die Verletzungen versorgen können.

Pulskontrolle am Hals

Ist der Puls am Handgelenk zu schwach oder das Kind bewusstlos, führen Sie die Pulskontrolle nicht dort, sondern an der Innenseite des Oberarms – wie beschrieben – durch. Alternativ kann der Puls auch an der Halsschlagader getastet werden.

So machen Sie's richtig

- Tasten Sie den Puls mit zwei Fingerbeeren vorsichtig seitlich neben dem Kehlkopf (»Adamsapfel«).
- Vorsicht! Tasten Sie den Puls keinesfalls an beiden Seiten des Halses gleichzeitig, und drücken Sie nicht zu fest auf die Halsschlagader. Dies könnte Kreislaufstörungen auslösen.

Suchen nach Verletzungen

ACHTUNG
Ist das Kind bewusstlos, erschwert das Fehlen jeder Schmerzäußerung das Erkennen von Verletzungen. Nicht nur Verletzungen, die sofort ins Auge fallen, sind zu versorgen, sondern auch solche, die durch die Lage des Kindes oder die Kleidung verdeckt sein könnten. Diese werden leicht übersehen!

Bevor Sie Erste-Hilfe-Maßnahmen ergreifen, müssen Sie Art und Umfang der Verletzungen oder der Erkrankung ermitteln. Wenn das Kind ansprechbar ist, können Sie es nach seinem Befinden fragen und erhalten so Hinweise. Doch gerade bei Kleinkindern ist dies nicht so einfach. Sie neigen dazu, über »Bauchschmerzen« zu klagen, auch wenn es woanders weh tut. Manche Kinder behaupten aus Angst, etwas »angestellt« zu haben, sie seien unverletzt. Manchmal müssen Sie Kleidung öffnen oder aufschneiden, damit Verletzungen besser erkannt und versorgt werden können.

- Blutlachen am Boden oder Blutflecke in der Kleidung, aber auch beschädigte Kleidung deuten auf verdeckte Verletzungen hin.
- Sie müssen bei bewusstlosen Kindern – nachdem Sie die lebensrettenden Maßnahmen eingeleitet haben – vorsichtig nach weiteren Verletzungen suchen.
- Manchmal erhalten Sie durch Augenzeugenberichte oder die Unfallsituation Aufschluss über mögliche verdeckte Verletzungen.

- Wenn Sie Anhaltspunkte dafür haben, dass Verletzungen durch die Lage des verunglückten Kindes verdeckt sein könnten, müssen Sie behutsam seine Lage so weit verändern, dass Sie die Verletzungen erkennen und versorgen können.

WICHTIG

Sagen Sie Kindern immer, was Sie tun wollen, und bitten Sie um Mithilfe.

Verletzte und kranke Kinder immer zudecken

In der Folge einer Verletzung oder einer Erkrankung und der damit verbundenen erheblichen psychischen Belastung frieren die kleinen Patienten selbst bei normaler Lufttemperatur – vor allem wenn durch den Unfall oder die Erkrankung der Kreislauf beeinträchtigt ist. Kinder haben durch die im Verhältnis zu Erwachsenen viel geringere Körpermasse einen sehr labilen Wärmehaushalt. Daher müssen Kinder immer gut warm gehalten werden. Vorsicht bei Säuglingen – bei ihnen kann zu warmes Zudecken zu einem Wärmestau führen (siehe Seite 162).

Legen Sie verunglückte und kranke Kinder möglichst immer auf eine Decke oder Rettungsdecke, oder wickeln Sie sie darin vorsichtig ein, vorsichtig deswegen, weil viel Bewegung in Bezug auf den Wärmeerhalt des Körpers schädlich ist und den Wärmeverlust fördert.

INFO

Besonders vorteilhaft sind die seit einiger Zeit im Kfz-Verbandkasten vorgeschriebenen Rettungsdecken (»Rettungsfolien«). Die Silberseite ist zum Verletzten hin, die Goldseite nach außen zu verwenden.

So machen Sie's richtig

- Kleinkinder kann man ohne größeren Aufwand gut in eine Decke »einwickeln«.
- Bei größeren Kindern (Schulkindern) falten oder raffen Sie eine Rettungsdecke (Decke) zu zwei Dritteln und legen sie längs dicht an eine Seite des Kindes.
- Drehen Sie das Kind vorsichtig zu sich auf die Seite, und raffen Sie die Decke dicht an seinen Rücken.
- Legen Sie das Kind dann vorsichtig wieder auf den Rücken. Sie können jetzt den zusammengelegten Teil der Decke unter seinem Körper hervorziehen.
- »Wickeln« Sie das Kind mit den überstehenden Seiten der nun unter ihm liegenden Decke möglichst dicht ein.
- Statt einer Decke kann bei kleinen Kindern auch warme Kleidung von Erwachsenen, z. B. ein Mantel, verwendet werden.

INFO

Die silberne Innenseite der Rettungsdecke reflektiert und erhält die Körperwärme.

VERLETZTE KINDER MIT DER RETTUNGSDECKE ZUDECKEN

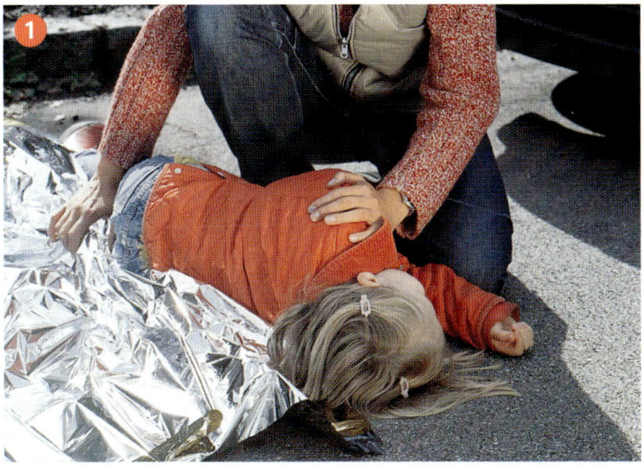

1 Die Rettungsdecke (Außenseite goldfarben, Innenseite silbern) eignet sich gut, um verletzte Kinder zuzudecken und so vor Wärmeverlust zu schützen. Drehen Sie dazu das Kind auf die Seite. Raffen Sie die Rettungsdecke etwas, und legen Sie sie dann längs zur Rückseite des Kindes.

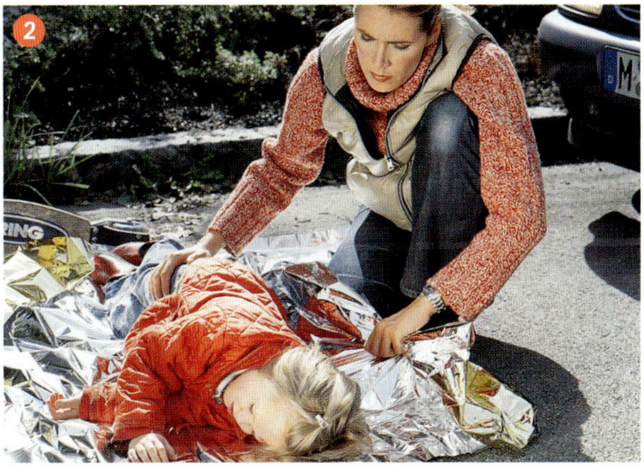

2 Drehen bzw. rollen Sie das Kind dann wieder auf den Rücken und auf die andere Seite, so dass es auf der Decke zu liegen kommt.

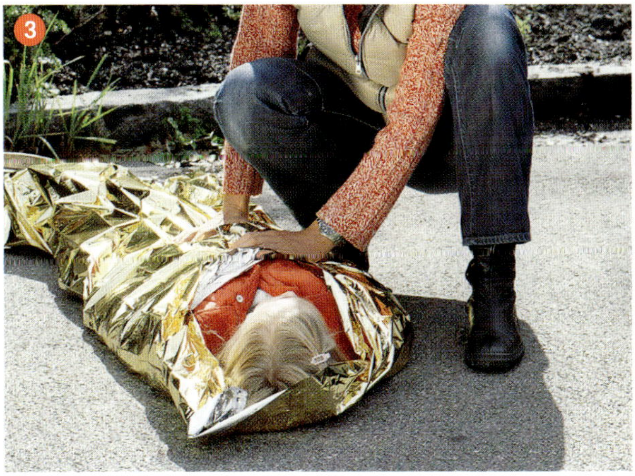

3 Schließen Sie die Decke möglichst dicht, damit das verletzte Kind nicht friert.

Betreuung und Zuwendung

Besonders wichtig für das Allgemeinbefinden verunglückter oder kranker Kinder sind die Betreuung und die Zuwendung durch den Ersthelfer – möglichst durch eine dem Kind nahe stehende Person – bis zum Eintreffen des Rettungsdienstes. Dies wird häufig unterschätzt und leider allzu oft vernachlässigt. Geben Sie dem Kind sein liebstes Kuscheltier. Auch manche Rettungsdienste haben Kuscheltiere für Kinder dabei. Diese helfen, das Kind von seinen Verletzungen und Schmerzen abzulenken.

INFO

Die Diagnosen bei Vergiftungen und Verätzungen sowie bei Infekten und Kinderkrankheiten sind in den entsprechenden Kapiteln (siehe Seite 110ff. und Seite 140ff.) beschrieben.

So machen Sie's richtig

- Lassen Sie kranke Kinder bitte nicht lang allein. Beruhigen und Trost spenden ist wichtig für das Kind.
- Eine gute Betreuung wirkt sich immer auch positiv auf den Gesamtzustand eines verletzten oder kranken Kindes aus.

Notruf / Alarmierung des Rettungsdienstes

Die möglichst rasche Alarmierung des Rettungsdienstes ist fast immer ein wichtiger Bestandteil der ersten Hilfe. In Deutschland besteht ein lückenloses Netz von Rettungsleitstellen und Rettungswachen. Damit ist sichergestellt, dass Betroffene bei einem Notfall rund um die Uhr schnelle, fachgerechte medizinische Hilfe erhalten und in ein Krankenhaus gebracht werden. Jeder Augenzeuge eines Unfalls muss in der Lage sein, den Rettungsdienst richtig zu alarmieren.

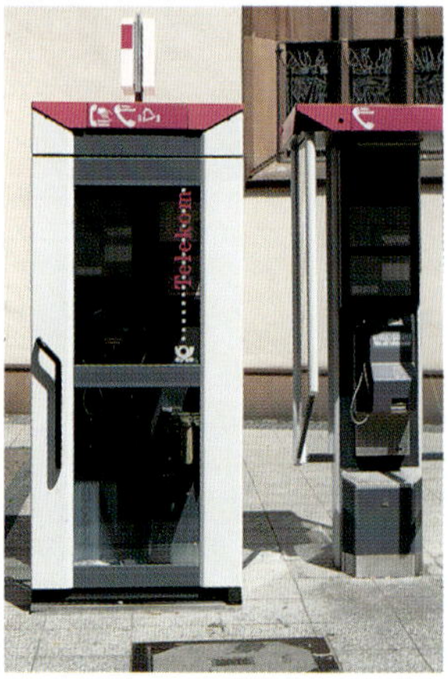

Der Notruf aus einer Telefonzelle ist immer kostenlos – egal, ob Sie 112 oder 110 wählen.

Notruf ohne Geld

Es gibt sehr unterschiedliche »öffentliche« Unfallmeldemittel; alle sind mit verständlichen Bedienungsanleitungen versehen. Auch wenn Sie aufgeregt sind, können Sie kaum etwas falsch machen. Von allen öffentlichen Münz- und Kartentelefonen aus ist ein Notruf ohne Geldeinwurf bzw. Telefonkarte möglich.

Besonderheiten beim Handy

Mittlerweile erfolgen die meisten Unfallmeldungen bereits von einem Handy aus. Dabei ist zu beachten, dass Sie zwar über die Notrufnummern 112 bzw. 110 immer eine Rettungsleitstelle bzw. die Polizei erreichen, allerdings nicht immer die am nächsten gelegene Dienststelle. Daher ist bei einem Notruf vom Handy aus immer eine besonders genaue Ortsangabe zu machen.

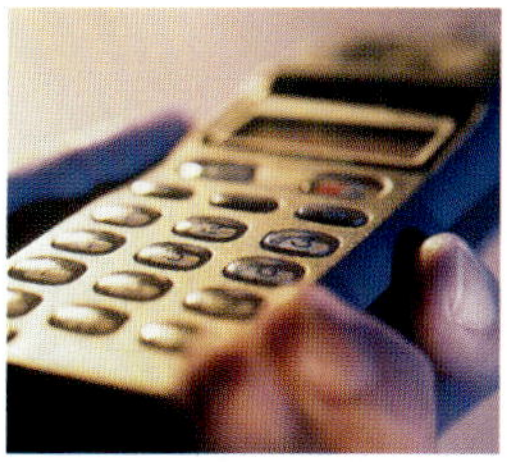

Mittlerweile kommen bei Notrufen immer mehr Handys zum Einsatz. Beim Notruf mit dem Handy ist die genaue Ortsangabe besonders wichtig.

Die Notrufnummern

Die bundesweit einheitlichen Notrufnummern für eine Notfallsituation sind:

112

Der Notruf geht dann zur zuständigen Rettungsleitstelle.

- Achtung: In manchen Bereichen Süddeutschlands lautet die Nummer noch 19 22 2.

110

Der Notruf geht dann zur nächsten Polizeileitstelle und wird an den Rettungsdienst weitergegeben.

Ärztlicher Notdienst

In manchen Orten gelten zusätzlich noch andere Rufnummern, z. B. für den ärztlichen Notdienst (nicht zu verwechseln mit dem Rettungsdienst). Die Nummern finden Sie in den »Amtlichen Fernsprechbüchern«.

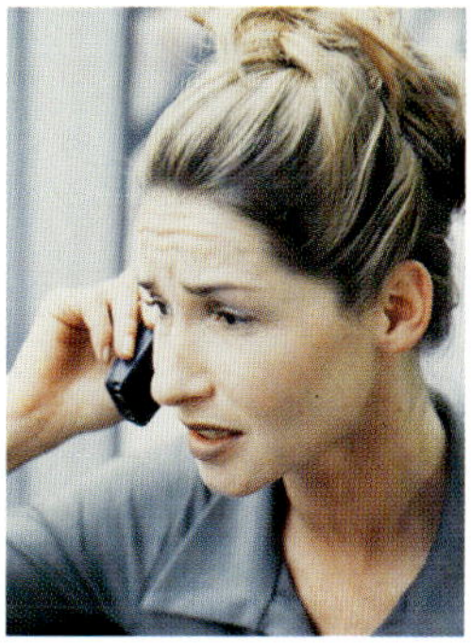

Rufen Sie möglichst schnell den Rettungsdienst, damit die Rettungskette greifen kann. Oder bitten Sie eine andere Person, dies zu tun.

Was tun bei Vergiftungen?

Bei Vergiftungen rufen Sie zunächst den Rettungsdienst und danach die Informationszentrale für Vergiftungen in Berlin an; die Berliner Universitätskinderklinik ist auf Kindernotfälle spezialisiert (zu weiteren Notrufnummern von Informationszentralen bei Giftunfällen siehe den Anhang, Seite 170f.):

0 30 / 19 24 0

Die Unfallmeldung

Die Unfallmeldung sollte die folgenden Informationen enthalten.

Wo?

▶ Wo ist der Notfall?
Geben Sie den Notfallort genau an.
Ort, Straße, Hausnummer, Stockwerk usw.

Was?

▶ Was ist geschehen?
Beschreiben Sie kurz die Notfallsituation.
Die Rettungsleitstelle muss erkennen, welche Maßnahmen eingeleitet werden müssen (Rettungshubschrauber, Feuerwehr usw.). Sagen Sie bitte auch, dass es sich beim Notfallpatienten um ein Kind handelt.

Wie viele?

▶ Wie viele Verletzte/Betroffene sind zu versorgen?
Diese Angaben sind wichtig, um genügend Fahrzeuge und Personal einsetzen zu können.

Welche?

▶ Welche Art von Verletzungen oder Krankheitszeichen haben die Betroffenen?
Sind Personen in lebensgefährlichem Zustand? Die Rettungsleitstelle braucht diese Angaben, um die richtigen Fahrzeuge und das notwendige Personal, z. B. Notarzt, einzusetzen.

Warten!

▶ Warten auf eventuelle Rückfragen der Rettungsleitstelle
Legen Sie erst auf, wenn das Gespräch von der Leitstelle beendet wurde!

Es ist nicht schlimm, wenn Sie in der Aufregung nicht genau wissen, welche Angaben benötigt werden. Das Leitstellenpersonal wird die notwendigen Informationen von Ihnen abfragen.

Den Rettungsdienst einweisen
Bei schwierigen örtlichen Gegebenheiten, z. B. bei unübersichtlicher Straßenführung, einem großen Wohnblock, einem großen Schulgelände o. Ä., ist es zweckmäßig, einen Helfer zu beauftragen, den Rettungsdienst auf der Straße zu empfangen und einzuweisen.

Veranlassen Sie den Notruf!
Immer noch müssen Verletzte und Kranke (nicht nur Kinder, sondern auch Erwachsene) zu lange auf den Rettungsdienst oder den Notarzt warten, weil deren Alarmierung zu spät erfolgt. Niemand an der Unfallstelle fühlt sich für den Notruf zuständig und verantwortlich. Fordern Sie als Ersthelfer daher eine andere Person gezielt auf: »Bitte verständigen Sie den Rettungsdienst. Bitte melden Sie: … !«

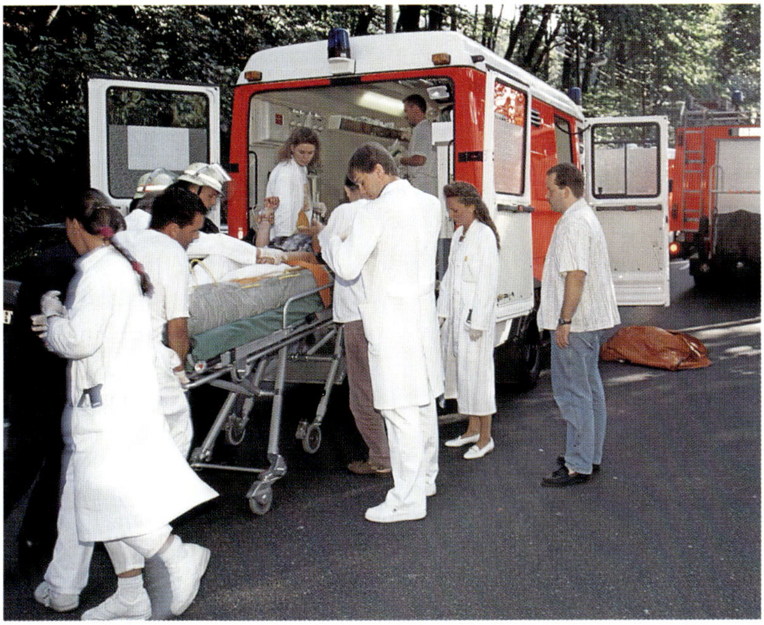

Wir verfügen hierzulande über eines der modernsten Rettungssysteme. Tun Sie das Ihnen Mögliche, damit die Fachleute auch schnell zum Einsatz kommen. Manchmal geht es um Minuten.

Von der Unfallstelle ins Krankenhaus

Wenn in der Unfallmeldung (Notruf) alle Angaben sorgfältig und in Ruhe gemacht werden, kommt der Rettungsdienst nicht nur schnell, sondern auch mit dem richtigen Rettungsmittel (Krankenwagen, Rettungswagen, Notarztwagen oder Rettungshubschrauber). Außerdem konnte das Leitstellenpersonal erkennen, ob ein Notarzt oder zusätzliche Hilfe, z. B. die Feuerwehr, benötigt wird, und diese entsprechend einsetzen.

Das Unfallrettungssystem in Deutschland ist so aufgebaut, dass ein Notfallpatient nach der ersten Hilfe möglichst schnell noch an der Unfallstelle medizinisch versorgt wird. Bitte haben Sie Verständnis, dass der Rettungswagen oftmals zunächst an der Unfallstelle stehen bleibt. Das Kind wird vom Rettungsdienstpersonal im Fahrzeug versorgt. Erst danach erfolgt der Transport in ein entsprechendes Krankenhaus.

- Fragen Sie, ob Eltern oder Angehörige den Transport begleiten und beim Kind bleiben können. Haben Sie aber auch Verständnis, wenn dies im Rettungswagen nicht möglich ist. Erkundigen Sie sich dann, in welches Krankenhaus das Kind gebracht wird, damit Sie ihm dorthin folgen können.
- Bei Kindern ist die Begleitung durch »Aufsichtspflichtige« – Eltern, Erzieherinnen und Erzieher, Lehrerinnen und Lehrer – unerlässlich.

- Für manche Eingriffe im Krankenhaus ist das Einverständnis von Erziehungsberechtigten notwendig. Daher müssen bei Unglücksfällen in Kindertagesstätten oder in der Schule immer auch die Eltern benachrichtigt werden. Ihnen ist mitzuteilen, in welchem Krankenhaus sich ihr Kind befindet.

Die Rechtssituation der Ersthelfer

An dieser Stelle muss noch auf eine Rechtsunsicherheit eingegangen werden, die in der Bevölkerung weit verbreitet ist. Nicht wenige sind der Auffassung, dass sie, wenn sie beim Notruf aufgeregt falsche Angaben machen, den Rettungswagen, Notarzt oder gar Hubschraubereinsatz selbst bezahlen müssen bzw. dass sie dafür bestraft werden. Das ist falsch.

WICHTIG

Helfen Sie mit, die Rettungskette zu stärken.

- Auch wenn Ihnen in der Aufregung einmal eine Erste-Hilfe-Anwendung nicht richtig gelingt, obwohl Sie sorgfältig und nach bestem Wissen gehandelt haben, können Sie als Laienhelfer dafür nicht strafrechtlich belangt werden.
- Strafbar macht sich nur, wer gar nicht hilft (unterlassene Hilfeleistung), grob fahrlässig handelt oder vorsätzlich jemandem Schaden zufügt.
- Sie können versichert sein, dass ein Ersthelfer mit der Kostenabwicklung nichts zu tun hat – auch dann nicht, wenn er in guter Absicht Rettungsmittel anfordert und sich später herausstellt, dass sie nicht benötigt werden.
- Jeder Ersthelfer ist außerdem automatisch gesetzlich unfallversichert. Entstehen ihm Sachschäden oder Auslagen, so werden diese durch die Versicherungen ersetzt.

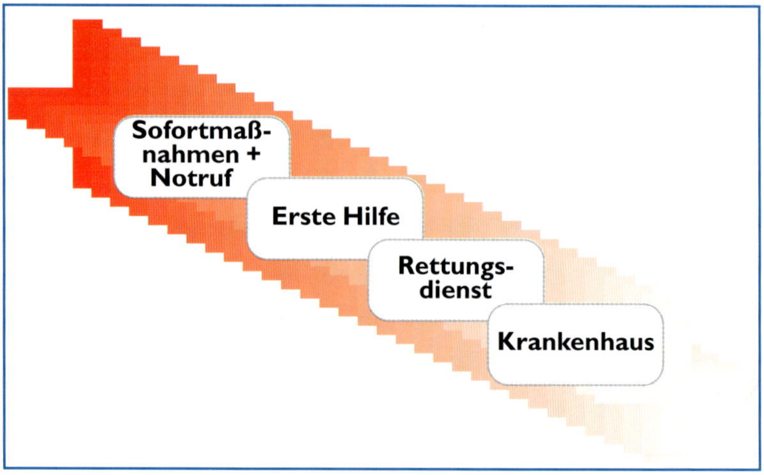

Wie wichtig Laienhelfer sind, zeigen die beiden ersten Glieder der Rettungskette.

Die Rettungskette

Der Ablauf von Hilfeleistungen nach einem Unfall oder bei akuten Erkrankungen und Vergiftungen wurde in diesem ersten Kapitel deutlich. Die einzelnen Schritte der Hilfe sind wie Glieder einer Kette zu verstehen. Sie greifen ineinander und sorgen dafür, dass Betroffene die notwendige Hilfe schnell – bis hin zur endgültigen ärztlichen Behandlung im Krankenhaus – erhalten.
Jede Kette ist allerdings nur so stark wie ihr schwächstes Glied. Die Bedeutung der ersten Hilfe zeigen die ersten zwei Glieder der Kette: Sofortmaßnahmen + Notruf und erste Hilfe. Nur eine Ausbildung in erster Hilfe trägt dazu bei, die ersten Glieder der Rettungskette zu stärken. Helfen Sie mit, die Rettungskette zu stärken!

Kinderunfällen vorbeugen

Bevor Sie sich mit dem vorliegenden Buch oder durch den Besuch eines Kurses »Erste Hilfe am Kind« mit der richtigen ersten Hilfe bei Kindernotfällen befassen, sollten Sie an die Unfallverhütung denken. Einen Unfall zu verhindern oder zumindest die Unfallfolgen zu mindern ist allemal besser als die beste erste Hilfe. Sie sollten dazu Folgendes wissen.

- Zehn Prozent der Kinderunfälle könnten durch eine (bessere) Beaufsichtigung durch Eltern oder Erwachsene vermieden werden.
- Zwei Drittel der verunfallten Kinder sind unter sechs Jahre alt.
- Zwei- bis Vierjährige sind besonders gefährdet; sie verunglücken überwiegend im Haushalt.
- Größere Kinder verunglücken häufiger im Garten, auf dem Spielplatz und auf Verkehrswegen.

Kinder erforschen ihre Umgebung, sie probieren vieles aus, alles muss erlernt werden. Dabei sind sie unbekümmert, sorglos und übermütig, aber auch unaufmerksam und nicht selten überfordert. Das Gespür für Gefahren ist – vor allem bei kleineren Kindern – noch nicht ausreichend entwickelt. In den Unfallstatistiken werden daher »Verhaltensfehler der Kinder« am häufigsten als Unfallursache genannt.

INFO

Alle 30 Sekunden verletzt sich in Deutschland ein Kind.

Typische Verletzungen bei Kindern

- Jede zweite Unfallverletzung (51 Prozent) bei Kindern ist eine Kopfwunde oder -prellung, Gehirnerschütterung mit sechs Prozent eingeschlossen.

- 38 Prozent der Verletzungen befinden sich im Bereich der oberen Extremitäten (Hände, Arme, Schultern).
- 28 Prozent der Verletzungen befinden sich an den unteren Extremitäten.
- Bei vier Prozent handelt es sich um Verletzungen im Brust- und Bauchbereich.
- Fünf Prozent sind Verbrennungen.
- Jede vierte Verletzung (26 Prozent) ist eine Kombinationsverletzung.
- Etwa zwölf Prozent der verunglückten Kinder müssen stationär im Krankenhaus behandelt werden – und zwar durchschnittlich neun Tage lang.

INFO
Kinder können sich gefährliche Schnittwunden zufügen, wenn sie mit spitzen, scharfkantigen Gegenständen in Kontakt kommen. Sichern Sie Messer, Rasierklingen, Scherben von Glas und Porzellan vor Kinderhänden. Achten Sie auch auf Spielplätzen auf mögliche Glasscherben.

Typische Unfallursachen bei Kindern

Nach den Angaben der Bundesanstalt für Arbeitsschutz und Arbeitsmedizin (BAuA) sind die folgenden Unfallursachen bei Kindern typisch.

1. Kinder bis zu sechs Jahren stürzen beim Spielen und Toben sowohl im Haus als auch außerhalb des Hauses, z. B. im Garten und auf dem Spielplatz. Die Stürze erfolgen aus der Höhe vom Etagenbett, von Möbelstücken oder Spiel- und Turngeräten, oder sie erfolgen in der Ebene durch Stolpern und mit Spielgeräten.
2. Kinder bis zu sechs Jahren verletzen sich an heißen oder scharfen Gegenständen überwiegend im Haushalt.
3. Auch bei Kindern bis zu 14 Jahren stehen Stürze bei den Unfallursachen an erster Stelle. Es passiert beim Laufen, Springen, Klettern, es geschieht zu Hause, auf Treppen, im Hof, auf Verkehrswegen, auf Spielplätzen und beim Sport, vor allem beim Fußballspielen und beim Reiten.
4. Im Zunehmen begriffen sind auch die Unfallzahlen mit Beteiligung von Geräten wie etwa Fahrrad, Skateboard, Kickboard, Inlineskates usw.

Unfallverhütung

Aus den typischen Unfallabläufen können Sie leicht die Tipps zur Unfallverhütung ableiten.

So machen Sie's richtig

- Kinder, vor allem Kleinkinder, sollten Sie immer lückenlos beaufsichtigen, wenn mögliche Gefahren (heißer Herd oder Topf, scharfes Messer, Gartenteich usw.) in der Nähe sind. Den Platz des Kindes in

UNFALLVERHÜTUNG BEI KINDERN

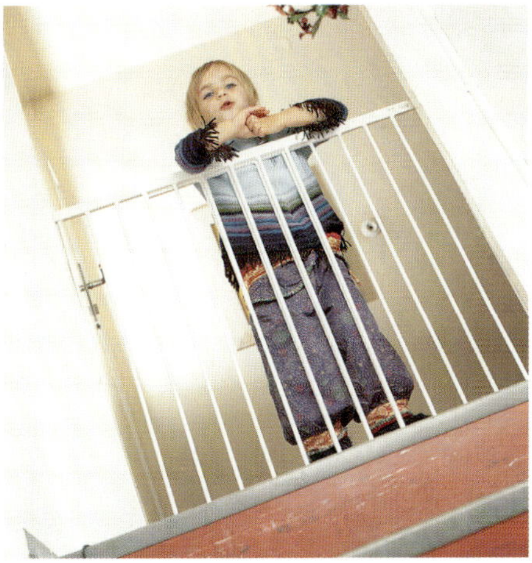

Treppen können Sie ganz einfach mit einem Holz- oder Metallgitter sichern.

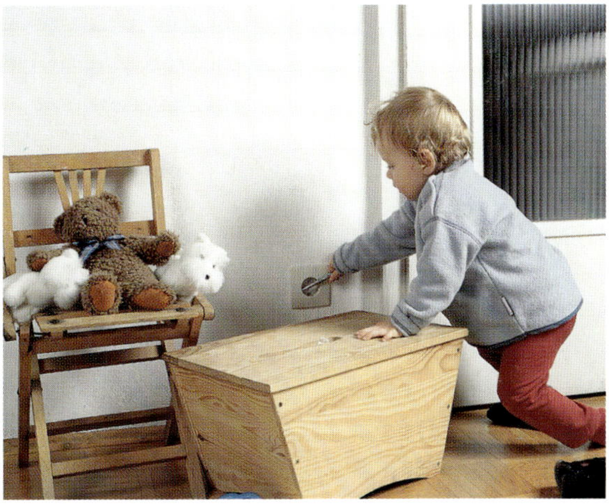

Wenn die Steckdose mit einer Kindersicherung versehen ist, kann Ihr Kind seine Umgebung sicher erforschen.

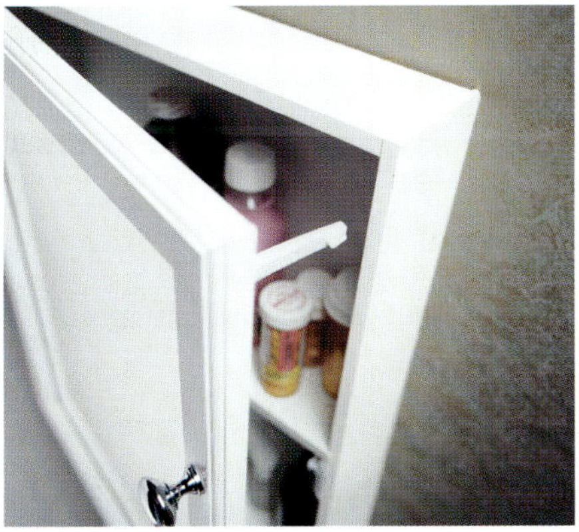

Medikamentenschränke müssen für Kinder unerreichbar und abschließbar sein.

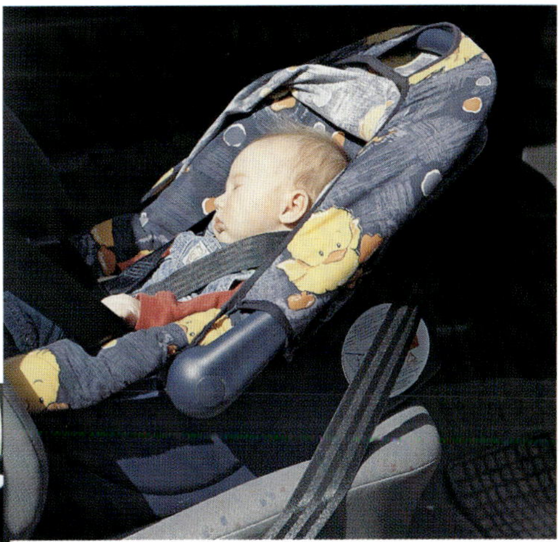

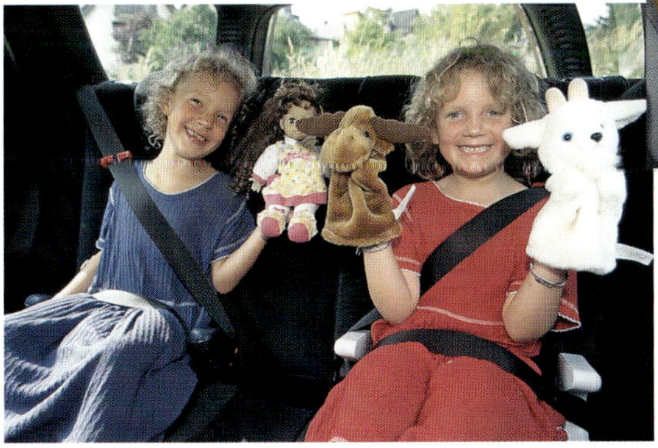

Babys fahren sicher im entsprechenden Kindersitz entgegen der Fahrtrichtung auf dem Beifahrersitz (oben). Allerdings: Der Airbag muss bei dieser Anordnung ausgeschaltet sein. Größere Kinder gehören in Kindersitze auf die Rückbank des Autos (links).

der Wohnung sollten Sie so wählen, dass dort keine Gefahr besteht und dennoch eine Beaufsichtigung gewährleistet ist.

- Kinder sollten Sie – je nach Alter – zum sicheren Umgang mit Spielgeräten, Werkzeugen usw. anleiten, anstatt ihnen das Hantieren damit generell zu verbieten.
- Die Einrichtung – insbesondere die des Kinderzimmers – muss kipp- und sturzsicher gemacht werden; zu große Unordnung sollte man vermeiden.
- Für Kleinkinder sind Treppen, Balkonbrüstungen und Fenster zu sichern, z. B. durch Schutzgitter.
- Chemikalien und Medikamente im Haushalt müssen vor Kindern sicher und verschlossen aufbewahrt werden.
- Steckdosen sollten Sie mit Sicherheitskappen versehen.
- Beim Radfahren, Kickboarden, Skateboarden, Inlineskaten, Skifahren usw. sollten Kinder immer einen Kopfschutz (Helm) und möglichst auch Gelenkschützer an Ellbogen, Handgelenken und Kniegelenken tragen.
- Machen Sie Ihren Garten kindersicher; sichern Sie insbesondere den Gartenteich, und pflanzen Sie keine Giftpflanzen an.
- Verwenden Sie im Auto geeignete, sicher eingebaute und der Größe und dem Alter des Kindes angepasste Rückhaltesysteme.

INFO

Zu den für Kinder giftigen Pflanzen siehe Seite 125ff. (Dort sind die Pflanzen auch abgebildet.)

Kinderunfälle im Straßenverkehr

Alle elf Minuten verunglückt in Deutschland ein Kind im Straßenverkehr, fast 50 000 sind es im Jahr. Über 300 sterben jährlich (siehe die Grafik Seite 13).

WICHTIG

Sicherheitsgurte und Kinderrückhaltesysteme sind die »Lebensretter Nummer eins«.

Kinderrückhaltesysteme im Auto

Kinder sind als PKW-Insassen am stärksten gefährdet. Immerhin verunglücken in Deutschland jährlich fast 140 Kinder bei Verkehrsunfällen im Auto tödlich, mehr als 3000 werden schwer verletzt. Dabei könnten die heute gängigen Rückhaltesysteme im Auto bei richtigem Gebrauch das Risiko schwerer oder gar tödlicher Verletzungen um gut 85 Prozent mindern. Dennoch werden nur etwa 75 Prozent der Kinder über sechs Jahren im Fahrzeug gesichert, und nur bei jedem fünften Kind ist das Sicherungssystem auch wirklich passend.

UNFALLVERHÜTUNG BEI KINDERN

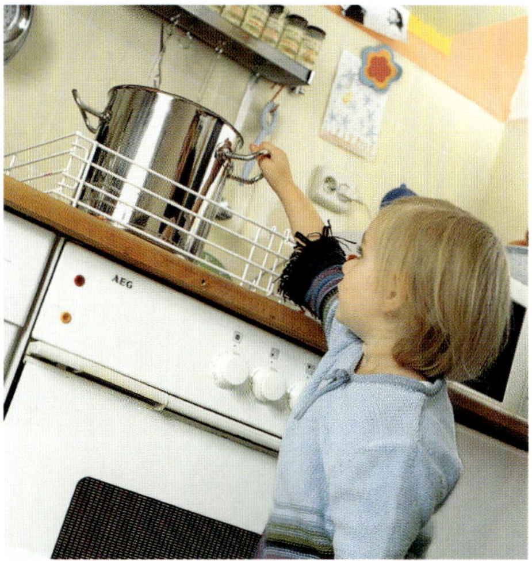

Ein Topf ist »anziehend« – doch mit dem entsprechenden Gitter nicht herunterzuziehen.

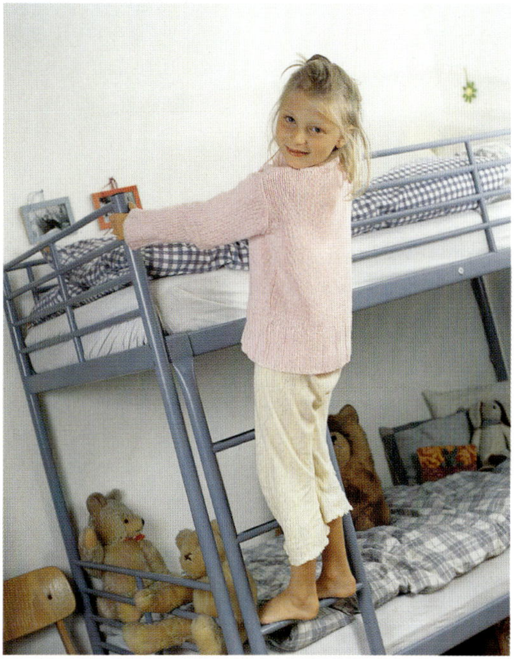

Ein Etagenbett ist für manche Kinder das Größte. Dagegen ist nichts einzuwenden, wenn es vorbildlich gesichert ist.

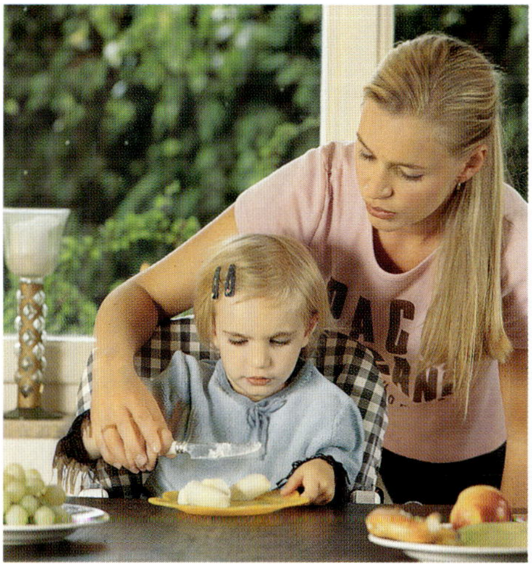

Am besten wird er unter Anleitung eines Elternteils geübt – der Umgang mit »scharfen« Sachen wie einem Messer.

Das Minimum für kleine Tour-de-France-Helden: ein Helm. Sinnvoll sind auch Knie- und Ellbogenschutz.

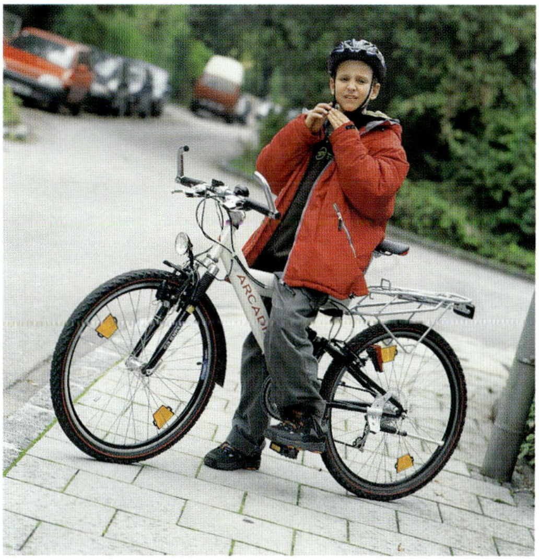

Insbesondere bei Kurzfahrten innerorts wird die Sicherung der Kinder oft vernachlässigt. Dabei führen gerade die Unfälle im geringen Geschwindigkeitsbereich (Tempo 50) bei nicht angegurteten bzw. nicht durch einen Kindersitz gesicherten Insassen zu schwersten Verletzungen. Gurte oder andere Sicherungssysteme bieten die beste Chance, bei einem Autounfall mit nur leichten Blessuren davonzukommen.

Der Tod im Gartenteich

Ein Urteil des Oberlandesgerichts (OLG)

Der Schutz von Kleinkindern vor den Gefahren eines Gartenteichs ist in erster Linie Sache der Eltern und nicht des Grundstückseigentümers. Das gilt dem Urteil des Oberlandesgerichts (OLG) Koblenz zufolge auf jeden Fall dann, wenn die Eltern gemeinsam mit dem Kind den Grundstückseigentümer besuchen (Az.: 5 U 39/95).

Wasser zieht Kinder magisch an, dazu die Goldfische und die bunten Seerosen. Kinder verlieren sehr leicht das Gleichgewicht und rutschen ab. Der Tod im Gartenteich ist für Eltern und Kinder gleichermaßen grausam. Jährlich sind zahlreiche Kinder, vor allem Kleinkinder betroffen. Pro Jahr ertrinken in Deutschland 50 bis 60 Kinder im Alter bis zu zehn Jahren. Je Todesfall kommen noch einmal bis zu zehn Beinahe-Ertrinkungsunfälle hinzu (Quelle: DLRG).

Selbst seichte Gewässer können für kleine Kinder eine tödliche Falle sein. Verlieren sie ihr Gleichgewicht und gerät der – im Verhältnis zum Körper – schwere Kopf unter Wasser, sind sie praktisch chancenlos. Reflexartig setzt die Atmung aus. Der entstehende Sauerstoffmangel schädigt nach wenigen Minuten das Gehirn. Vergeht zu viel Zeit, bleibt trotz erfolgreicher Wiederbelebung ein irreparabler Hirnschaden zurück.

Problematisch ist in diesem Zusammenhang auch die besondere Technik der Kleinkinder, sich aufzurichten. Sie drehen sich beim Aufstehen auf den Bauch, drücken mit Armen und Beinen zunächst den Po in die Höhe, um erst dann, sich mit den Armen abstützend, den Oberkörper aufzurichten. In einem seichten Gewässer gerät dabei der Kopf unter Wasser, und die Kinder ertrinken.

Im Gartenteich, in Plantschbecken und in der Badewanne können kleine Kinder ertrinken. Doch das ist nicht die einzige Gefahr. Achten Sie beim Abduschen Ihres Kindes darauf, dass das Wasser nicht zu warm ist. Ihre Haut ist z.B. mehr Hitze gewöhnt als die Kopfhaut eines Kleinkindes.

So machen Sie's richtig

- Bitte bedenken Sie, dass breite und sehr seichte Uferzonen die Ertrinkungsgefahr für (Klein-)Kinder nur dann mindern, wenn sie stabil angelegt sind und auch nicht zum tiefen Wasser hin nachgeben können.

- Knapp unter der Wasseroberfläche angebrachte Netze oder Gitter erhöhen zwar die Sicherheit, sind aber tückisch. Geben diese Netze bzw. Gitter unter dem Gewicht eines Kindes nach und das Kind rutscht in die Mitte des Gewässers, gerät es dort unter Wasser. Außerdem können die Kinder sich am Gitter verletzen oder gar darin stecken bleiben.
- Eine sichere, 90 Zentimeter hohe Umzäunung (Maschendraht, Holzzaun o. Ä.) ist die wirksamste Lösung, um einen Gartenweiher zu sichern.
- Lassen Sie Kinder in der Nähe eines Gewässers keine Minute aus den Augen.

Frühzeitige Wiederbelebung ist oft erfolgreich

Versuchen Sie auf jeden Fall eine Wiederbelebung (siehe Seite 82ff.). Verlieren Sie keine Zeit, um z. B. Wasser aus der Lunge des Kindes zu entfernen.

So machen Sie's richtig

- Beginnen Sie bei Atemstillstand unmittelbar mit der Beatmung.
- Zeigt das Kind keine Lebenszeichen und ist es pulslos, müssen Sie die Herz-Lungen-Wiederbelebung durchführen.
- Veranlassen Sie sofort die Alarmierung des Rettungsdienstes.

INFO

Die Beschreibungen der lebensrettenden Sofortmaßnahmen finden Sie auf den folgenden Seiten: Atemspende (Seite 77ff.), Herz-Lungen-Wiederbelebung (Seite 82ff.).

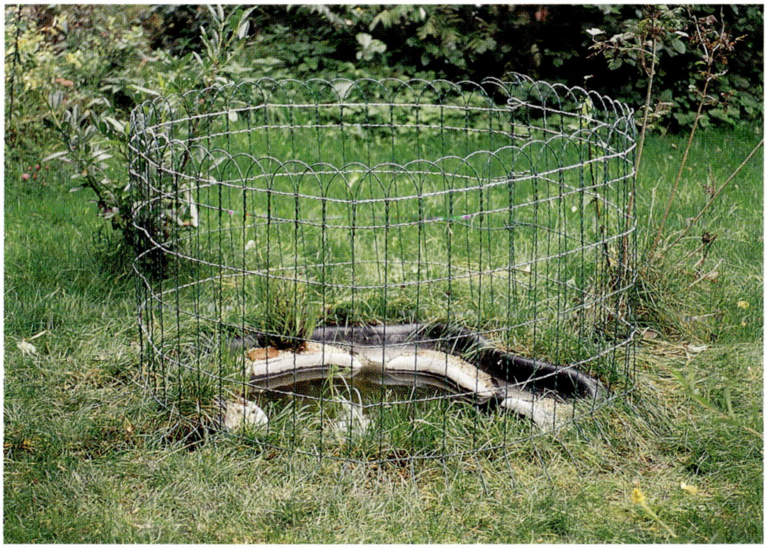

Auch ein Miniteich im Garten muss kindersicher sein. Sinnvoll ist eine etwa 90 Zentimeter hohe Umzäunung.

2 Häufige Unfall- und Notfallarten

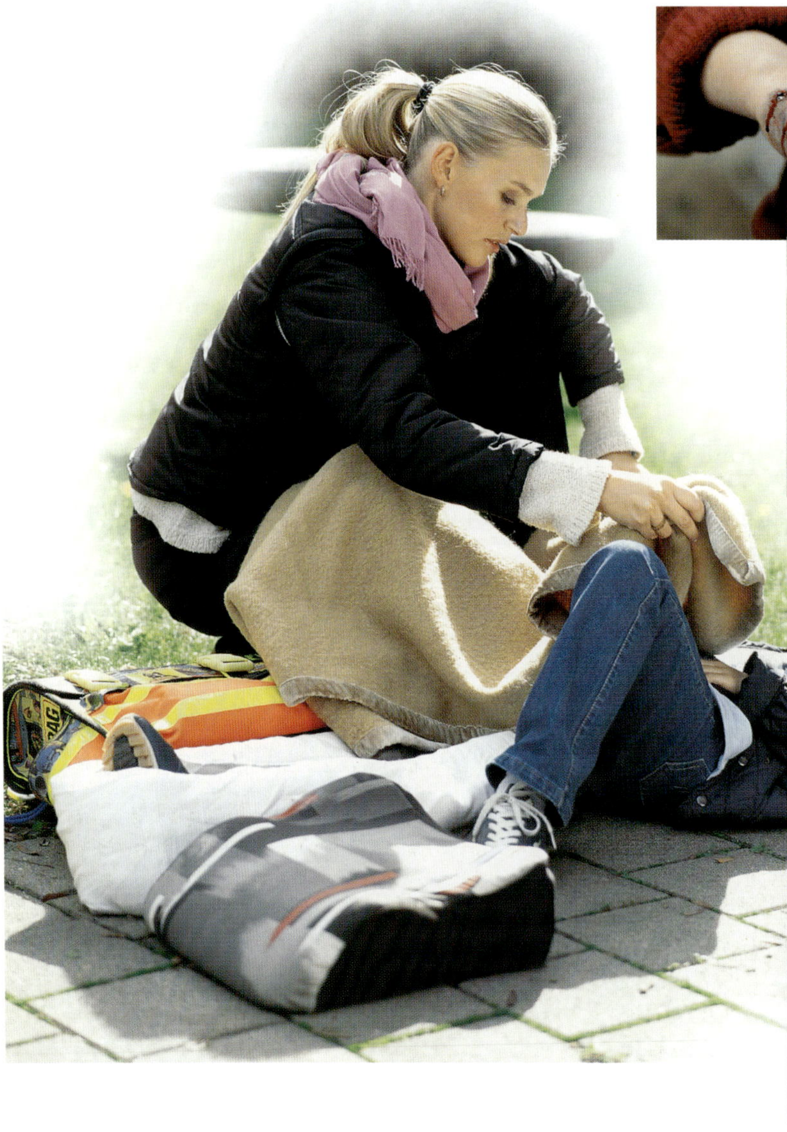

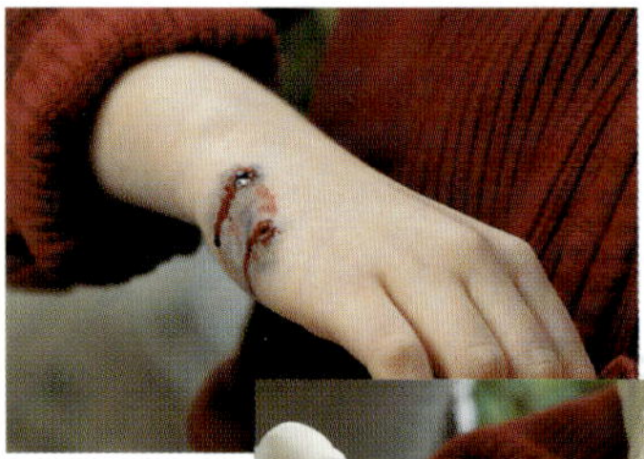

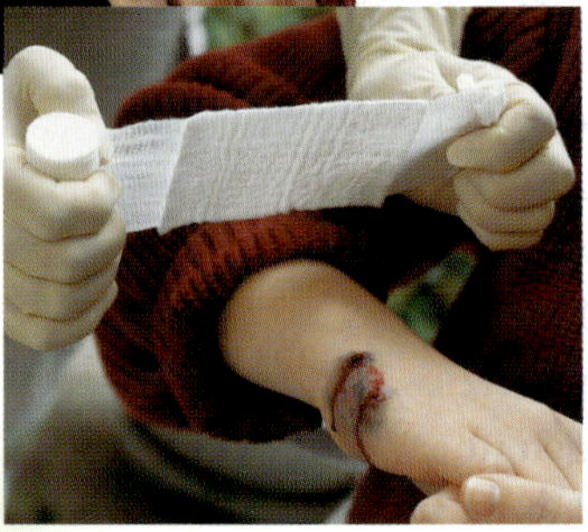

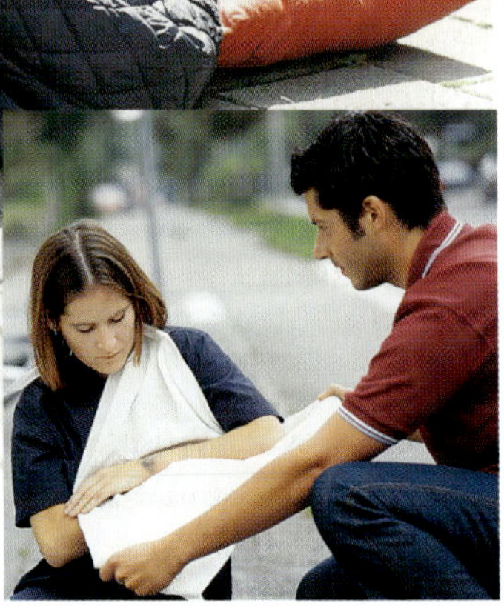

Von Schnittwunden bis zum Knochenbruch

Kein Kind bleibt davon verschont – mal sind es Knie, die aufgeschürft sind, dann der Holzsplitter in der Hand und manchmal auch eine Platzwunde am Kopf mit Gehirnerschütterung (zur Gehirnerschütterung siehe Kapitel 3) – vom gelegentlichen Nasenbluten ganz zu schweigen. Eltern müssen da schon einiges ertragen, und es wird von ihnen natürlich sachgerechte erste Hilfe erwartet.

Jede Minute verletzen sich zu Hause und in der Freizeit in Deutschland zwei Kinder. Jede zweite Verletzung (51 Prozent) ist eine Kopfverletzung, die Gehirnerschütterung mit sechs Prozent einbezogen. 38,5 Prozent der Verletzungen entfallen auf Schultern, Arme und Hände, 28 Prozent auf die unteren Extremitäten, vier Prozent auf Brustkorb und Bauchraum (Info: Kombinationsverletzungen wurden mitgerechnet; deswegen über 100 Prozent). Kinder unter sechs Jahren ziehen sich die Verletzungen beim Toben und Spielen zu. Bei Kleinkindern kommen Schnittwunden und Verbrennungen häufig vor, weil sie neugierig sind und die Gefahren nicht erkennen. Kinder bis zu 14 Jahren verunglücken häufig mit dem Fahrrad, mit Skate- oder Kickboard und auch mit Inlineskates.

In diesem Kapitel finden Sie häufige und »harmlosere« Unglücksarten. Kopfverletzungen und schwere Rumpfverletzungen sowie bedrohliche Blutungen stehen in Kapitel 3, bevor Kapitel 4 auf die lebensrettenden Sofortmaßnahmen – also Maßnahmen bei Bewusstlosigkeit, Atem- und Herz-Kreislauf-Stillstand, Schock etc. – eingeht.

Das Wichtigste in Kapitel 2

Grundsätze der Wundversorgung

Durch äußere Gewalteinwirkung sowie durch die Einwirkung von Hitze, Kälte oder von chemischen Stoffen auf den Körper entstehen Wunden. Immer wird zunächst die Haut, das größte menschliche Organ, geschädigt. Außerdem können die unter der Haut liegenden Gewebeschichten mit Muskeln, Sehnen, Nerven und Blutgefäßen verletzt werden, manchmal auch Knochen und Organe.

Zu Wunden durch thermische Schädigungen siehe Kapitel 5 (Seite 98ff.). Zu Vergiftungen und Verätzungen siehe Kapitel 6 (Seite 110ff.).

Durch eine Verletzung verliert die Haut ihre schützende Funktion gegenüber der Umwelt. Keimen und Krankheitserregern wird das Eindringen in den Körper ermöglicht; daher besteht bei Wunden immer die Gefahr einer Infektion.

Jede Gewebeschädigung verursacht Schmerzen. Sie sind bei großflächigen und tief gehenden Verletzungen meist stärker als bei kleinen oberflächlichen Verletzungen. Brandwunden sind besonders schmerzhaft. Sind auch Blutgefäße verletzt, entstehen Blutungen mit entsprechendem Blutverlust und der Gefahr des Schocks.

Wundversorgung in der ersten Hilfe

Für die Versorgung von Wunden gelten in der ersten Hilfe die folgenden Grundsätze.

- Wunden dürfen Sie nicht mit Ihren Händen berühren, da sie dadurch zusätzlich verunreinigt und infiziert würden.
- Bei der Wundversorgung sollten Sie zum eigenen Schutz und zum Schutz des Betroffenen vor Infektionen Schutzhandschuhe (Einmalhandschuhe aus dem Kfz-Verbandkasten) tragen.
- Wunden dürfen Sie nicht auswaschen oder reinigen. Ausnahmen sind z. B. die Wasseranwendungen bei Verbrennungen und bei Verätzungen.
- Wunden dürfen Sie ohne ärztliche Anweisung nicht mit Puder, Salben, Sprays, Desinfektionsmitteln o. Ä. behandeln.
- Fremdkörper belassen Sie in der Wunde; diese müssen vom Arzt entfernt werden.

WICHTIG

Bei Verbrennungen und Verätzungen bestehen Ausnahmen vom Wasserverbot bei Wunden. Hier dürfen bzw. sollen Sie sogar Wasser anwenden (siehe dazu Seite 100ff. und Seite 118ff.).

Jede Wunde soll mit keimfreiem (sterilem) Verbandmaterial verbunden werden. Eine gute Wundversorgung erfüllt drei Aufgaben:

1. Die Wunde wird nicht weiter mit Keimen und Krankheitserregern verunreinigt.
2. Die Blutung wird gestillt.
3. Der Wundbereich wird ruhig gestellt, was die Schmerzen lindert.

Verbandarten und Verbandtechniken

Im Folgenden erhalten Sie einen Überblick über die wichtigsten Verbandarten und Verbandtechniken: Wundschnellverband, Netzverband, Verbandpäckchen usw. Im Prinzip besteht ein sachgerechter Wundverband immer aus:

- Einer keimfreien Wundauflage
- Der individuellen Befestigung der Wundauflage mit z. B. Heftpflaster, Mullbinde, Dreiecktuch usw.

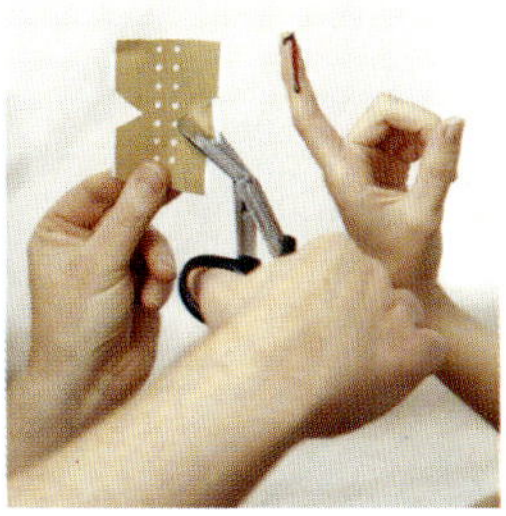

Für den Fingerkuppenverband wird zunächst in der Mitte des Pflasters je ein keilförmiges Stück herausgeschnitten.

Wundschnellverband

Für kleine Verletzungen mit nur geringer Blutung reicht meist ein Pflasterwundverband aus.

So machen Sie's richtig

- Schneiden Sie einen genügend großen Pflasterstreifen ab. Die Wundauflage soll immer größer als die Wunde sein.
- Entfernen Sie zunächst die Schutzfolie von den Klebestreifen. Achten Sie darauf, dass Sie dabei die Wundauflage möglichst nicht berühren.
- Legen Sie das Pflaster mit der Wundauflage auf die Wunde, und befestigen Sie es faltenfrei.

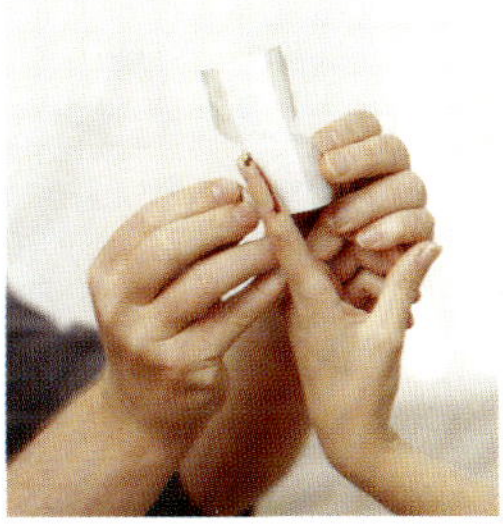

Dann wird die eine Hälfte des Pflasters um den Finger geklebt.

Besondere Probleme bereitet die Versorgung von Verletzungen an der Fingerkuppe. Auf die folgende Weise geht es ganz leicht.

- Schneiden Sie zuerst ein ausreichend großes Stück Heftpflaster ab (acht bis zehn Zentimeter lang).
- Schneiden Sie in der Mitte der Klebestreifen je ein keilförmiges Stück heraus.
- Ziehen Sie beide Schutzfolien von den Klebeflächen ab.
- Kleben Sie die eine Hälfte des Pflasterwundverbands um den verletzten Finger, dann die andere.
- Zuletzt klappen Sie den überstehenden Teil des Pflasters (die obere Hälfte) über die Fingerkuppe und verkleben sie am Finger.

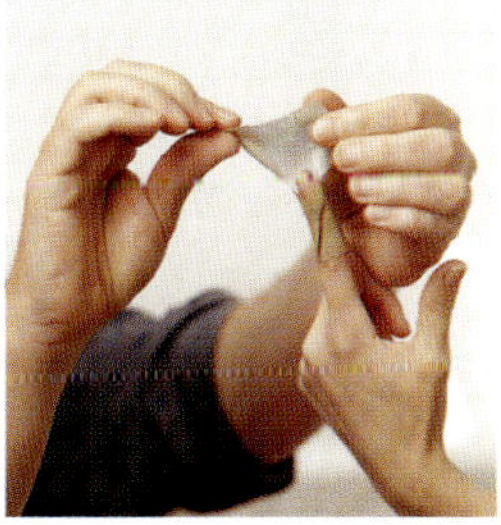

Zuletzt klappen Sie die überstehende Pflasterhälfte über die Fingerkuppe und verkleben sie.

TIPP

Im Handel werden praktische vorgefertigte Pflasterwundverbände in verschiedenen Größen angeboten.

Keimfreie Wundauflagen

Großflächige Hautverletzungen müssen mit einer keimfreien Wundauflage aus Mull oder einem Verbandtuch bedeckt werden. Solche Wundauflagen sind einzeln keimfrei (steril) verpackt (z. B. im Sortiment des Kfz-Verbandkastens). Zur Erhaltung der Keimfreiheit fassen Sie die Wundauflagen beim Entnehmen aus der Verpackung nur mit den Fingerspitzen am Rand an und legen sie direkt auf die Wunde.

- Sie können Wundauflagen mit Heftpflasterstreifen, Mullbinden oder Dreiecktüchern auf der Wunde befestigen.

INFO

Nicht nur wenn Kinder zur Familie gehören, sollte ausreichend Verbandmaterial vorhanden sein. Die praktischen Netzverbände z. B. wären für Ihre Hausapotheke eine sinnvolle Anschaffung.

Verbandtuch

Sehr großflächige Wunden, z. B. Schürfwunden oder Brandwunden, aber auch Verletzungen, die nur locker zu bedecken sind, wie offene Bauchverletzungen oder Schädelverletzungen, werden mit Verbandtüchern versorgt. Die Tücher sind unterschiedlich groß (40 mal 60 Zentimeter/60 mal 80 Zentimeter/80 mal 120 Zentimeter) und aus verschiedenen Materialien.

- Verbandtücher werden mit Heftpflasterstreifen, Mullbinden, Dreiecktüchern oder einem Netzverband befestigt.

Netzverband

Mit Netzverbänden lassen sich am Körper, insbesondere an Armen und Beinen, Wundauflagen und Verbandtücher befestigen.

Verband mit Heftpflaster (Streifenverband)

So machen Sie's richtig

- Legen Sie eine Wundauflage auf die Wunde.
- Schneiden Sie zwei ausreichend lange Heftpflasterstreifen von der Rolle ab.
- Kleben Sie die Pflasterstreifen parallel zueinander über Wundauflage und Haut.

WICHTIG

Bei bedrohlichen Blutungen ist ein Druckverband notwendig (siehe Seite 65ff.).

Mullbinden

Mullbinden sind nicht steril. Sie dürfen daher nicht direkt auf eine Wunde aufgebracht werden.

- Mit Mullbinden werden sterile Wundauflagen befestigt.

HANDHABUNG VON WUNDVERBÄNDEN

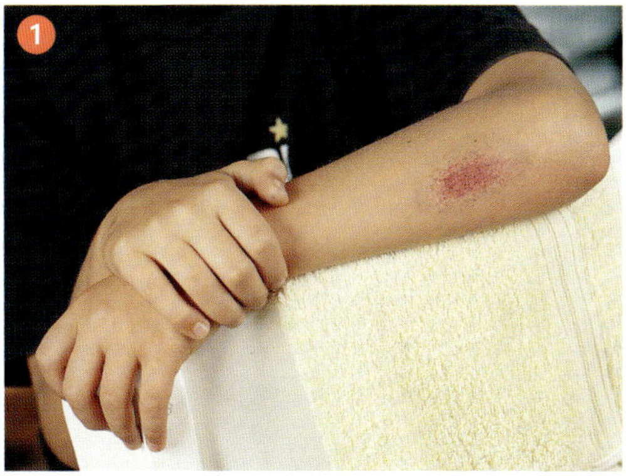

1 *Für kleinere gut zugängliche Wunden eignet sich ein Heftpflasterverband.*

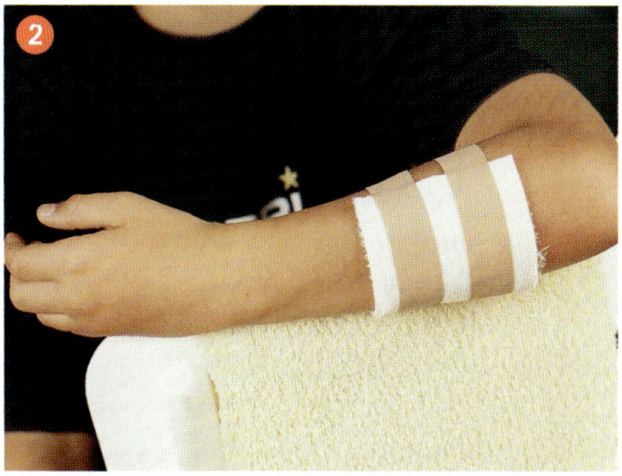

2 *Die Wundauflage am Arm wird mit zwei ausreichend langen Heftpflastern fixiert.*

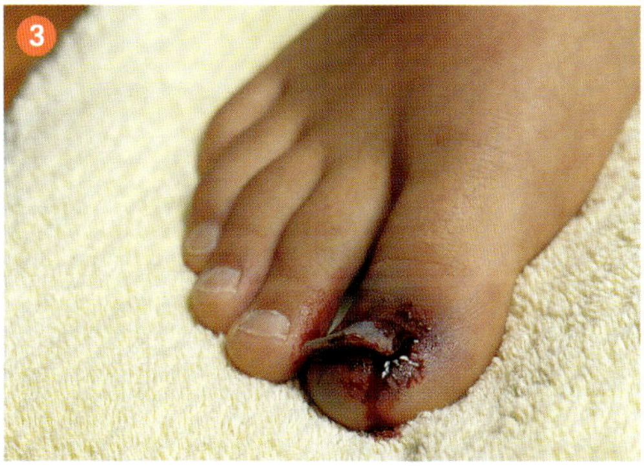

3 *Wunden wie diese Nagelverletzung werden zunächst mit einer Wundauflage versorgt.*

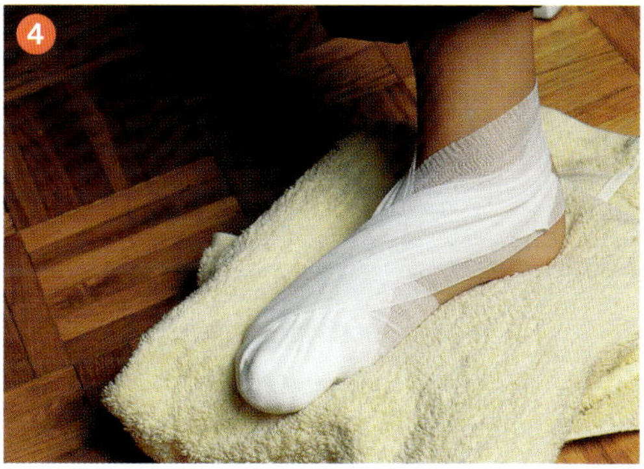

4 *Die Wundauflage am Zeh wird hier mit einer Mullbinde fixiert, die über die Ferse verläuft.*

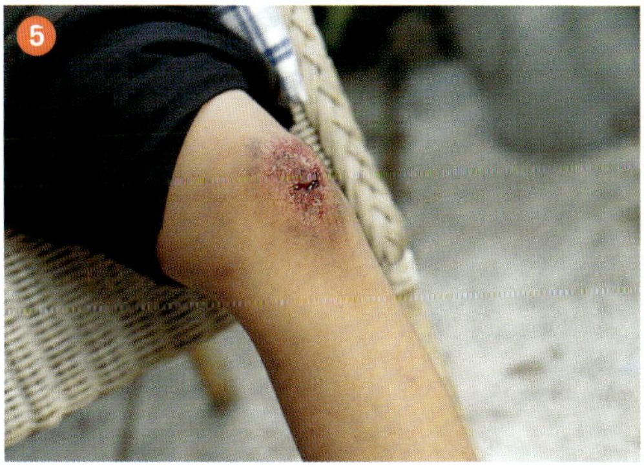

5 *Für Verletzungen an Armen und Beinen sind auch Netzverbände ganz gut geeignet.*

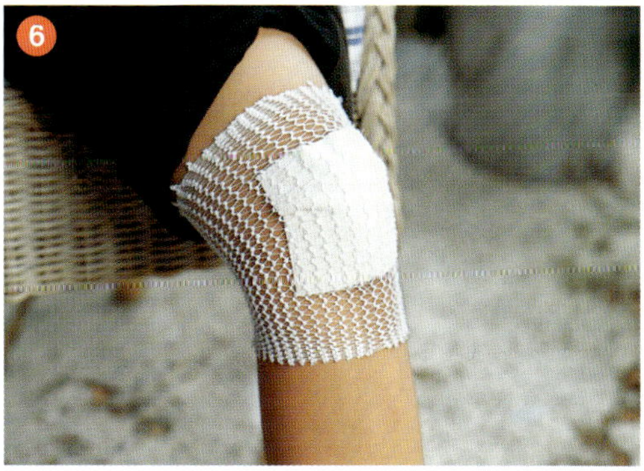

6 *Die Kniewunde wurde hier mit einer Wundauflage bedeckt. Darüber kommt der Netzverband.*

Verbandpäckchen

Ein ideales Verbandmittel ist das Verbandpäckchen. Es ist steril und beinhaltet bereits eine Wundauflage, die auf einer Binde befestigt ist. Dies erleichtert Ihnen die Handhabung. Verbandpäckchen sind in unterschiedlichen Größen im Handel und eignen sich vor allem zur Versorgung blutender Wunden und für einen Druckverband bei bedrohlichen Blutungen. Verbandpäckchen können Sie an allen möglichen Körperteilen einsetzen; genau erläutert wird im Folgenden der Handverband.

MERKE

Mit einem Verband bewirken Sie eine Ruhigstellung des Wundbereichs und damit Schmerzlinderung. Da jede Wunde grundsätzlich infektionsgefährdet ist, endet die erste Hilfe allerdings nicht mit dem Anlegen eines Verbands. Jede Wunde soll von einem Arzt (innerhalb von sechs Stunden) beurteilt und endgültig versorgt werden. Sicherlich ist Ihr Kind gegen Wundstarrkrampf (Tetanus) geimpft (siehe Seite 43), doch manchmal ist eine Auffrischung erforderlich. Dies muss vom Arzt geprüft und entschieden werden.

So machen Sie's richtig

- Ziehen Sie sich bei blutenden Wunden zu Ihrem eigenen Schutz immer Einmalhandschuhe an.
- Öffnen Sie die Verpackung des Verbandpäckchens, und entfalten Sie den Bindenanfang mit der Wundauflage.
- Legen Sie die Wundauflage auf die Wunde, und befestigen Sie die Wundauflage durch Umwickeln (ohne starken Zug) mit der Binde.
- Abschließend fixieren Sie den Verband z. B. mit Pflaster.

Die bisher beschriebenen Verbandstoffe befinden sich zum Teil im Kfz-Verbandkasten (rechts) und sollten in jedem Haushalt – beispielsweise in der Hausapotheke (links) – vorhanden sein.

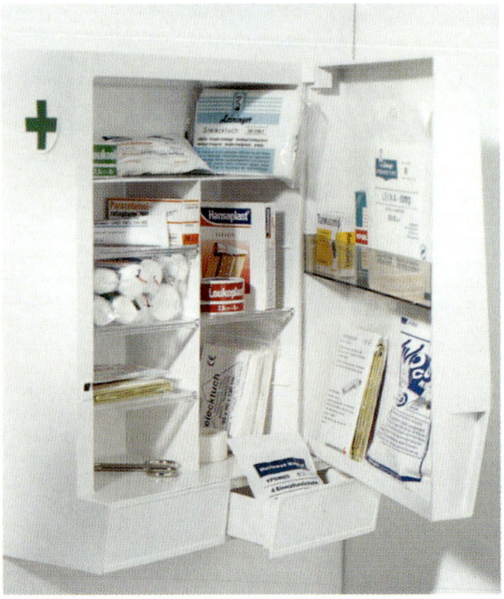

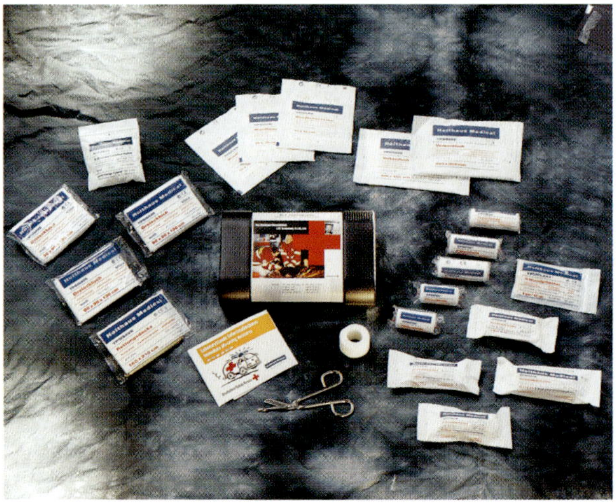

HANDVERBAND MIT VERBANDPÄCKCHEN

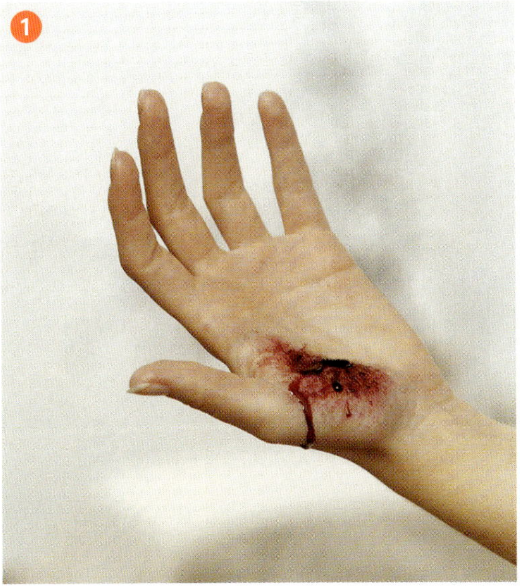

1 Das Verbandpäckchen ist für Wunden aller Art geeignet. Es kann sowohl bei blutenden Wunden als auch für einen Druckverband verwendet werden.

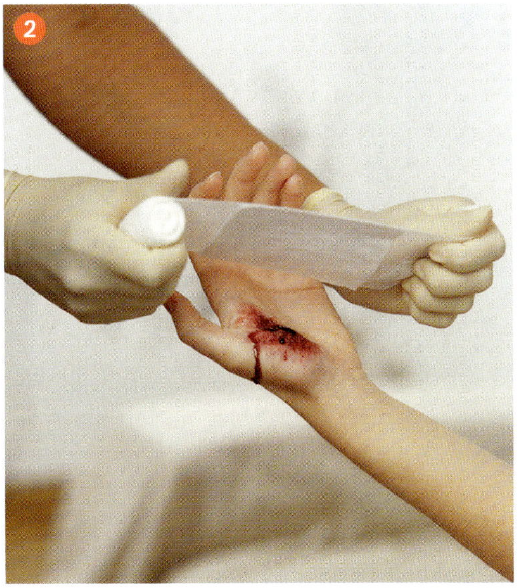

2 Die in das Verbandpäckchen integrierte sterile Wundauflage wird auf die Wunde aufgelegt und dann mit der Binde umwickelt.

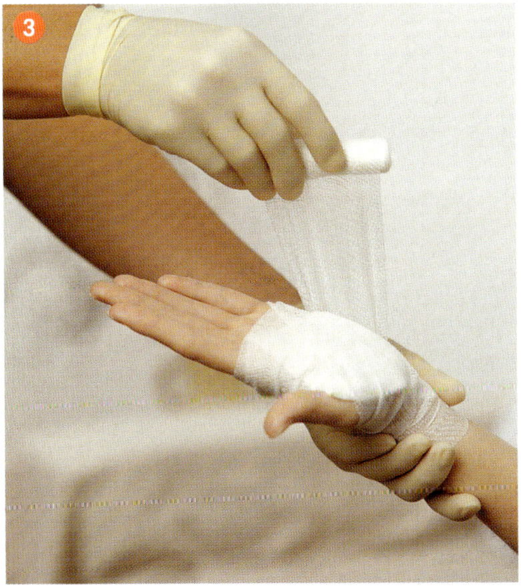

3 Umwickeln Sie die Wundauflage in mehreren Bindengängen (gegebenenfalls kreuzweise). Der Verband sollte straff, aber nicht zu fest gewickelt sein.

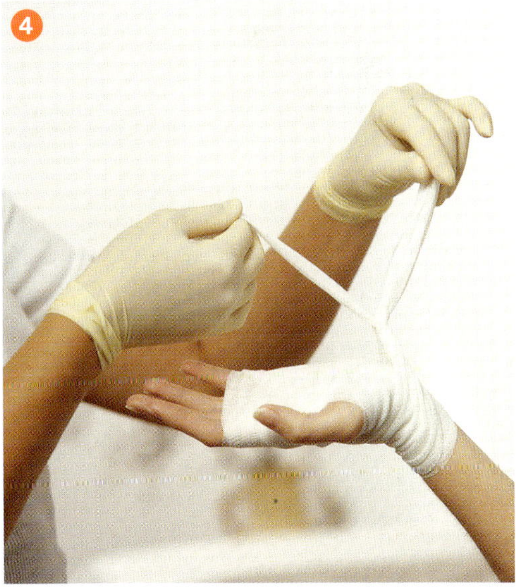

4 Zum Schluss verknoten Sie die Enden mit einem Doppelknoten. Oder Sie fixieren das Bindenende mit einem Pflaster.

Besondere Blutungen

Nasenbluten

Nasenbluten kommt bei Kindern häufiger vor. In den allermeisten Fällen ist die Blutung eher gering und harmlos.

So machen Sie's richtig

- Lassen Sie das Kind den **Kopf leicht vornüberbeugen**, damit das Blut abfließen kann. Gegebenenfalls stützen Sie den Kopf und halten ein Tuch zum Auffangen des Blutes unter die Nase.
- Legen Sie **kalte Umschläge**, Eisbeutel oder Kältepackungen **in den Nacken**. Die Kühlung bewirkt auf nervösem Weg eine Verengung der Gefäße und damit die Blutstillung.
- Stopfen Sie keinesfalls Watte, Mull o. Ä. in die Nase. Es ist günstiger, wenn das Blut nach außen abfließen kann. Keine Angst: Der Blutverlust ist meist gering.
- Bei starkem, anhaltendem oder häufiger auftretendem Nasenbluten ist eine Arztbehandlung notwendig. Alarmieren Sie bei nicht nachlassendem Bluten den Rettungsdienst, und lagern Sie das Kind in diesem Fall in Bauchlage.

Zur richtigen Bauchlagerung siehe Seite 60, zu den Maßnahmen siehe Seite 61.

VERHALTEN BEI NASENBLUTEN

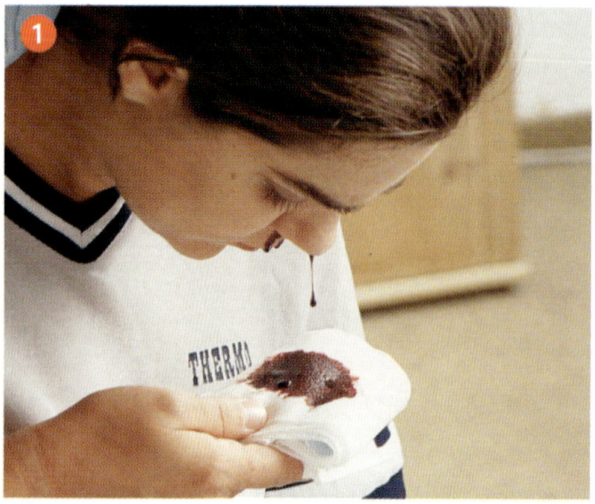

1 *Bei Nasenbluten sollte der Kopf leicht vornüberbeugt sein (keinesfalls in den Nacken legen).*

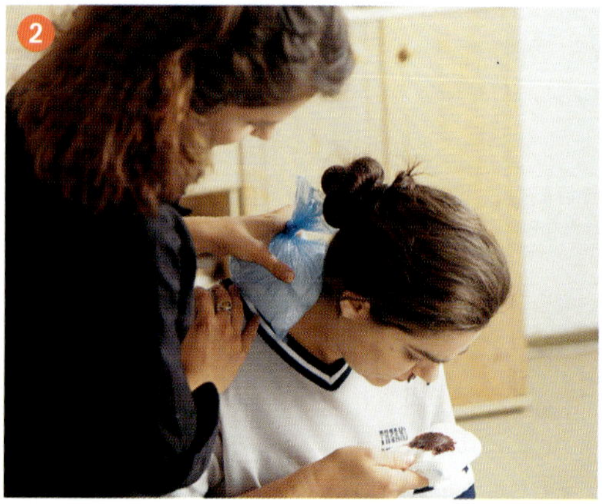

2 *Legen Sie bei Nasenbluten kalte Umschläge in den Nacken. Dies unterstützt die Blutstillung.*

Fremdkörper in Wunden und in Körperöffnungen

Fremdkörper in Wunden

Fremdkörper in Wunden, z. B. Holz- oder Glassplitter, aber auch größere Gegenstände, sollen von Ersthelfern grundsätzlich nicht entfernt werden. Es besteht sonst die Gefahr, dass zusätzliche Verletzungen, beispielsweise an Nerven, oder auch starke Blutungen entstehen.

ACHTUNG
Vor Manipulationen mit Gegenständen und Instrumenten ist in allen genannten Situationen entschieden zu warnen.

So machen Sie's richtig

- **Legen Sie** vorsichtig eine oder mehrere **Wundauflagen um den Fremdkörper**. Achten Sie darauf, dass der Fremdkörper dabei nicht bewegt wird. Legen Sie gegebenenfalls noch Polstermaterial um den Fremdkörper, und befestigen Sie alles mit einer Binde oder mit Heftpflaster.
- Der Fremdkörper wird so fixiert und kann von einem Arzt oder im Krankenhaus sachgerecht entfernt werden.

Fremdkörper im Auge

In den meisten Fällen geraten kleinste Fremdkörperchen, z. B. Staubteilchen, Insekten, Ruß o. Ä., in die Augen. Sie sind aber äußerst unangenehm, da sie eine Reizung der Bindehaut verursachen.
Seltener geraten Glas- oder Metallsplitter ins Auge. Sie verursachen einen brennenden Schmerz, das Auge ist gerötet und tränt. Manchmal sind auch Sehstörungen die Folge.
In beiden Fällen wird der Zustand oft noch durch Reiben der Augen verschlimmert.

WICHTIG
Sind Chemikalien ins Auge geraten, müssen Sie das Auge mit viel Wasser ausspülen (siehe Kapitel 6, Seite 118f.).

So machen Sie's richtig

- Grundsätzlich sollen Fremdkörper im Auge von Laienhelfern nicht entfernt werden.
- **Bedecken Sie das betroffene Auge mit einer keimfreien Wundauflage**, und **verbinden Sie beide Augen** vorsichtig **mit einem undurchsichtigen Tuch** (z. B. mit einer Dreiecktuchkrawatte). Nur durch das Verbinden beider Augen erreichen Sie die Ruhigstellung des verletzten Auges und damit Schmerzlinderung.

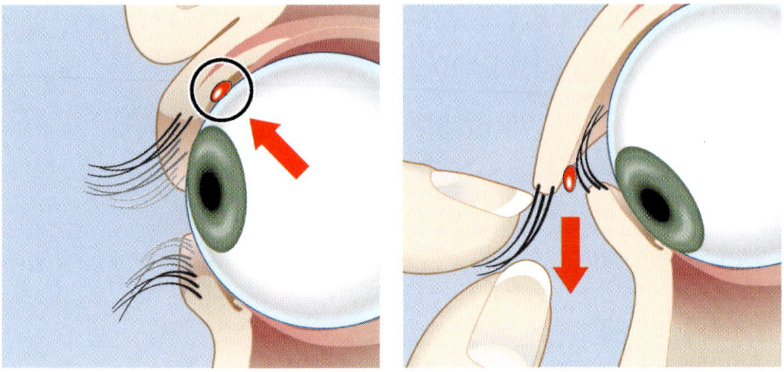

Die Illustrationen zeigen, wie Sie Staubteilchen oder Mücken aus dem Auge entfernen können.

- Bringen Sie das Kind zum Entfernen des Fremdkörpers selbst zum Augenarzt, bzw. rufen Sie einen Krankenwagen.
- Die Betreuung des Kindes ist in diesem Fall besonders wichtig.

Staubteilchen, Mücken o. Ä. lassen sich relativ leicht folgendermaßen entfernen.

- Bei **Fremdkörpern unter dem Oberlid** fordern Sie das Kind auf, nach unten zu schauen. Dann ziehen Sie vorsichtig das Oberlid über das Unterlid und lassen es langsam abstreifen.
- Der Fremdkörper wird von den Wimpern des Unterlids abgewischt.
- **Fremdkörper unter dem Unterlid** können Sie gegebenenfalls mit einem sauberen Tuch vorsichtig zur Nase hin wegwischen. Ziehen Sie dazu das Unterlid etwas nach unten.
- Führen diese Maßnahmen nicht zum Erfolg, ist der Augenarzt aufzusuchen.

Bei kleinen Kindern sollte man generell darauf achten, dass keine kleinteiligen Gegenstände (Murmeln, Knöpfe, aber auch Bonbons, Maiskörner, Büroklammern usw.) herumliegen. Kleinkinder stecken sich solche Gegenstände gern in den Mund oder schieben sie in Nase bzw. Ohren.

Fremdkörper in Nase und Ohren

Haben sich Kinder Fremdkörper, etwa Spielzeugteile, in Nase und Ohren gesteckt, ist das meist nicht lebensgefährlich, aber äußerst unangenehm. Daher kommt es vor allem auf die Betreuung und Beruhigung der kleinen Patienten an. Am besten lassen Sie die Fremdkörper vom Arzt entfernen und unterlassen entsprechende Eigenversuche.
Es ist günstig, wenn Sie den Gegenstand beschreiben können oder ein Doppel des Gegenstands mit zum Arzt nehmen (bzw. geben). Das erleichtert dem Arzt die Arbeit.

Wundinfektionen und Tierbisse

Tetanusinfektion

Eine besonders gefürchtete Infektionsgefahr bei Wunden ist der Wundstarrkrampf (Tetanusinfektion), hervorgerufen durch den Tetanuserreger. Eine solche Infektionsgefahr besteht auch bei einer »harmlos« erscheinenden, sehr kleinen Wunde, vor allem wenn sie mit Garten- oder Walderde verschmutzt ist. Einzige Vorbeugungsmaßnahme ist die Schutzimpfung. Daher sollte jedes Kind gegen Wundstarrkrampf geimpft sein.

INFO

Leider sind in Deutschland nur 90 Prozent der Kinder gegen Tetanus geimpft.

Infektion einer Tierbisswunde

Bisswunden, meist von Hunden, bedeuten immer eine große Infektionsgefahr. Durch den Biss werden Erreger aus dem Maul der Tiere in die Wunde übertragen. Hinzu kommt, dass das Gewebe im Wundbereich oft gequetscht ist und somit eine geringere Widerstandsfähigkeit gegen eindringende Keime hat.

Das Rote Kreuz rät

Prüfen Sie den Impfschutz (Impfpass) Ihres Kindes, bzw. fragen Sie Ihren Arzt, ob der Impfschutz noch ausreicht, und lassen Sie Ihr Kind und sich gegebenenfalls neu impfen.

So machen Sie's richtig

- Bisswunden müssen Sie immer **keimfrei verbinden** und anschließend sofort von einem Arzt versorgen lassen.

VERSORGUNG VON TIERBISSEN

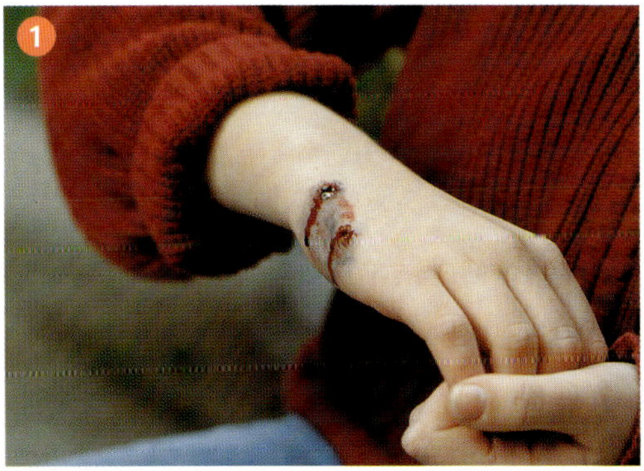

1 *Tierbisse können tiefe Wunden mit gequetschtem umliegenden Gewebe verursachen. Nach der ersten Hilfe müssen sie vom Arzt versorgt werden.*

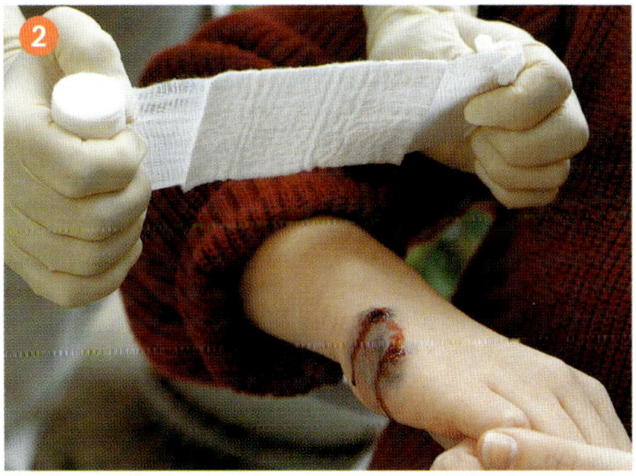

2 *Bisswunden müssen keimfrei verbunden werden – entweder mit Wundauflage und Mullbinde oder, wie hier abgebildet, mit einem Verbandpäckchen.*

Tollwutinfektion

Eine Zusatzgefahr bei Bissen ist die Tollwutinfektion. Wurde Ihr Kind von einem Tier gebissen, bei dem Tollwutverdacht besteht (auffälliges aggressives Verhalten, bisweilen Schaum vor dem Maul), müssen Sie rasch handeln.

INFO

Zu Ihrer eigenen Sicherheit und zu der Ihrer Kinder sollten Sie Ihr Haustier gegen Tollwut impfen lassen.

So machen Sie's richtig

- Waschen Sie die Wunde **sofort** mit einer Seifenlösung oder mit Spülmittel aus. So können Sie bereits den größten Teil der Erreger unschädlich machen.
- In jedem Fall muss die Wunde von einem Arzt behandelt werden, gegebenenfalls ist eine Schutzimpfung notwendig.

Schlangenbisse

Schlangenbisse sind in unseren Breiten (aber auch im Ausland) sehr seltene Verletzungen. Zu erkennen sind in der Regel zwei, manchmal auch vier stecknadelkopfgroße leicht blutende Wunden. Die Wunden schmerzen sehr stark. Ziel der ersten Hilfe muss es sein, die Ausbreitung des Schlangengifts im gesamten Körper zu verhindern.

So machen Sie's richtig

INFO

Dreiecktücher gehören zur Grundausstattung des Kfz-Verbandkastens; es ist auch sehr praktisch, wenn man sie in der Hausapotheke hat.

- Da ein Schlangenbiss meist in Arm oder Bein erfolgt, sollte das Kind sich sofort **absolut ruhig hinlegen** (angesichts der Situation nicht ganz einfach) und den verletzten Arm oder das verletzte Bein herabhängen lassen.
- Mit einem Tuch (am besten einem Dreiecktuch, falls zur Hand) legen Sie am Oberarm oder am Oberschenkel eine **Umschnürung** an, so dass das Blut gestaut wird.
- Dabei wird das Tuch nur so weit zugezogen, dass die Venen geschlossen sind, die Arterien aber geöffnet bleiben. Der **Puls bleibt** dabei **tastbar**. Mit der Stauung wird das Einschwemmen des Gifts in den Kreislauf verhindert. Gleichzeitig lässt in der Muskulatur die Giftwirkung langsam nach.
- Das Kind muss möglichst liegend ins Krankenhaus gebracht werden.
- Notruf / Alarmieren Sie den Rettungsdienst.

Spiel- und Sportverletzungen

Welches Kind hat sich nicht schon mal beim Spielen, Toben, Raufen, aber auch beim Sport eine Verletzung zugezogen. Zu den typischen Sportverletzungen zählen: Zerrungen, Muskelfaserrisse, Muskelrisse, Bänderdehnungen, Bänderrisse, Blutergüsse in der Muskulatur o. Ä.

Ursachen von Spiel- und Sportverletzungen

Alle genannten Verletzungsmuster haben gemeinsame Ursachen: Sie entstehen durch Gewalteinwirkungen auf den Bewegungsapparat, also auf Knochen, Gelenke, Muskulatur, Sehnen und Bänder.

Bei Kindern mit ihrem natürlichen Bewegungsdrang ist es fast zwangsläufig, dass dabei manchmal etwas passiert. Zwar ist bei einer falschen Bewegung oder Belastung, einem Sturz mit dem Fahrrad oder dem Skateboard nicht immer gleich der Knochen gebrochen, das Gelenk verrenkt oder der Muskel gerissen – doch hin und wieder geht es nicht gut aus, und dann ist richtige erste Hilfe gefragt.

Typische Anzeichen

Nahezu alle genannten Verletzungsmuster nach Gewalteinwirkungen auf den Bewegungsapparat sind von Blutungen in das betroffene Gewebe bzw. das betroffene Gelenk begleitet. Es entsteht ein Bluterguss (Hämatom) im Gewebe oder im Bereich der Gelenkkapsel.

Im Rahmen der ersten Hilfe ist eine Differenzialdiagnose weder möglich noch nötig. Prellungen, Zerrungen, Muskelfaserrisse, Bänderdehnungen und -risse, Stauchungen und Knochenbrüche sind zwar unterschiedlich schwere Verletzungen, aber sie sind in den allgemeinen Erkennungszeichen vergleichbar und erfordern nahezu alle die gleiche erste Hilfe.

- Im Vordergrund der Anzeichen steht der unmittelbar eintretende, oft starke Schmerz.
- Es kommt zu Kraftlosigkeit der betroffenen Muskelregion mit Bewegungseinschränkungen oder gar Bewegungsunfähigkeit.
- Durch die meist eintretende Blutung ins Gewebe entstehen eine Schwellung und eine damit verbundene Druckempfindlichkeit.

Schwierige Diagnose

Eine genauere und differenzierte Diagnose ist durch den Ersthelfer meist nicht möglich und auch nicht notwendig. Sie wird später durch einen Arzt getroffen. Wichtig ist aber die sofortige richtige erste Hilfe; sie kann den gesamten Heilungsverlauf günstig beeinflussen und weiter gehende Schädigungen verhindern.

TIPP

Wärme (z. B. ein heißes Bad) ist zwar gut, um einem Muskelkater vorzubeugen – nach einer Sportverletzung sollten Wärmeanwendungen und auch Massagen im Bereich der betroffenen Körperregion jedoch nicht vor Ablauf von 24 Stunden durchgeführt werden.

Für die richtige Hilfe gibt es eine einfache Formel, die leicht zu merken ist:

Pause
Eis
Compression
Hochlagerung

WICHTIG

Bei ausgedehnten Weichteilverletzungen ist wegen des hohen Blutverlusts mit der Entwicklung eines Schocks zu rechnen. Sie müssen dann die Maßnahmen bei Schock (siehe Seite 92f.) durchführen.

Maßnahmen bei Spiel- und Sportverletzungen

So machen Sie's richtig

- Zunächst sollte das Kind jede **(sportliche) Aktivität** sofort **abbrechen**. Die betroffene Körperregion wird **ruhig gestellt**.
- Entscheidende Bedeutung für den gesamten weiteren Behandlungs- und Heilungsverlauf hat die **sofortige Kälteanwendung** (Kühlung). Dazu bringen Sie z. B. Fertigkältepackungen, Eisbeutel oder einfach kalte Umschläge auf die betroffene Region auf.
- Kältepackungen oder Eisbeutel dürfen Sie **nie direkt auf die Haut** legen. Bringen Sie immer erst ein Tuch oder ein paar Bindengänge einer Kompressionsbinde auf die Haut auf, und geben Sie darauf die Kältepackung.

KÜHLEN UND HOCHLAGERN

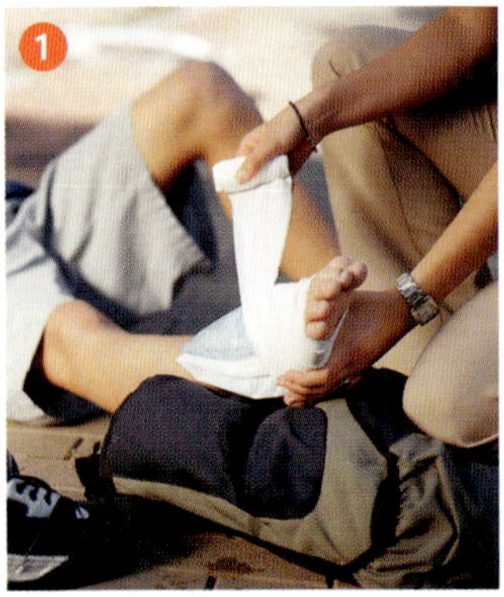

1 *Kühlung 1: Geben Sie Eis in einen Plastikbeutel, und legen Sie diesen auf die Verletzung. Wichtig: Kühlmittel dürfen nie direkt auf die Haut aufgelegt werden.*

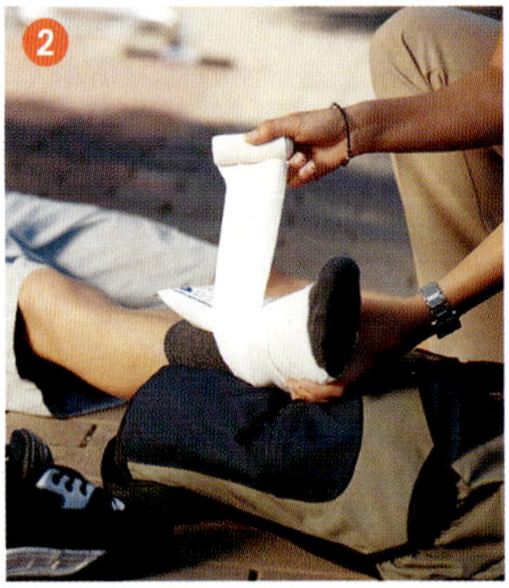

2 *Kühlung 2: Praktisch sind Sofortkältepackungen. Sie werden im Bedarfsfall aktiviert und kühlen sofort. Sie werden am besten mit einer Elastikbinde befestigt.*

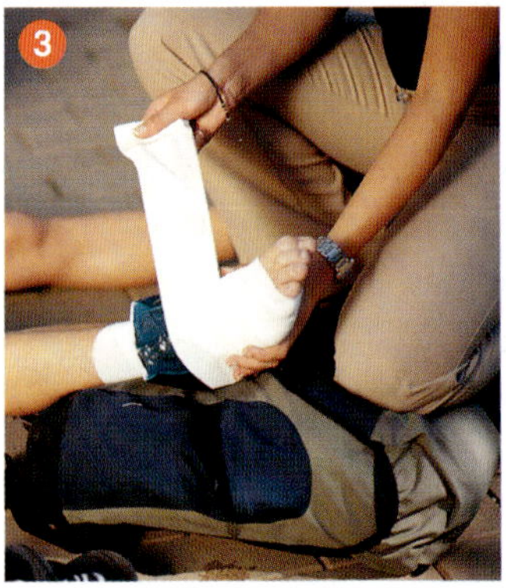

3 *Kühlung 3: Sie können auch im Tiefkühlfach vorgekühlte Kältepackungen auf die Verletzung auflegen und mit einer Elastikbinde befestigen.*

- Wenn die Kühlung wirksam sein soll, muss anhaltend und tiefenwirksam gekühlt werden. Die **erste Kühlphase** sollte daher **mindestens 30 bis 45 Minuten** dauern; **danach** noch einige Zeit **sporadisch weiterkühlen**. Die Kühlung unterbindet das Einbluten ins Gewebe und lindert die Schmerzen.

- Befestigen Sie die Kühlpackung am besten mittels eines Kompressionsverbands, möglichst mit einer **Kurzzug-Elastikbinde**.

- Zur Unterstützung der Blutstillung sollte die betroffene Körperregion – wenn möglich – **lang anhaltend hochgelagert** und möglichst wenig, höchstens behutsam bewegt werden.

- Anschließend muss das Kind zur genauen Diagnose in ärztliche Behandlung.

MERKE

Sofort kühlen

Jede Minute Verzögerung verlängert den Heilungsverlauf um einen Tag! Wenn das Entstehen eines ausgedehnten Blutergusses durch sofortiges und nachhaltiges Kühlen verhindert werden kann, wird dadurch der gesamte Heilungsverlauf verbessert und beschleunigt.

Gelenkverletzungen

Durch Gewalteinwirkungen auf Gelenke können Verstauchungen, Verrenkungen, Bänderrisse oder auch Gelenkbrüche (zu Knochenbrüchen siehe Seite 49ff.) entstehen. Durch die Verletzung von Blutgefäßen entwickeln sich oft beträchtliche Schwellungen. Die Beweglichkeit ist eingeschränkt. Gelenkverletzungen sind sehr schmerzhaft. Grundsätzlich kann man zwischen Verstauchung und Verrenkung unterscheiden.

Verstauchung und Verrenkung

- Bei einer Verstauchung (Distorsion) werden die Gelenkteile mit Gewalt gegeneinander verschoben oder kurzzeitig voneinander getrennt. Dabei werden die Bänder, die die Gelenkkapsel bilden, oft erheblich überdehnt. Innen liegende Blutgefäße werden verletzt, und es bildet sich eine Schwellung.
- Die Verrenkung (Luxation) ist eine Trennung und Verschiebung der Gelenkanteile. Die gegeneinander verschobenen Gelenkteile nehmen ihre ursprüngliche Stellung nicht wieder ein, sie befinden sich in einer abnormen Stellung.

Das Rote Kreuz rät

Schmerzen, ein »Alarmsignal« des Körpers, sollten Sie bzw. sollte Ihr Kind auf keinen Fall ignorieren. Also: Ein verstauchtes Gelenk nicht mehr belasten und unklare Befunde immer erst vom Arzt abklären lassen. Andernfalls besteht das Risiko eines noch schlimmeren Schadens.

Maßnahmen bei Gelenkverletzungen

Verrenkungen und Verstauchungen behandeln Sie auf die gleiche Weise.

INFO

Vereisungssprays eignen sich nicht für eine tiefenwirksame und anhaltende Kühlung von Gelenkverletzungen. Sie können sogar Erfrierungen bewirken. Bringen Sie niemals Gefrorenes direkt auf die Haut auf; dies würde schwerste Gewebeschäden verursachen.

So machen Sie's richtig

- Keinesfalls sollten Sie bei Gelenkverletzungen Ihres Kindes selbstständig Einrenkversuche unternehmen. Verrenkte Gelenke dürfen nur von einem Arzt eingerenkt werden!
- Das verletzte Gelenk **nicht mehr belasten**, sondern mit entsprechenden Mitteln **kühlen** (siehe Seite 46f.), **ruhig stellen** und gegebenenfalls **erhöht lagern**.
- Bitte bewegen Sie verletzte Gelenke möglichst nicht, und bereiten Sie dem Kind nicht unnötig Schmerzen. Betreuen und beruhigen Sie Ihr Kind.
- Sie müssen mit Ihrem Kind zum Arzt gehen, damit eine sichere Diagnose gestellt und es entsprechend behandelt werden kann. Nur der Arzt kann Verletzungen wie Bänderriss oder Gelenkbruch erkennen bzw. ausschließen.

Gelenkverletzungen im Überblick

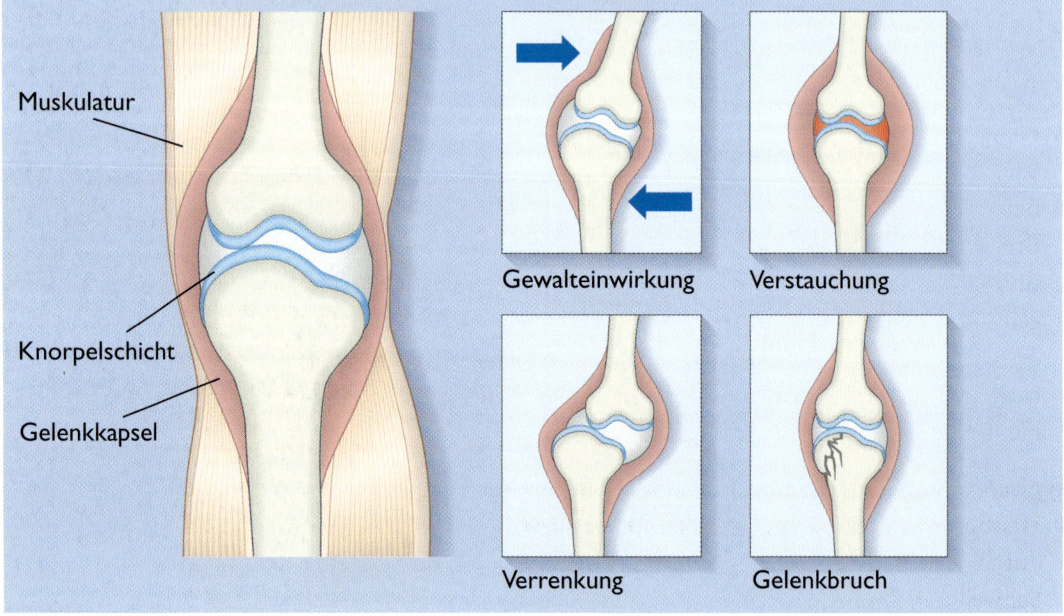

Knochenbrüche

Aufbau der Knochen

Knochen, Gelenke, Muskeln, Sehnen und Bänder bilden gemeinsam den Stütz- und Bewegungsapparat des Menschen. Bestimmte Knochen, wie die Schädelknochen oder die Knochen des Brustkorbs, schützen wichtige Organe. Alle Knochen sind ähnlich aufgebaut. Sie bestehen außen aus der kompakten Knochenrinde, die nach innen in ein feines Gitterwerk von Knochenbälkchen übergeht. Diese verleihen dem Knochen seine Stabilität. Große Röhrenknochen sind im Inneren hohl (Markhöhle). Das Innere der Knochen ist von Knochenmark ausgefüllt. Außen sind die Knochen von der Knochenhaut umgeben. Sie ist mit Empfindungsnerven versehen; dadurch kommt es bei Verletzungen der Knochen zu starken Schmerzen. Die Gelenkflächen der Knochen sind mit Gelenkknorpel überzogen. Die gesunde Knochenstruktur von Kindern ist noch sehr elastisch, gleichwohl stabil, so dass es gar nicht so häufig zu Knochenbrüchen kommt.

Geschlossene und offene Brüche

Ein Knochenbruch (Fraktur) entsteht meist durch Gewalteinwirkung, z. B. durch einen Sturz oder eine Verdrehung. Eher selten sind so genannte spontane Knochenbrüche, z. B. Ermüdungsbrüche nach Überlastung oder durch Knochenkrankheiten. Grundsätzlich wird zwischen geschlossenen und offenen Brüchen unterschieden.

- Beim **geschlossenen Bruch** besteht keine äußere Wunde und keine primäre Infektionsgefahr.
- Beim **offenen Bruch** dagegen befindet sich im Bruchbereich eine Wunde: Haut und Muskeln sind verletzt. Gelegentlich ist der Knochen freigelegt und in der Wunde auch erkennbar. Es besteht erhebliche Infektionsgefahr mit Komplikationen und negativen Auswirkungen auf den Heilungsprozess.

Typische Anzeichen

- Häufig entsteht im Bereich der Bruchstelle durch die Verletzung von Blutgefäßen eine Schwellung.

Das menschliche Skelett

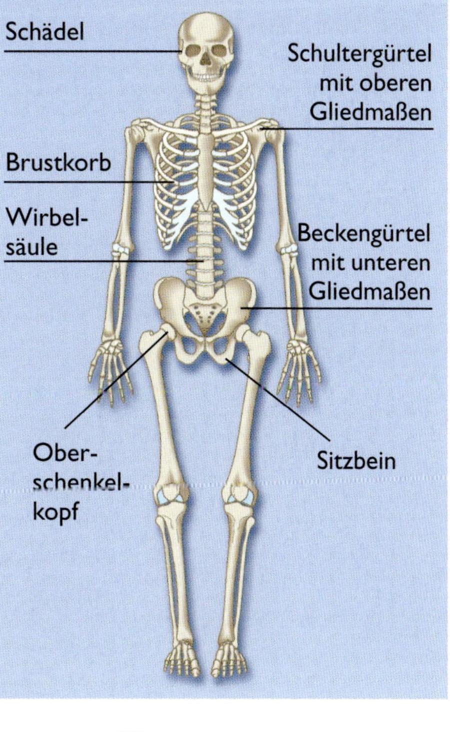

Geschlossene und offene Brüche

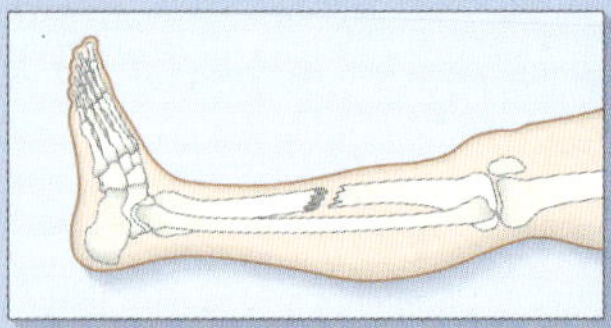

Geschlossener Beinbruch (Haut im Bruchbereich nicht verletzt, keine Wunde vorhanden)

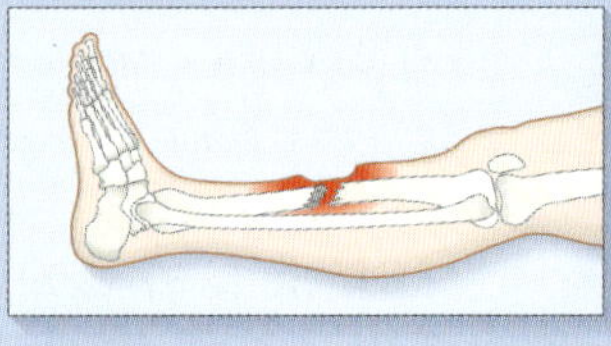

Offener Beinbruch (mit Wunde im Bereich des Knochenbruchs)

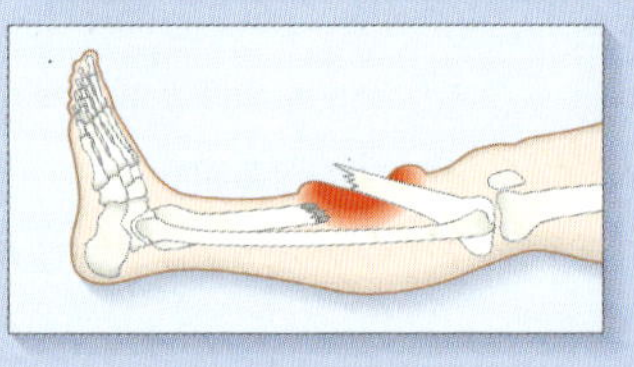

Offener Beinbruch (mit Durchspießung)

- Die Kinder haben starke Schmerzen im Bereich der Bruchstelle. Sie werden die betroffene Körperregion gar nicht oder nur eingeschränkt bewegen können bzw. Bewegungen vermeiden und eine »Schonhaltung« einnehmen.
- Für einen Knochenbruch sind abnorme Lage oder abnorme Beweglichkeiten im Bruchbereich sowie Verkürzungen von Gliedmaßen typische Anzeichen.
- Bisweilen bestehen offene Wunden, in denen gegebenenfalls Knochenteile erkennbar sind.

Gefahren bei Knochenbrüchen
Die Gefahr bei Knochenbrüchen besteht darin, dass durch den Unfall selbst, aber auch durch unnötige Bewegungen im Nachhinein Nerven und Blutgefäße verletzt werden können. Durch die Schmerzen und das oft unterschätzte Einbluten ins Gewebe kann sich schnell ein Schock entwickeln – und dies bedeutet Lebensgefahr (zu Maßnahmen bei Schockgefahr siehe Seite 91ff.).

Maßnahmen bei Knochenbrüchen (Bein)

Verletzte Kinder mit Verdacht auf einen Knochenbruch sollten möglichst wenig bewegt werden. Wenn dort, wo sich das Kind befindet, keine unmittelbare Lebensgefahr für es besteht, sollte es bis zum Eintreffen des Rettungsdienstes nicht unnötig bewegt oder verlagert werden. Falls sich das Kind allerdings in einer Gefahrenzone befindet, müssen Sie es zunächst aus dieser entfernen.

So machen Sie's richtig

- **Offene Brüche** müssen Sie wegen der Infektionsgefahr sofort **mit einem keimfreien Wundverband versorgen**. Dazu verwenden Sie am besten die Wundauflagen oder Verbandtücher aus dem Kfz-Verbandkasten.
- Den Bruchbereich müssen Sie über die angrenzenden Gelenke hinaus mit geeignetem weichen Polstermaterial **ruhig stellen**.

- Zur behelfsmäßigen Ruhigstellung, z. B. am Bein, eignen sich Materialien wie zusammengerollte Decken oder Kleidungsstücke, Kissen, Taschen usw., die sich meist an der Unfallstelle organisieren lassen. Mit diesen Materialien **umpolstern Sie den gebrochenen Körperteil** vorsichtig **und belassen ihn so in der vorgefundenen Lage**. Weiter gehende Maßnahmen sind dem Rettungsdienst zu überlassen.
- **Bei geschlossenen Brüchen** entwickelt sich durch Blutungen ins Gewebe oft eine Schwellung. Um dies zu verhindern, sollte man den Bruchbereich vorsichtig mit kalten Umschlägen, Eisbeuteln oder fertigen Kältepackungen **kühlen** (siehe dazu Seite 46f.). Damit reduzieren Sie das Einbluten ins Gewebe und lindern zudem die Schmerzen.
- Notruf / Alarmieren Sie den Rettungsdienst. Oder bitten Sie eine zweite Person, den Rettungsdienst anzurufen.
- Decken Sie das Kind zu, und **betreuen** Sie es, bis der Rettungsdienst eintrifft.
- Wenn sich ein Schock entwickelt, lagern Sie das Kind flach auf dem Boden, allerdings ohne die Beine erhöht zu lagern (wie dies sonst bei der Schocklage üblich ist).

INFO

Der Rettungsdienst verfügt über hervorragende Ruhigstellungsmöglichkeiten bei Knochenbrüchen. Daher sollten Ersthelfer Schienungen mit Brettern etc. nicht vornehmen.

MASSNAHMEN BEI EINEM BEINBRUCH

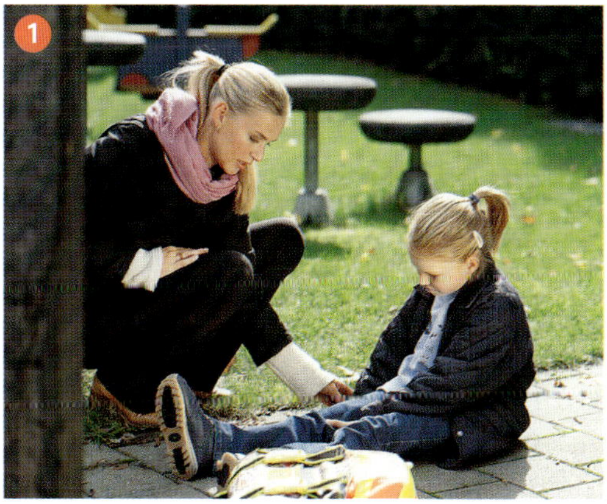

1 *Ein gebrochenes Bein sollten Sie möglichst so belassen wie vorgefunden. Stellen Sie es lediglich mit Polstermaterial ruhig.*

2 *Bis der Rettungsdienst eintrifft, sollten Sie das verletzte Kind betreuen und beruhigen und unbedingt warm zudecken.*

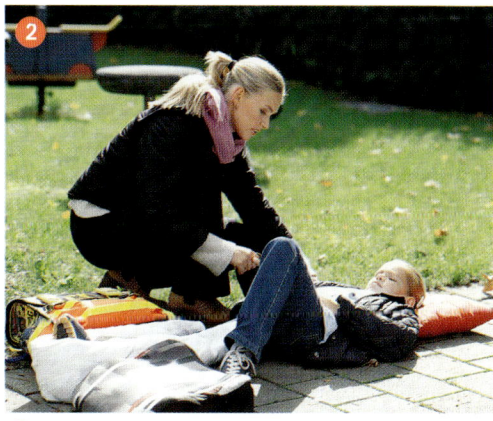

Maßnahmen bei Hand-, Arm- und Schulterbrüchen

Bei Knochenbrüchen im Schulterbereich – Schlüsselbein und Schultergelenk –, aber auch bei Brüchen am Arm und an der Hand wird das Kind zunächst seinen verletzten Arm und die Schulter mit der unverletzten Hand fest an seinen Körper halten. Es vermeidet damit Bewegungen des Bruchbereichs und lindert auf diese Weise auch seine Schmerzen.
Zur Ruhigstellung bei Hand-, Arm- und Schulterbrüchen sind zwei Dreiecktücher (aus dem Kfz-Verbandkasten) erforderlich.

So machen Sie's richtig

- Zunächst gilt: **Offene Brüche** sollten mit **Wundauflagen** bedeckt werden, **geschlossene Brüche werden gekühlt**.
- Legen Sie ein Dreiecktuch vorsichtig so unter den verletzten Arm bzw. die verletzte Hand, dass Sie ein Ende so weit zur Schulter ziehen können, bis die Spitze am Ellbogen liegt.
- Schlagen Sie das zweite Ende des Dreiecktuchs über den Arm zur Schulter (auf die unverletzte Seite), und verknoten Sie die beiden Enden seitlich auf der Schulter. Achten Sie darauf, dass Unterarm und Hand bis zu den Fingerspitzen im Dreiecktuch liegen.
- Bei Unterarmbrüchen – Elle, Speiche und Handgelenk – können Sie dem betroffenen Kind zur zusätzlichen Stabilisierung noch eine fest zusammengefaltete Zeitung (ca. fünf Zentimeter breit) unter den Arm legen.
- Die Spitze des Dreiecktuchs drehen Sie am Ellbogen etwas ein und stecken sie dort fest.
- Legen Sie über dem Unterarm ein ca. drei bis vier Zentimeter gefaltetes Dreiecktuch (»Krawatte«) um den Brustkorb und das Armtragetuch. Der gebrochene Arm ist so fest am Körper ruhig gestellt.
- Notruf / Alarmieren Sie den Rettungsdienst. Oder bitten Sie eine zweite Person, den Rettungsdienst anzurufen.
- Bleiben Sie bei dem verletzten Kind, und betreuen Sie es, bis der Rettungsdienst eintrifft.
- Bei Schock bringen Sie es in die Schocklage (siehe Seite 91ff.).

TIPP

Verursachen Sie keine unnötigen Schmerzen! Wenn das Kind kein Armtragetuch angelegt haben will, soll es seinen Arm bis zum Eintreffen des Rettungsdienstes fest an seinen Körper halten.

RUHIGSTELLUNG VON HAND- UND ARMBRÜCHEN

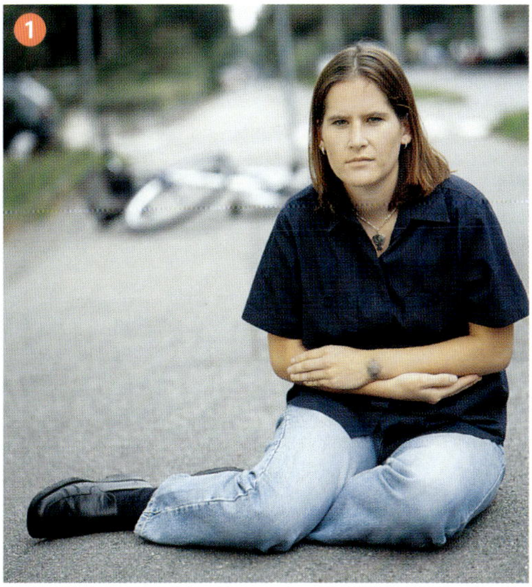

1 Bei geschlossenen Brüchen entwickeln sich durch Einblutungen ins Gewebe oft Schwellungen. Hier können Sie Kältepackungen auflegen.

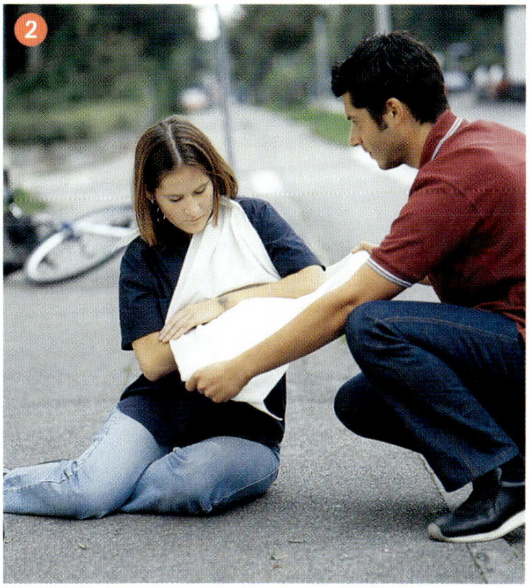

2 Legen Sie ein Dreiecktuch unter den Arm, und ziehen Sie eine Seite so zur Schulter hoch, dass die Spitze des Tuchs am Ellbogen zu liegen kommt.

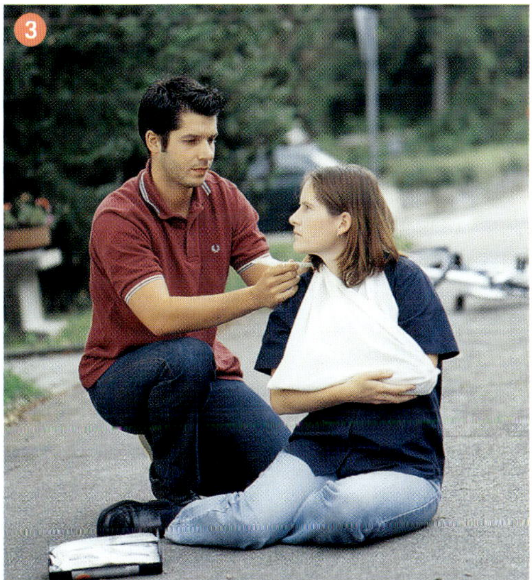

3 Verknoten Sie die Enden des Dreiecktuchs über der anderen Schulter. Die Spitze drehen Sie am Ellbogen etwas ein und stecken sie fest.

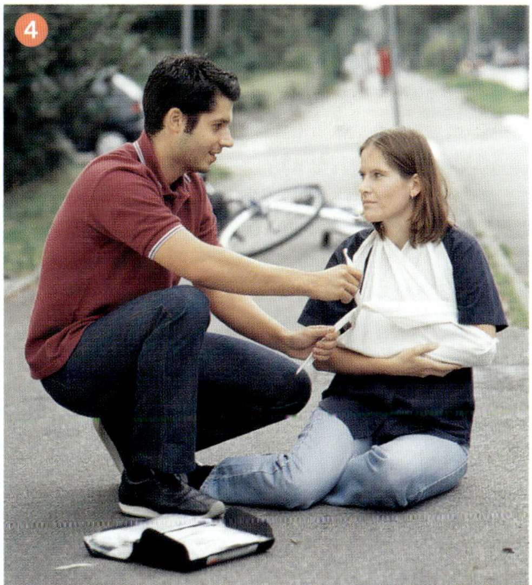

4 Mit dem zweiten Dreiecktuch (zur »Krawatte« gefaltet) umknoten Sie Brustkorb und Armtragetuch, um den Arm am Körper ruhig zu stellen.

Maßnahmen bei Rippenbruch

Ein verletztes Kind mit einem Rippenbruch wird wegen seiner starken Schmerzen flach atmen und versuchen, seinen Oberkörper aufzurichten. Eventuell wird das Kind auch Atemnot haben.

So machen Sie's richtig

- **Lagern** Sie das Kind **mit erhöhtem Oberkörper auf die verletzte Körperseite**. Dies stellt die verletzte Brustkorbseite etwas ruhig und lindert die Schmerzen.
- Notruf / Alarmieren Sie den Rettungsdienst.
- Ist auch die Lunge verletzt, besteht Lebensgefahr. Lagern Sie dann das Kind möglichst halb sitzend, so dass es sich anlehnen und mit den Armen nach hinten abstützen kann (siehe »Brustkorbverletzungen«, Seite 62f.). Dadurch wird sein Schultergürtel angehoben und die Atmung erleichtert (zur eventuell notwendigen Verlagerung des verletzten Kindes siehe ebenfalls Seite 62f.).
- Decken Sie das Kind zu, und beruhigen und betreuen Sie es, bis der Rettungsdienst eintrifft.

Maßnahmen bei Beckenbruch

Starke Schmerzen im Unterbauch und Bewegungsunfähigkeit der Beine nach einer schweren Gewalteinwirkung im Beckenbereich deuten auf einen Beckenbruch hin. Wegen der Möglichkeit starker innerer Blutungen ist mit zunehmendem Schock zu rechnen.

MERKE

Bei schwer wiegenden Brüchen sollten Sie das Kind möglichst wenig bewegen. Wichtig sind in diesen Fällen Betreuung und Beruhigung.

So machen Sie's richtig

- Bewegen Sie das Kind möglichst nicht.
- Die vom Kind oft leicht angezogenen **Beine** können Sie **mit einer Knierolle etwas abstützen** (siehe dazu auch »Bauchverletzungen«, Seite 60).
- Notruf / Alarmieren Sie schnellstens den Rettungsdienst. Oder veranlassen Sie eine zweite Person dazu.
- Decken Sie das Kind zu (am besten mit der Rettungsdecke aus dem Kfz-Verbandkasten), und betreuen und beruhigen Sie es, bis der Rettungsdienst eintrifft.

Maßnahmen bei Wirbelsäulenbruch

Stürze aus größerer Höhe, Kopfsprünge in flache Gewässer oder auch Mofa- und Motorradunfälle sind typische Unfallereignisse, die zu einem Bruch der Wirbelsäule führen können. Im Wirbelkanal der Wirbelsäule befindet sich das Rückenmark mit den wichtigen Nervenverbindungen vom Gehirn zu den verschiedenen Körperregionen und Organen. Ist durch den Bruch der Wirbelsäule auch das Rückenmark beschädigt, kann es zur gefürchteten Querschnittslähmung kommen. Dabei treten von der Bruchstelle an abwärts Lähmungserscheinungen auf. Dies ist jedoch nicht zwangsläufig der Fall, sondern nur bei etwa jeder fünften Wirbelsäulenverletzung.

Das Rote Kreuz rät

Vor Kopfsprüngen in unbekannte Gewässer ist dringend zu warnen. Dieser Badeunfall ist immer noch eine häufige Ursache für Wirbelsäulenbrüche mit Querschnittslähmung.

Typische Anzeichen eines Wirbelsäulenbruchs

- Hat ein verunglücktes Kind nach einem entsprechenden Unfall starke Rückenschmerzen und kann es seinen Körper kaum noch bewegen, dann müssen Sie an einen Wirbelsäulenbruch denken.
- Wenn das Rückenmark betroffen ist, sind meist Lähmungserscheinungen mit Gefühllosigkeit an Armen und/oder Beinen feststellbar. Manchmal haben sich die Betroffenen auch eingenässt.
- Wenn das Kind die Zehen noch bewegen kann, kann zwar ein Bruch vorliegen, aber vermutlich keine Querschnittslähmung.
- Ist das Kind bewusstlos, kann nur anhand der Unfallsituation eine Wirbelsäulenverletzung vermutet werden. Es sind dann vorrangig die lebensrettenden Sofortmaßnahmen durchzuführen.

MERKE

Lassen Sie das betroffene Kind in solchen Fällen nicht allein. Das Kind hat Angst, dass es gelähmt sein könnte. Sie müssen es beruhigen und betreuen.

So machen Sie's richtig

- Wenn keine zusätzliche Lebensgefahr besteht, **belassen Sie das Kind in der vorgefundenen Lage** und bewegen es nicht unnötig. (Der Rettungsdienst verfügt über Möglichkeiten, Wirbelsäulenverletzte optimal zu stabilisieren und gefahrlos zu transportieren.)
- Notruf / Alarmieren Sie sofort den Rettungsdienst.
- Decken Sie das Kind zu, und betreuen Sie es.
- Sind die Vitalfunktionen bedroht, müssen Sie die lebensrettenden Sofortmaßnahmen – stabile Seitenlage (siehe Seite 74ff.), Beatmung (siehe Seite 77ff.) usw. – durchführen.

3 Schwere Kopf- und Rumpfverletzungen, bedrohliche Blutungen

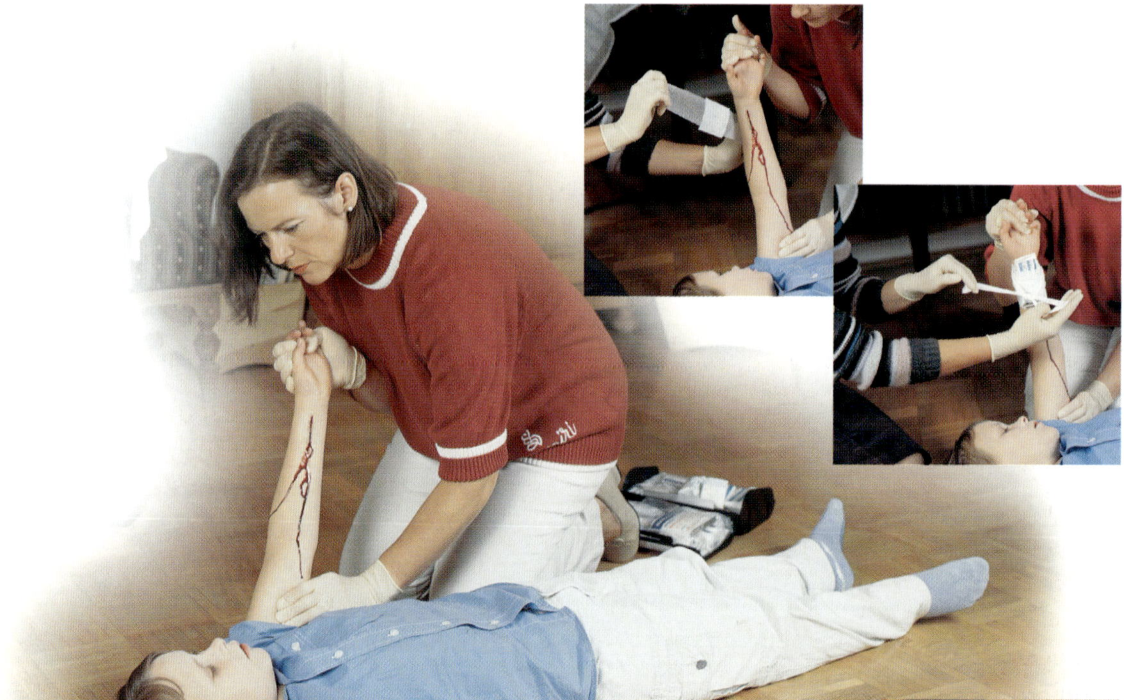

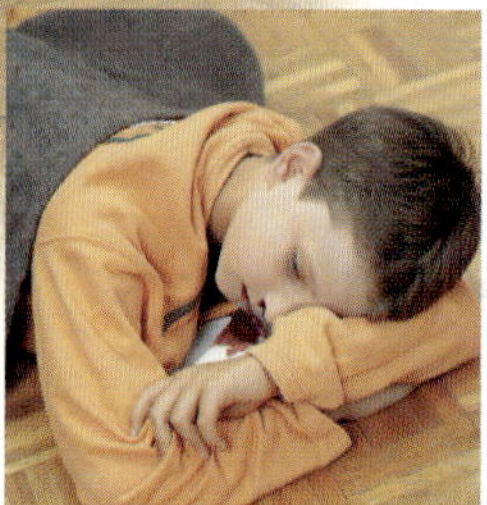

Wenn wichtige Organe verletzt sind

Gehirn, Lunge und die im Bauchraum liegenden Organe, wie etwa Leber, Magen, Milz, sind eigentlich gut geschützt. Das Gehirn liegt in einer Flüssigkeit innerhalb des Schädels, die als Puffer dient. Die Lunge ist durch die Rippen des Brustkorbs geschützt. Nicht ganz so gut geschützt sind dagegen die Organe des Bauchraums. Kommt es durch Gewalteinwirkung zu Verletzungen der genannten Organe, kann schnell eine lebensgefährliche Situation entstehen.
Dieses Kapitel macht Sie mit den Maßnahmen bei Kopf-, Bauch- und Brustkorbverletzungen vertraut. In allen Fällen muss hier der Rettungsdienst alarmiert werden, die betroffenen Kinder müssen in eine Klinik bzw. zum Arzt gebracht werden – auch wenn es sich »nur« um eine »harmlosere« Gehirnerschütterung handelt.

Vorsicht bei Kleinkindern und Babys!

- Beobachten Sie Kinder eine ganze Zeit lang, wenn diese einen entsprechenden Unfall (Sturz, bei dem der Kopf mit einbezogen war) hatten. Erbrechen (ein Zeichen für Gehirnerschütterung) kann erst nach einiger Zeit auftreten, manchmal erst am nächsten Tag.
- Säuglinge können manchmal bei geringen äußeren Kopfverletzungen Schäden unter der Schädeldecke haben. Lassen Sie das Baby nach einem Sturz auf jeden Fall vom Arzt untersuchen.
- Beugen Sie vor: Lassen Sie Babys auf der Wickelkommode nie aus den Augen. Oder lassen Sie ein Kleinkind nie unbeaufsichtigt auf einen Stuhl steigen.

Das Wichtigste in Kapitel 3

Kopfverletzungen

Gehirnerschütterung

Das Gehirn ist innerhalb des Schädelknochens von einer Flüssigkeit umgeben. Diese Flüssigkeit wirkt bei Stößen auf den Kopf als Puffer. Bei Gewalteinwirkungen auf den Kopf, beispielsweise nach Stürzen und hartem Aufschlag des Kopfs, schlägt das Gehirn an der Schädelwand an. Je nach Intensität der Gewalteinwirkung kann das Gehirn dabei mehr oder weniger schwer geschädigt werden, und es können sogar der Schädelknochen und die Schädelbasis brechen.

Das menschliche Gehirn

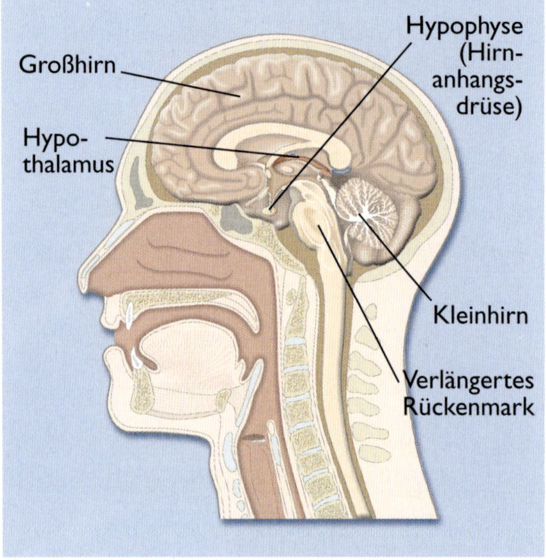

Die Gehirnerschütterung ist die »leichteste« und häufigste Art der Kopfverletzung. Das betroffene Kind ist meist nur Sekunden bis wenige Minuten lang bewusstlos. Dies wird oft vom Helfenden gar nicht bemerkt. Das Kind hat danach die charakteristischen Anzeichen einer Gehirnerschütterung:

- Schwindel
- Kopfschmerzen
- Erinnerungslücken bezogen auf das Unfallereignis
- Übelkeit und Erbrechen

Maßnahmen bei Gehirnerschütterung

So machen Sie's richtig

WICHTIG

Bei einer Gehirnerschütterung kann das Erbrechen auch mit zeitlicher Verzögerung auftreten. Kinder müssen nach entsprechenden Unfällen beobachtet werden.

- Da bei Kopfverletzungen die Situation im Inneren des Schädels außerhalb einer Klinik nicht beurteilt werden kann – es können durch die Gewalteinwirkung z. B. Blutungen im Schädel entstanden sein, welche mit zeitlicher Verzögerung erneut zur Bewusstlosigkeit führen –, müssen Sie das **Kind ruhig hinlegen**.
- Lagern Sie den **Kopf** des Kindes **erhöht**, beobachten Sie es ständig.
- Lassen Sie das Kind möglichst nicht allein.
- Notruf/Alarmieren Sie den Rettungsdienst. Das Kind muss in eine Klinik gebracht werden.

Anhaltende tiefe Bewusstlosigkeit (Koma)

Ist ein verletztes Kind nach einer Gewalteinwirkung auf den Kopf bewusstlos und wacht nicht wieder auf oder verliert es nach einer Kopfverletzung mit zeitlicher Verzögerung das Bewusstsein, dann besteht Lebensgefahr. Durch die Gewalteinwirkung auf den Kopf kann das Gehirn anschwellen, oder die schon beschriebene Blutung im Inneren des Schädels kann entstehen. Beides verursacht Hirndruck. Hierdurch entsteht die Bewusstlosigkeit.

MERKE

Wegen der Komplikationen, die bei Kopfverletzungen auftreten können, müssen Sie immer den Rettungsdienst alarmieren.

Bewusstlosigkeit, Ohnmacht, Koma

Den Unterschied zwischen Ohnmacht, Bewusstlosigkeit und Koma machen die Zeitdauer und die Tiefe der Bewusstseinsstörung aus. Die Ohnmacht ist eine leichte Bewusstseinsstörung, die nur kurz andauert. Hervorgerufen wird sie meist durch einen vorübergehenden Blutdruckabfall. Ist der Betroffene nicht mehr ansprechbar und reagiert er nicht mehr, muss von einer Bewusstlosigkeit ausgegangen werden. Das Koma ist die tiefste Form der Bewusstlosigkeit, die durch äußere Reize nicht mehr durchbrochen werden kann. Tiefe und Dauer des Komas sind unbestimmt.

Maßnahmen bei tiefer Bewusstlosigkeit (Verdacht auf Schädelbruch oder Schädelbasisbruch)

So machen Sie's richtig

- Führen Sie bei einem kopfverletzten, bewusstlosen Kind die Maßnahmen wie bei Bewusstlosigkeit – Atemkontrolle, stabile Seitenlage (siehe dazu Seite 73ff.) – durch.

ACHTUNG

Bei schweren Kopfverletzungen müssen Sie immer mit Atem- und Herz-Kreislauf-Störungen rechnen.

- Achtung: Bei Verdacht auf einen Schädelbasisbruch sollten Sie das verletzte Kind möglichst **so lagern, dass das Blut** aus Nase, Mund oder Ohr **nach außen abfließen kann**.
- Notruf/Alarmieren Sie sofort den Rettungsdienst.
- Versorgen Sie äußere Verletzungen am Kopf des Kindes mit einem keimfreien Verband, aber achten Sie darauf, dass dabei immer die Atemwege frei bleiben.
- Decken Sie das Kind warm zu (am besten mit einer Rettungsdecke), und beobachten Sie es.

INFO

Schädelbruch und Schädelbasisbruch führen nicht zwangsläufig zur Bewusstlosigkeit.

Blutungen im Gesicht sowie in Mund und Rachen

Bei schweren Blutungen im Gesicht, aus dem Mund oder der Nase, aber auch bei Unterkieferbrüchen mit und ohne Blutung ist die Bauchlage oft lebensrettend. Würde das Blut in Mund- und Rachenraum fließen und gerinnen, könnte das Kind daran ersticken.

MERKE

Bei allen Blutungen im Gesichtsbereich droht immer die Gefahr, dass Flüssigkeit in den Rachenraum kommt. Deshalb müssen Sie darauf achten, dass die Atemwege frei sind und frei bleiben.

Maßnahmen bei Blutungen

So machen Sie's richtig

- Legen Sie das verletzte Kind **auf den Bauch**. Der **Kopf** liegt mit der Stirn **auf den verschränkten Armen**, so dass das Blut abfließen kann.
- Decken Sie das Kind zu, und betreuen Sie es.
- Achten Sie darauf, dass die Atemwege frei bleiben.
- Notruf / Alarmieren Sie den Rettungsdienst.

LAGERUNG BEI GESICHTS- UND BAUCHVERLETZUNGEN

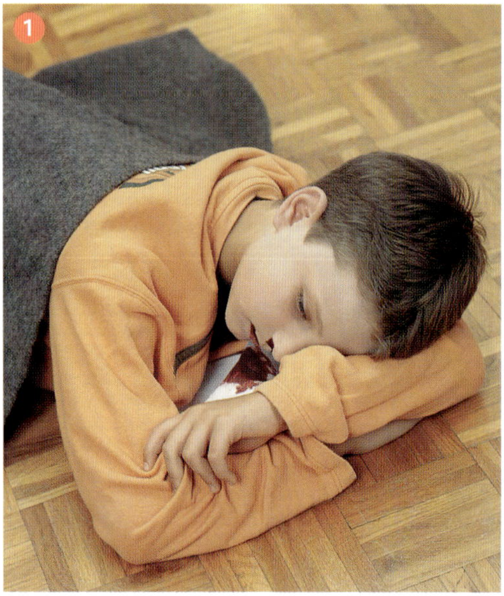

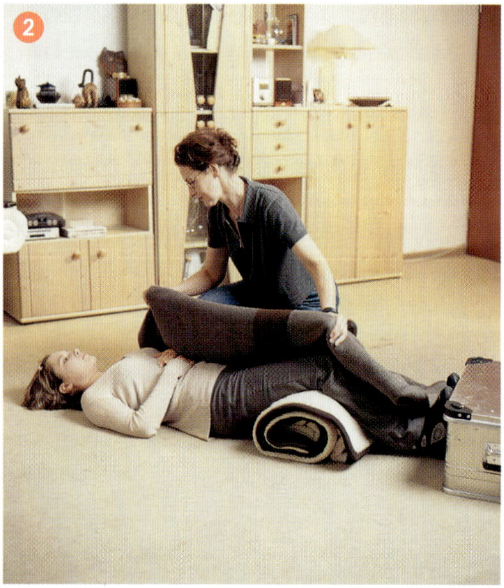

1 *Bei starken Blutungen im Gesicht sowie aus Mund und Rachen müssen Kinder auf dem Bauch gelagert werden. Gleiches gilt für starkes Nasenbluten.*

2 *Bei Bauchverletzungen können Sie das betroffene Kind auf den Rücken legen – aber nur, wenn es das will. Unterpolstern Sie dann die Knie.*

Bauchverletzungen

Bauchverletzungen und Blutungen in die Bauchhöhle treten meist nach Unfällen mit Gewalteinwirkung auf den Bauch oder Rücken auf. Bei Kindern sind dies z. B. schwere Stürze mit dem Fahrrad oder Unfälle im Straßenverkehr. Dabei können Organe, wie z. B. Leber, Milz, Magen, Darm, Blase usw., aber auch große Blutgefäße verletzt werden und in die Bauchhöhle bluten. Solche Blutungen sind besonders bedrohlich, da sie nicht gleich erkennbar sind und die Blutung nicht gestillt werden kann. Manchmal ergibt sich aus der Unfallsituation ein Anhaltspunkt für eine Bauchverletzung.

- Äußere Anzeichen wie Prellungen an Bauch oder Rücken, verbunden mit einem sich ständig verschlechternden Allgemeinzustand, lassen eine Bauchverletzung vermuten.
- Es entwickelt sich ein Schock.
- Das Kind hat Bauchschmerzen und oft eine schmerzhaft gespannte Bauchdecke. Es winkelt die Beine meist auf der Seite liegend an.
- Es besteht Lebensgefahr. Das Kind kann verbluten bzw. an den Folgen des Schocks sterben.

MERKE
Lassen Sie das Kind bei einer Bauchverletzung möglichst in der Lage, die es von selbst eingenommen hat. Versuchen Sie nicht, es in die Rückenlage zu bringen, wenn ihm das unangenehm ist.

Maßnahmen bei Bauchverletzungen

So machen Sie's richtig

▶ Notruf / Alarmieren Sie sofort den Rettungsdienst. Das betroffene Kind muss schnellstens in eine Klinik gebracht werden.

▶ Liegt eine **offene Bauchwunde** vor, müssen Sie diese zunächst **mit einem sterilen Verbandtuch bedecken**.

▶ Oft nehmen die Kinder von sich aus eine **zusammengekrümmte seitliche Lage** ein. Belassen Sie das verletzte Kind in diesem Fall in seiner Lage.

▶ Liegt das Kind **auf dem Rücken**, sollten Sie diese Lagerung unterstützen, indem Sie seine Beine bequem anwinkeln und **die Füße abstützen** (beispielsweise mit einer Tasche, einem Koffer). Unterpolstern Sie die Knie mit einer Knierolle (aus Decken oder Kleidungsstücken). Die Bauchdecke wird dadurch entspannt, und die Schmerzen werden gelindert.

▶ Decken Sie das Kind zu, und betreuen Sie es liebevoll, bis der Rettungsdienst kommt. Mehr kann im Moment nicht getan werden.

Brustkorbverletzungen

Gewalteinwirkungen wie Messerstiche oder ein harter Aufprall des Brustkorbs auf einen festen Gegenstand (z. B. bei einem Verkehrsunfall oder bei einem Sturz) können zu Brustkorbverletzungen führen. Nicht selten werden dabei auch Rippen gebrochen.
Wird durch den Unfall auch die Lunge verletzt, besteht Lebensgefahr. Ist die Brustwand durch eine Wunde eröffnet oder die Lunge beschädigt, dringen Luft und Blut in den Brustraum ein. Hierdurch wird die Lunge eingeengt, und die Atmung wird stark behindert.

- Neben Prellungen oder gar einer offenen Wunde im oder am Brustkorb ist die zunehmende Atemnot des Kindes nicht zu übersehen.
- Das Kind wird bläulich blass und versucht sich aufzurichten, um besser atmen zu können. Es hat Todesangst.
- Wenn die Lunge verletzt ist, kann unter Umständen schaumiges Blut ausgehustet werden. Es besteht dann Lebensgefahr.

WICHTIG

Bei allen akut lebensbedrohlichen Zuständen im Brust- und Bauchraum besteht striktes Verbot von Essen, Trinken und Rauchen. Verschlechtert sich der Zustand des betroffenen Kindes während der Hilfeleistung, sind weiter gehende Maßnahmen wie die stabile Seitenlage (siehe Seite 74ff.) oder eine Beatmung bei Atemstillstand (siehe Seite 77ff.) durchzuführen.

Maßnahmen bei Brustkorbverletzungen

So machen Sie's richtig

- Notruf / Alarmieren Sie sofort den Rettungsdienst.
- Lagern Sie das Kind **halb sitzend**, so dass es sich anlehnen und mit den Armen nach hinten abstützen kann. Dadurch wird sein Schultergürtel angehoben und die Atmung erleichtert.
- Eine Brustkorbwunde versorgen Sie, indem Sie einige **sterile Wundauflagen** oder auch ein sauberes Tuch mit der Hand **auf die Wunde aufbringen und** bis zum Eintreffen des Rettungsdienstes **festhalten**.
- **Fremdkörper** (z. B. auch ein Messer) sollten Sie auf jeden Fall **in der Wunde belassen**!
- Decken Sie das Kind zu, und beruhigen und betreuen Sie es, bis der Rettungsdienst eintrifft.
- Wenn Sie ein verletztes oder krankes Kind mit Atemnot verlagern müssen, um es z. B. irgendwo bequem an eine Wand zu lehnen, darf dabei der Brustkorb nicht umfasst werden. Vielmehr muss das verletzte Kind unter den Achselhöhlen angehoben und vorsichtig weggezogen oder weggetragen werden.

LAGERUNG BEI BRUSTKORBVERLETZUNGEN

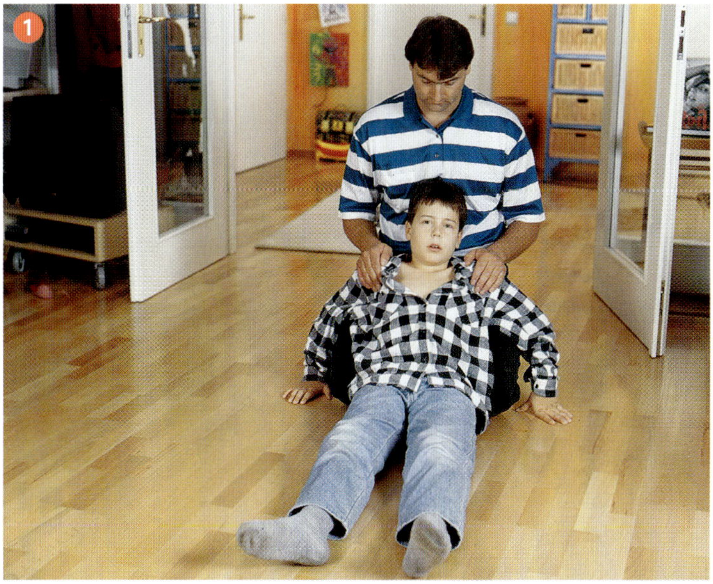

1 Lagern Sie ein am Brustkorb verletztes Kind halb sitzend, so dass es sich anlehnen und mit den Armen nach hinten abstützen kann. Dadurch wird die Atemnot gelindert. Falls es friert, wickeln Sie es in eine Decke ein.

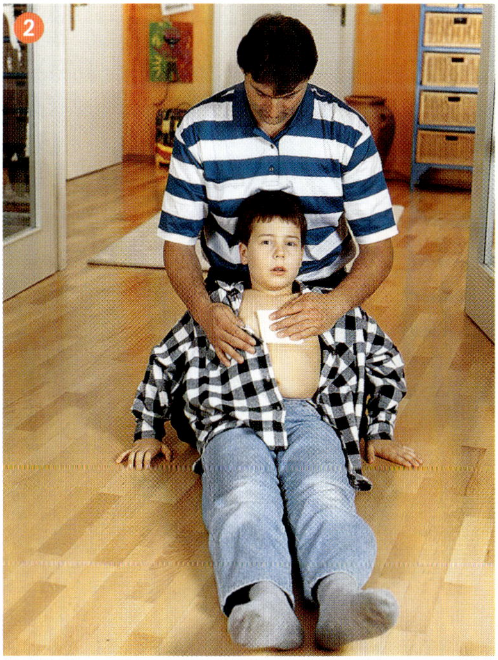

2 Falls der Brustkorb eine Wunde aufweist, pressen Sie eine sterile Wundauflage oder ein sauberes Tuch auf die Wunde.

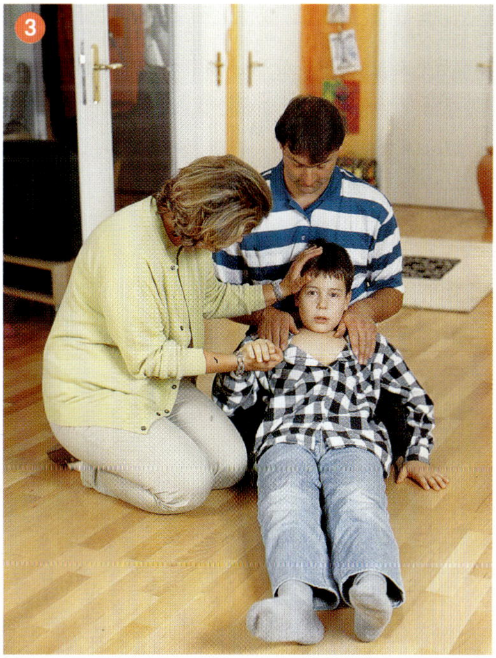

3 Wenn Sie ein Kind verlagern müssen, sollten es zwei Helfer unter den Achseln fassen und wegziehen. Auf jeden Fall: Betreuen Sie das Kind.

Bedrohliche Blutungen

Blutungen werden oft überschätzt. Wegen der intensiven Färbung des Bluts wirken Blutungen meist sehr dramatisch, auch wenn sie nicht lebensbedrohlich sind.

Ursachen und Gefahren

Bedrohliche Blutungen entstehen durch Gewalteinwirkungen auf den Körper. Hierdurch werden Gefäße verletzt. Es blutet aus einer sichtbaren Wunde. Allerdings kann eine Blutung auch unsichtbar in die Muskulatur oder den Bauch- oder Brustraum erfolgen. Die Gefahr besteht darin, dass ab einem durchschnittlichen Blutverlust von ca. 15 bis 20 Prozent (bei einem Kind ist dies weniger als ein halber Liter Blut) ein Schock (siehe Seite 91ff.) eintritt. Das betroffene Kind kann verbluten.

- Eine bedrohliche äußere Blutung ist recht leicht zu erkennen. Sie sehen, dass Blut aus einer offenen Wunde strömt. Je nach Größe und Art des verletzten Blutgefäßes tritt das Blut unter Umständen pulsierend oder gelegentlich spritzend aus der Wunde aus.
- Oft hat sich eine Blutlache gebildet, und/ oder die Kleidung des Kindes weist große Blutflecke auf.

WICHTIG

Bei Kindern und vor allem bei Kleinkindern besteht die Gefahr eines Schocks bzw. die Gefahr zu verbluten schon beim Verlust erheblich geringerer Blutmengen im Vergleich zu Erwachsenen. Ein Kind mit nur 20 Kilogramm Gewicht hat nicht einmal zwei Liter Blut und würde bereits bei einem Blutverlust von nur 300 Millilitern in Lebensgefahr geraten.

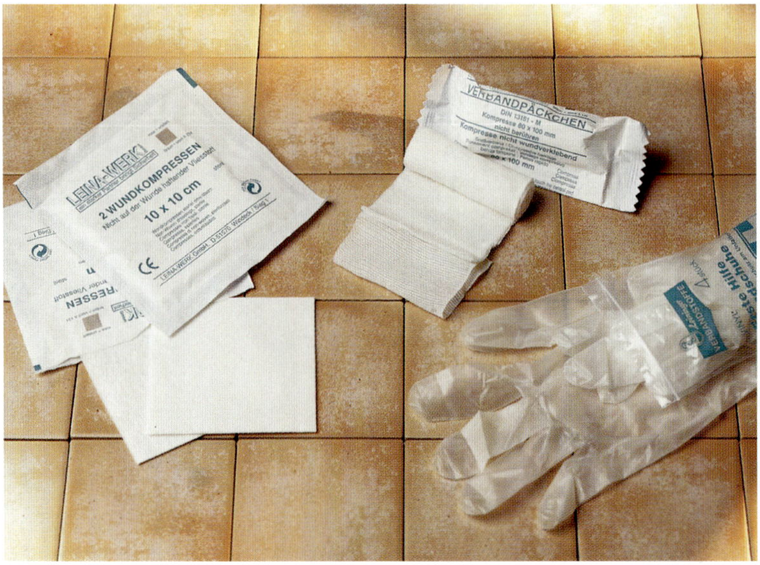

Bei allen Blutungen sehr nützlich: Wundauflagen, Verbandpäckchen und Einmalhandschuhe.

Blutstillung am Arm

Haben Sie keine Angst vor Blutungen. Bedenken Sie, dass es oft schlimmer aussieht, als es ist. Bleiben Sie ruhig, und stoppen Sie die Blutung.

So machen Sie's richtig

1. Arterie abdrücken

- Ziehen Sie sich möglichst Einmalhandschuhe an. (Sie sollten in jedem Verbandkasten griffbereit sein.)
- Legen Sie das verletzte Kind möglichst hin, und beruhigen Sie es. Bei Blutungen am Arm halten Sie den **Arm sofort hoch**, die Blutung wird dann schon geringer.
- Mit **zwei bis drei Fingern einer Hand** drücken Sie in der Muskellücke an der Innenseite des Oberarms die dort verlaufende Arterie gegen den Oberarmknochen **(abdrücken)**. Den Erfolg können Sie sofort erkennen: Es blutet nicht mehr.
- Nun hat ein zweiter Helfer genügend Zeit, einen Verbandkasten (z. B. Kfz-Verbandkasten) zu besorgen oder sich die nötigen Materialien aus der Hausapotheke zu holen. Mit diesen legen Sie einen Druckverband auf der Wunde an (siehe die nächsten Seiten).

WICHTIG

Bei starken Blutungen müssen Sie umgehend den Rettungsdienst alarmieren.

BLUTSTILLUNG AM ARM – I. ARTERIE ABDRÜCKEN

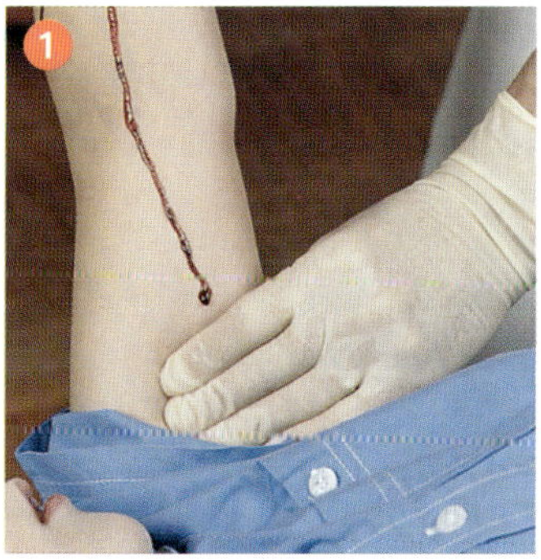

1 Halten Sie den Arm des Kindes hoch. Drücken Sie mit drei Fingern einer Hand die Arterie an der Innenseite des Oberarms ab.

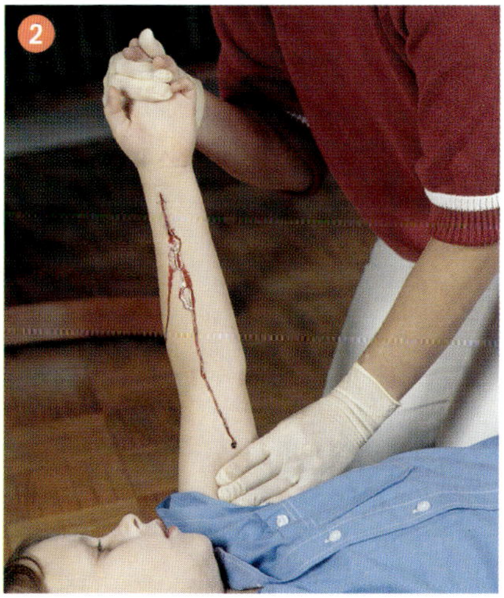

2 Wenn Sie richtig gedrückt haben, hört die Blutung auf. Anschließend können Sie einen Druckverband anlegen (siehe nächste Bildseite).

2. Druckverband

- Mit dem ersten **Verbandpäckchen** legen Sie, wie bei einem normalen Verband, die Wundauflage auf die Wunde und umwickeln diese zwei- bis dreimal.
- Danach legen Sie **eine gefaltete Wundauflage** oder ein kleines Verbandpäckchen geschlossen **als Druckpolster** direkt über dem Wundbereich auf.
- Mit den restlichen Bindengängen umwickeln Sie das Druckpolster, wobei Sie die Bindengänge deckungsgleich und nicht zu stramm wickeln. Das Abdrücken am Oberarm kann jetzt unterbleiben.
- Zum Abschluss befestigen Sie das Bindenende und lagern den **Arm** etwas **erhöht**.
- Jetzt müssen Sie das Kind noch zudecken (mit der Rettungsdecke oder mit einer Wolldecke oder Jacke), es betreuen und die Beine etwas erhöht lagern (siehe dazu die Schocklage, Seite 92f.).
- Notruf / Alarmieren Sie den Rettungsdienst.

WICHTIG

Bleiben Sie auf jeden Fall ruhig. Es sieht oft schlimmer aus, als es ist. Alle diese Blutungen lassen sich leicht mit einem Druckverband stoppen. Und Sie retten so ein Menschenleben.

Blutstillung am Bein

Bei Blutungen am Bein verfahren Sie ähnlich wie bei Blutungen am Arm; allerdings entfallen hier das Hochhalten und das Abdrücken.

So machen Sie's richtig

- Ziehen Sie sich möglichst Einmalhandschuhe an.
- Um den Blutverlust sofort zu stoppen, müssen Sie **zunächst ein Tuch** (z. B. Taschentuch o. Ä.) **auf die Wunde pressen** und es **dann** durch einen **Druckverband** ersetzen.
- Lagern Sie die **Beine etwas erhöht**, decken Sie das Kind warm zu (am besten mit der Rettungsdecke), und betreuen Sie es, bis der Rettungsdienst kommt.
- Notruf / Alarmieren Sie den Rettungsdienst.
- Sollte ein Druckverband einmal sehr stark durchbluten, wickeln Sie einfach einen zweiten Druckverband darüber und erhöhen dabei etwas den Druck. Ein nur leichtes Durchbluten (Verfärbung des Verbands) ist dagegen nicht weiter schlimm.

BLUTSTILLUNG AM ARM – 2. DRUCKVERBAND

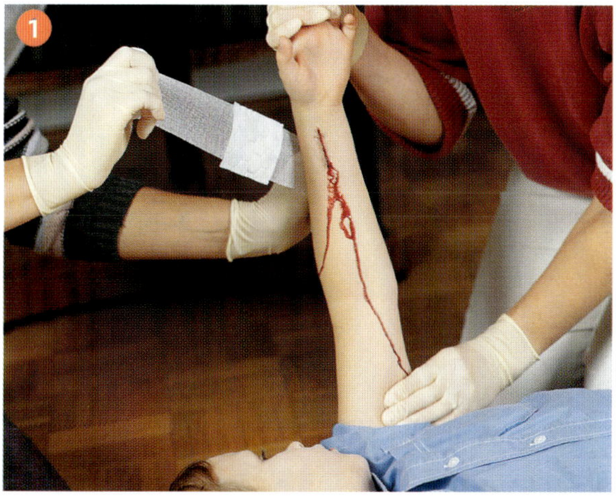

1 Einen Druckverband legt man am besten zu zweit an: Ein Helfer hält den Arm hoch (bzw. drückt noch die Arterie ab); der andere legt die Wundauflage des Verbandpäckchens auf.

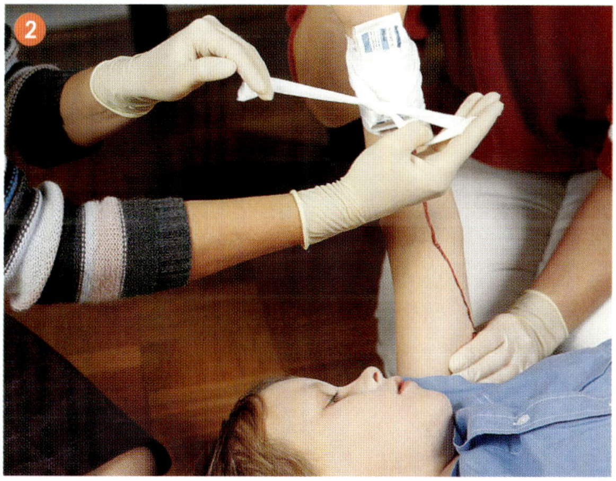

2 Umwickeln Sie die blutende Stelle zwei- bis dreimal. Dann wird eine gefaltete Wundauflage oder ein zweites (kleineres)Verbandpäckchen als Druckpolster aufgelegt. Umwickeln Sie das Druckpolster mit den restlichen Bindengängen des ersten Verbandpäckchens, und verknoten Sie es zum Schluss.

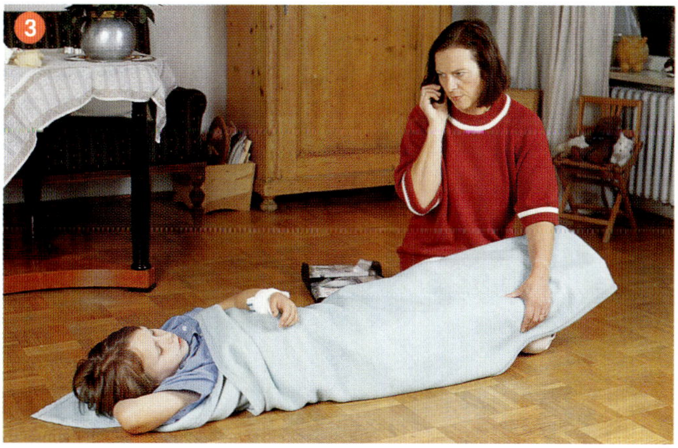

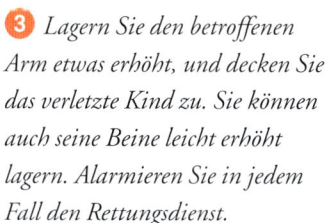

3 Lagern Sie den betroffenen Arm etwas erhöht, und decken Sie das verletzte Kind zu. Sie können auch seine Beine leicht erhöht lagern. Alarmieren Sie in jedem Fall den Rettungsdienst.

Blutstillung an Kopf und Rumpf

So machen Sie's richtig

- Ziehen Sie sich möglichst Einmalhandschuhe an.
- Bedrohliche Blutungen an Kopf und Rumpf versorgen Sie zunächst dadurch, dass Sie **Tücher direkt auf oder in die Blutungsstelle pressen**. Den Druck müssen Sie gegebenenfalls bis zum Eintreffen des Rettungsdienstes beibehalten.
- Manchmal besteht auch die Möglichkeit, einen Druckverband anzulegen.
- Notruf / Alarmieren Sie den Rettungsdienst.

WICHTIG

Bei Blutungen aus Körperhöhlen – Nase, Mund usw. – dürfen Sie keine Wundbedeckung vornehmen. Das Blut muss abfließen können, damit das betroffene Kind nicht erstickt (siehe auch »Blutungen im Gesicht sowie in Mund und Rachen«, Seite 60).

Amputationsverletzungen

Bei der Abtrennung (Amputation) von Körperteilen (z. B. einem Finger oder einer ganzen Hand) müssen Sie immer zunächst die Wunde (z. B. mit einem Druckverband) versorgen und sich wegen des Schocks um das verletzte Kind kümmern. Lassen Sie sich von dem Anblick nicht schockieren, sondern stillen Sie die Blutung.

Amputatversorgung

Da abgetrennte Körperteile (Amputate) meist wieder replantiert (angenäht) werden können, müssen Sie das Amputat in ein sauberes Tuch (z. B. Verbandtuch aus dem Kfz-Verbandkasten) wickeln und es dem Rettungsdienst mit in die Klinik geben.

Das Amputat wird in ein sauberes Tuch gewickelt. Der Rettungsdienst transportiert es gekühlt in die Klinik.

Behandlung des Amputats

Das Amputat muss nicht gesäubert werden, und es darf nicht mit Wasser in Berührung kommen.

Der Rettungsdienst wird es zusätzlich – wie in der nebenstehenden Abbildung gezeigt – kühlen und in die Klinik mitnehmen.

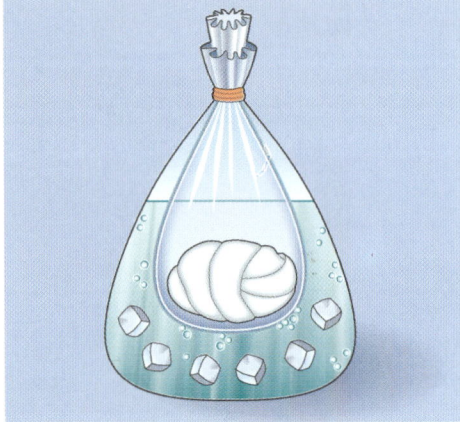

So machen Sie's richtig

- Ziehen Sie sich möglichst Einmalhandschuhe an.
- Versorgen Sie zunächst die blutende Wunde mit einem **Druckverband** (siehe Seite 65ff.), falls dies möglich ist. Wenn nicht, pressen Sie ein **Tuch auf die Blutung**.
- Versorgen Sie erst danach den abgetrennten Körperteil (Amputat). **Wickeln Sie das Amputat in ein sauberes Tuch** (am besten in ein steriles Verbandtuch aus dem Kfz-Verbandkasten).
- **Kümmern Sie sich um das verletzte Kind**. Lassen Sie es nicht allein. Prüfen Sie, ob es Schockanzeichen (schneller, schwacher Puls, Blässe, Kind friert) zeigt.
- Decken Sie das Kind warm zu, und lagern Sie es bei Schockanzeichen mit erhöhten Beinen in der Schocklage (siehe Seite 92f.).
- Notruf / Alarmieren Sie den Rettungsdienst.

Schnellübersicht der Maßnahmen bei bedrohlichen Blutungen

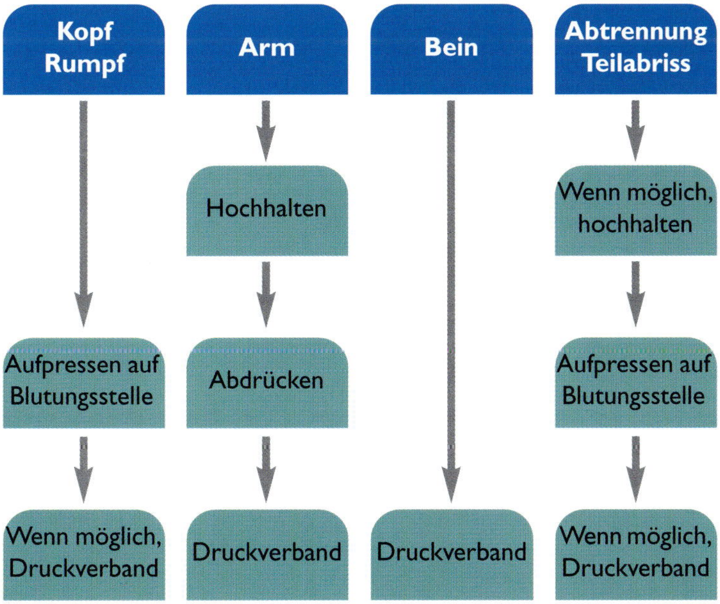

Durch einen Unfall oder eine Rauferei ausgeschlagene Zähne können gegebenenfalls wieder implantiert werden. Voraussetzung ist, dass der Zahn im Mund (sicher nur bei älteren Kindern möglich) oder in einer speziellen »Dentalbox« aufgehoben wird.

MERKE

Erst den Verletzten versorgen und dann das Amputat! Blutungen immer mit einem Verband versorgen! Abbindungen sind unbedingt zu vermeiden; sie sind überflüssig und für die spätere medizinische Versorgung von Nachteil.

4 Lebensrettende Sofortmaßnahmen

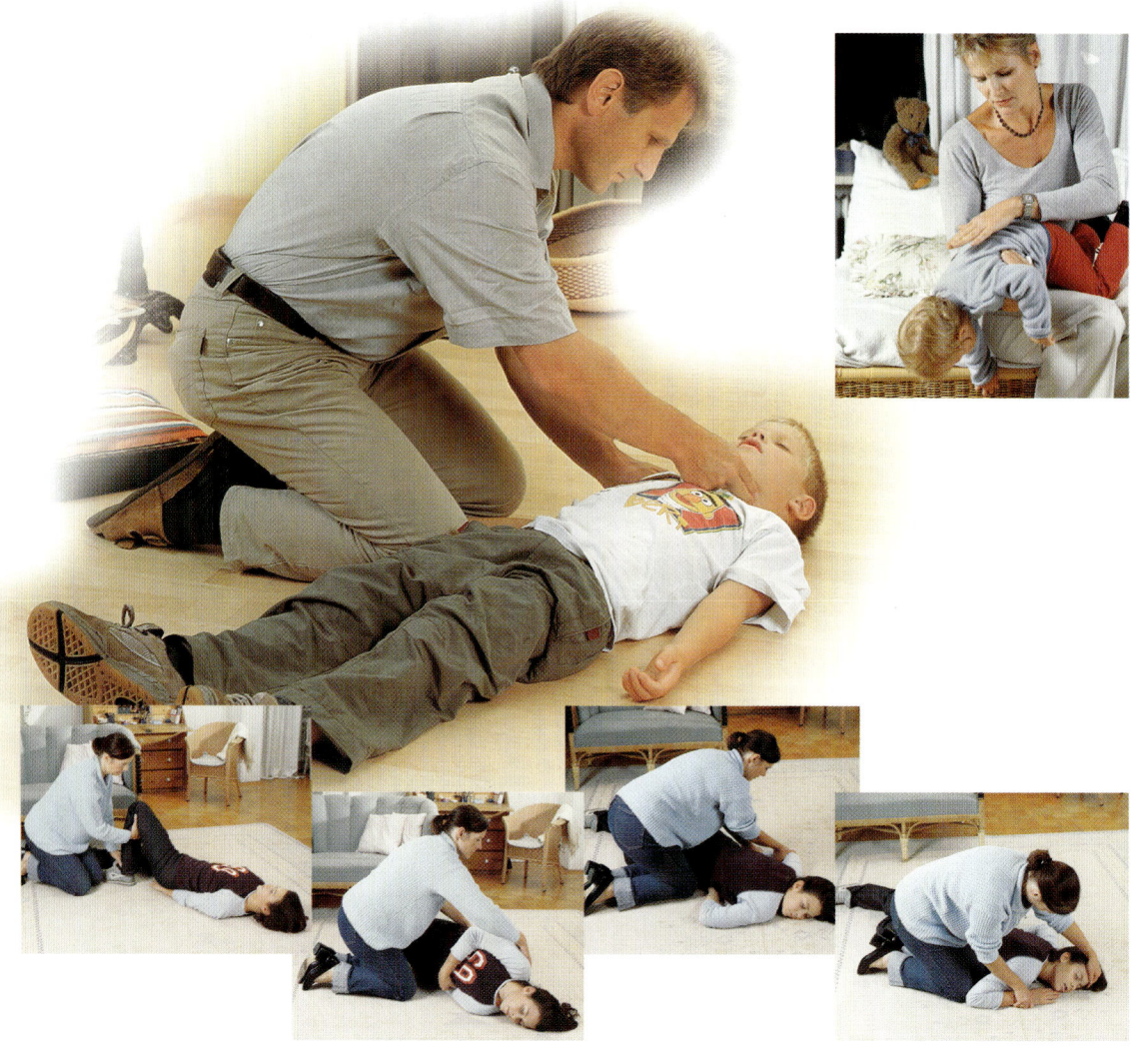

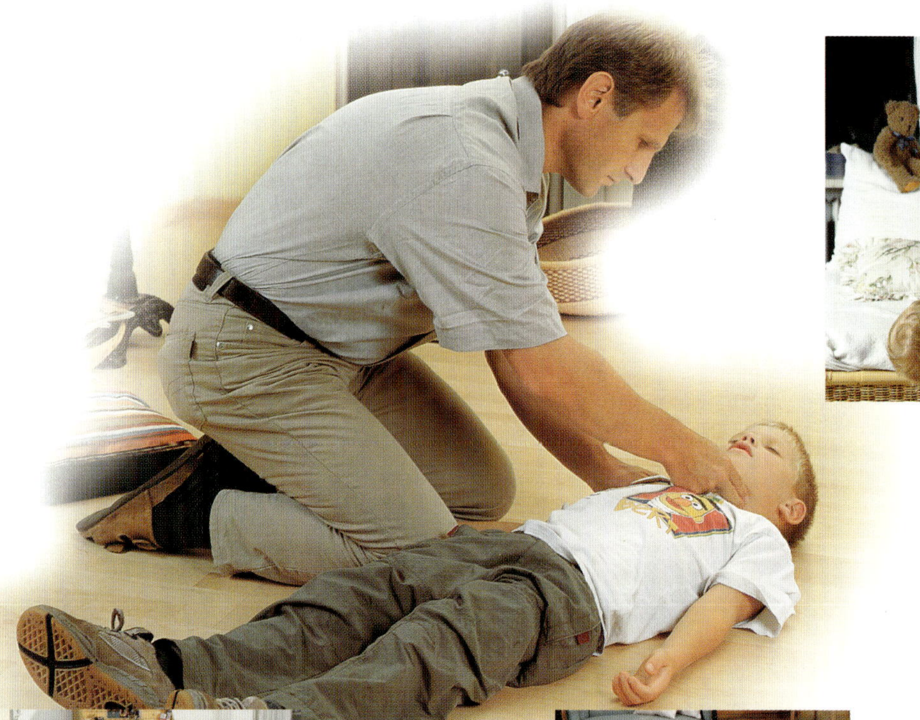

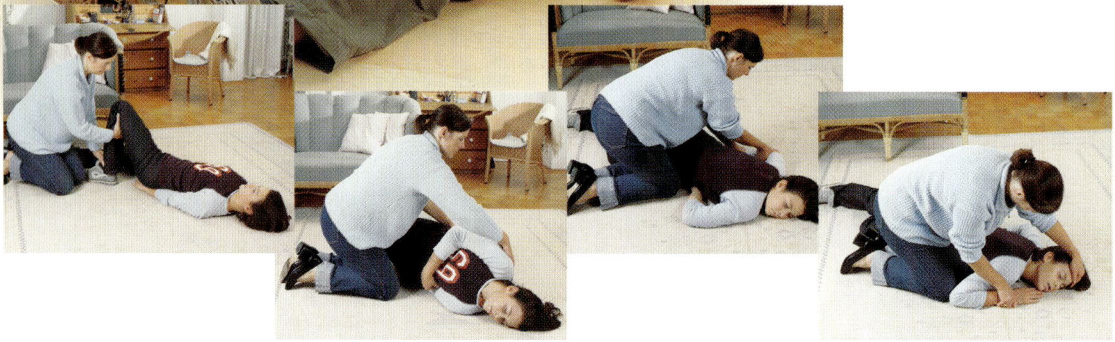

Es geht um Menschenleben

Ein Menschenleben ist nur durch wenige, allerdings einschneidende Funktionsstörungen des Organismus bedroht. Nur wer diese Funktionsstörungen schnell und richtig erkennt und unverzüglich die richtigen Maßnahmen ergreift, kann Menschenleben, das Leben von Kindern und von Erwachsenen, retten.
Lebensrettende Maßnahmen sind immer dann notwendig, wenn durch einen Unfall, eine akute Erkrankung oder eine Vergiftung die wichtigsten Lebensfunktionen – Bewusstsein, Atmung und Kreislauf – bedroht sind.
Dieses Kapitel beschreibt daher Schritt für Schritt die lebensrettenden Sofortmaßnahmen bei Kindern – dazu gehören Atemspende, Herz-Lungen-Wiederbelebung (Reanimation), stabile Seitenlage, Schocklage u. a. m. Die vielen Fotos dieses Kapitels sollen Ihnen die richtigen Anwendungen verdeutlichen.

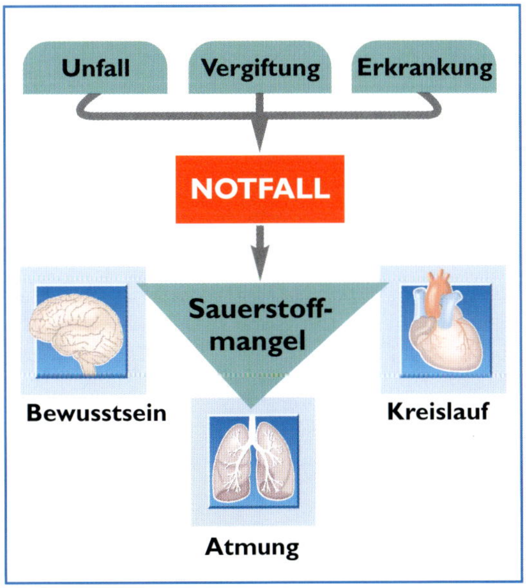

Das Wichtigste in Kapitel 4

Störungen des Bewusstseins

Arbeiten die verschiedenen Bereiche des Nervensystems ungestört zusammen, so ist der Mensch bei Bewusstsein. Er kann sehen, hören, fühlen, riechen und schmecken. Sein Denk-, Merk- und Reaktionsvermögen funktioniert ebenso wie die Fähigkeit, geordnete Bewegungsabläufe auszuführen. Er ist örtlich, zeitlich und der Situation entsprechend orientiert. Auch die wichtigen Schutzreflexe sind, obwohl sie nicht bewusst gesteuert werden, von einem ungestörten Bewusstsein abhängig.

MERKE

Bewusstlosigkeit ist ein Notfall. Bewusstlosigkeit bedeutet akute Erstickungsgefahr und damit Lebensgefahr!

Ursachen für Bewusstlosigkeit

Ursachen für Bewusstseinsstörungen sind z. B. Beeinträchtigungen der Gehirnfunktion nach schweren Kopfverletzungen, witterungsbedingte Einflüsse auf den Organismus (Hitzschlag) oder vom Gehirn ausgehende Krampfanfälle, aber auch Gefäßverletzungen mit massiven Blutungen.

Oft entsteht die Bewusstlosigkeit bei Kindern durch Situationen, bei denen das Gehirn nicht ausreichend mit Sauerstoff versorgt wird. Typische Beispiele sind Unfälle und Erkrankungen mit Atem- und in der Folge auch mit Kreislaufstörungen, wie etwa eine Verlegung der Atemwege (Beinahe-Ertrinken, Verschlucken oder Anatmen von Fremdkörpern, Beinahe-Ersticken), Erkrankungen der Atemwege wie Kehlkopfentzündungen (Epiglottitis), Krupp sowie Pseudokrupp. Häufigste Ursache – mit fast 50 Prozent – ist im Säuglingsalter immer noch der plötzliche Kindstod (SIDS, siehe Seite 162), dessen Ursache nicht restlos geklärt ist. Letztlich sind bei Kindern auch Vergiftungen mit Störung der Vitalfunktionen nicht selten.

INFO

Gefahren bei Bewusstlosen

Die größte Gefahr besteht darin, dass bei Bewusstlosen die Schutzreflexe ausgeschaltet und die Muskeln völlig erschlafft sind. Während bei ungestörtem Bewusstsein die Atemwege prinzipiell nie verlegt werden, ist dies bei Bewusstlosigkeit die eigentliche Gefahr. Die Zunge kann wegen der Muskelerschlaffung die Atemwege im Rachenraum verschließen. Erbrochenes oder Blut kann in die Atemwege eindringen und bedingt durch den jetzt fehlenden Hustenreflex zur Erstickung führen.

Erkennen der Bewusstlosigkeit

Die Bewusstlosigkeit erkennen Sie daran, dass das Kind nicht ansprechbar ist. Es reagiert bei tiefer Bewusstlosigkeit (Koma, siehe dazu auch Seite 59) nicht einmal mehr auf Schmerzreize, die Muskulatur ist erschlafft. Der Zustand ist einem Tiefschlaf vergleichbar, aus dem das Kind nicht erweckt werden kann.

Maßnahmen bei Bewusstlosigkeit

So machen Sie's richtig

▶ **Kind ansprechen / anfassen**
Zeigt ein Kind keine Lebenszeichen, fassen Sie es an den Schultern an und rütteln es leicht; sprechen Sie es dabei laut an. Achtung: Säuglinge **nicht** kräftig schütteln! Reagiert das Kind darauf und macht es z. B. die Augen auf und orientiert sich zu Ihnen, ist es bei Bewusstsein. Reagiert das Kind nicht – keine Bewegungen, die Augen sind gegebenenfalls geschlossen –, ist es bewusstlos.

▶ **Notruf / Rettungsdienst alarmieren**
Immer wenn Sie feststellen, dass ein verletztes oder krankes Kind bewusstlos ist, veranlassen Sie sofort, möglichst parallel mit dem Beginn der weiteren Maßnahmen, dass der Rettungsdienst alarmiert wird.

▶ **Atemkontrolle durchführen**
Wenn Sie feststellen, dass das Kind bewusstlos ist, müssen Sie sofort seine Atmung kontrollieren. Sehen Sie zunächst im Mund nach, ob die Atemwege frei sind. Sind die Atemwege nicht frei, müssen Sie zunächst den Kopf – oder das Kind – vorsichtig zur Seite drehen und den Mund-Rachen-Raum frei machen.

▶ Fassen Sie das bewusstlose Kind danach mit zwei bis drei Fingern am Kinn und mit der anderen Hand an der Stirn, und legen Sie so

MERKE

Sie können bei der Atemkontrolle eine Hand auf die Magengrube des Kindes legen, um die Atembewegungen besser zu erkennen. Oft kann man nicht nur den Atem fühlen, sondern auch deutlich die Atemgeräusche hören.

KONTROLLEN BEI BEWUSSTLOSEN KINDERN

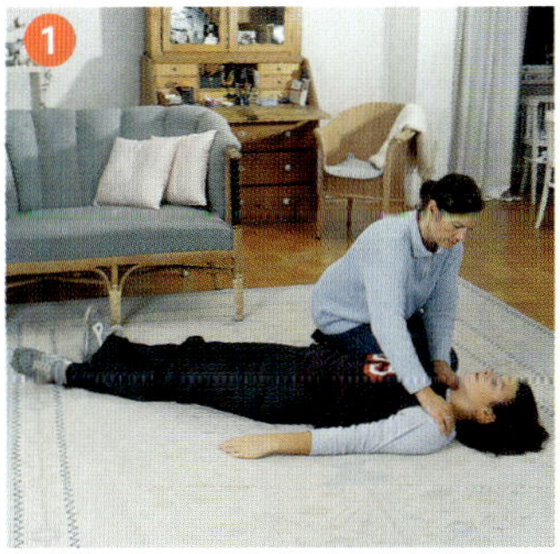

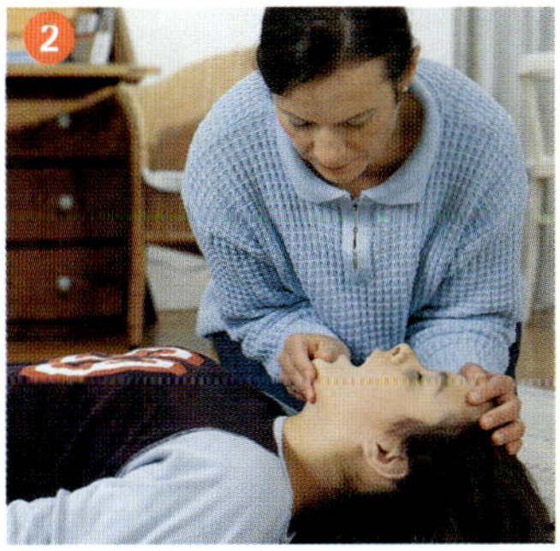

① Prüfung der Bewusstseinslage: Sprechen und fassen Sie das Kind an. Reagiert es noch?

② Entfernen Sie zunächst sichtbare Fremdkörper aus dem Mund-Rachen-Raum.

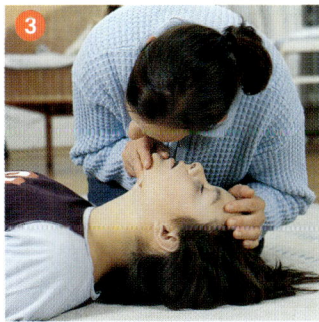

③ Mit der Wange spüren Sie den Atem. Am Brustkorb sehen Sie die Atembewegungen.

seinen Kopf behutsam nach hinten (leichtes Überstrecken des Halses). Das Kinn dabei leicht anheben. Die Finger dürfen nicht auf den Mundboden drücken, da sonst die Atemwege verlegt werden.

ACHTUNG

Bei Neugeborenen und Säuglingen den Hals nicht nach hinten überstrecken! Der Kopf wird bei ihnen in der Neutralposition, auch Schnüffelstellung genannt, gehalten.

- Sie können mit der eigenen Wange dicht über dem Mund und der Nase des Kindes seine Atmung fühlen, oft sind auch Atemgeräusche wahrnehmbar. Dabei blicken Sie zum Brustkorb und sehen, wie sich Brust und Bauch beim Atmen heben und senken. Achtung: Sind an Bauch und Brustkorb Bewegungen (Schaukelbewegungen) erkennbar, ist aber dabei kein Atemzug fühlbar, kann eine Verlegung der Atemwege vorliegen (siehe Seite 77).
- Wenn Sie erkennen, dass die Atmung noch vorhanden ist, darf das Kind im Zustand der Bewusstlosigkeit keinesfalls auf dem Rücken liegen. Es würde in dieser Lage ersticken! Vielmehr müssen Sie es behutsam, aber schnell so lagern, dass Flüssigkeiten (z. B. Speichel, Erbrochenes oder Blut) aus dem Mund abfließen können und die Zunge die Atemwege nicht verlegen kann. Dies erreichen Sie durch die stabile Seitenlage.

Stabile Seitenlage

Säuglinge halten Sie auf dem Arm, Kleinkinder lagern Sie wie abgebildet. Bei Schulkindern gehen Sie wie folgt vor.

So machen Sie's richtig

- Schieben Sie von der Seite kommend **den Ihnen nahe liegenden Arm** des bewusstlosen Kindes gestreckt so weit wie möglich **unter seinen Körper**.

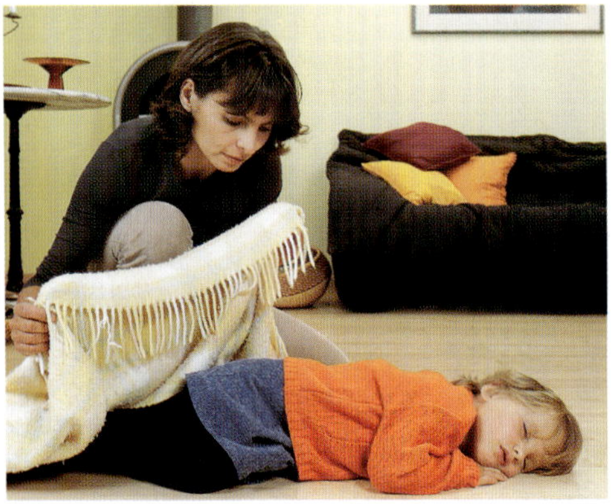

Säuglinge können im Arm gehalten werden, doch Kleinkinder sollten Sie schon in die stabile Seitenlage bringen.

- **Beugen Sie das nahe Bein** des Kindes, und stellen Sie den **Fuß an sein Gesäß**.
- **Fassen Sie die gegenüberliegende Schulter und Hüfte**, und **ziehen Sie das bewusstlose Kind** behutsam und gleichmäßig **zu sich auf die Seite**. Achten Sie darauf, dass es bei diesem Vorgang nicht in Bauchlage gerät.
- **Ziehen Sie den jetzt unter dem Körper liegenden Arm** in der Ellbeuge vorsichtig etwas **nach hinten hervor**. So bleibt die Lagerung stabil.

DIE STABILE SEITENLAGE

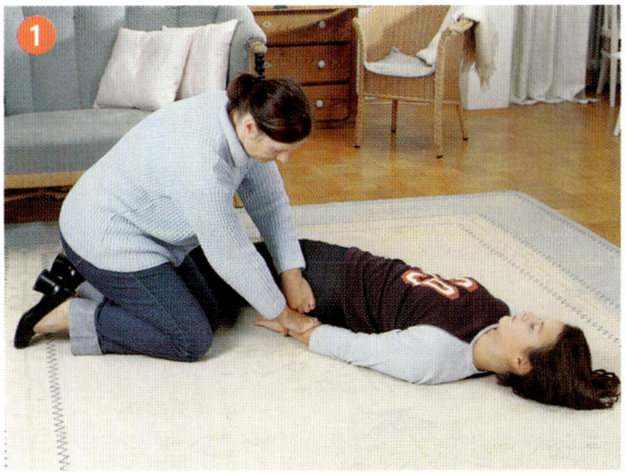

1 Schieben Sie den Ihnen nahe liegenden Arm des Kindes gestreckt unter seinen Körper.

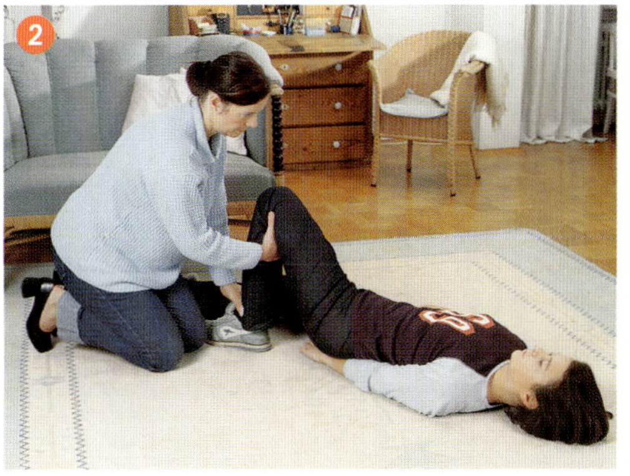

2 Beugen Sie dann das nahe Bein, und stellen Sie den Fuß an das Gesäß.

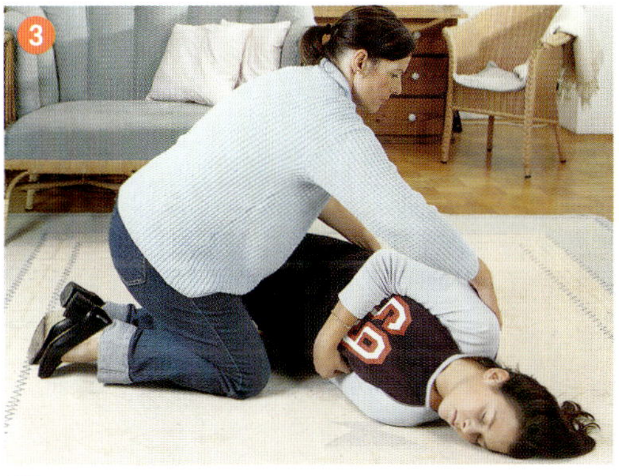

3 Fassen Sie die gegenüberliegende Schulter und Hüfte, und drehen Sie das Kind zu sich her.

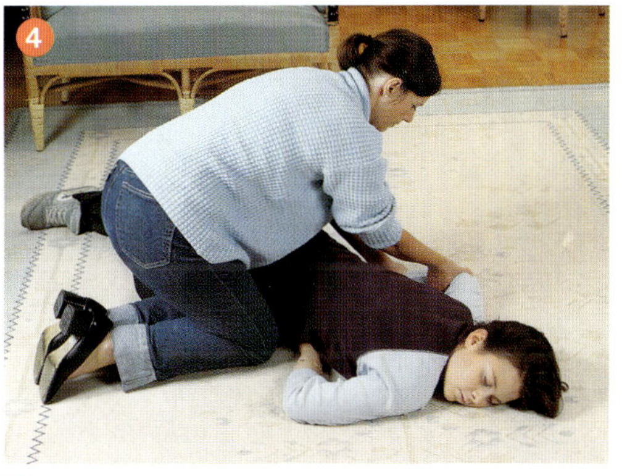

4 Der unter dem Körper liegende Arm wird vorsichtig nach hinten gezogen (zur Stabilisierung).

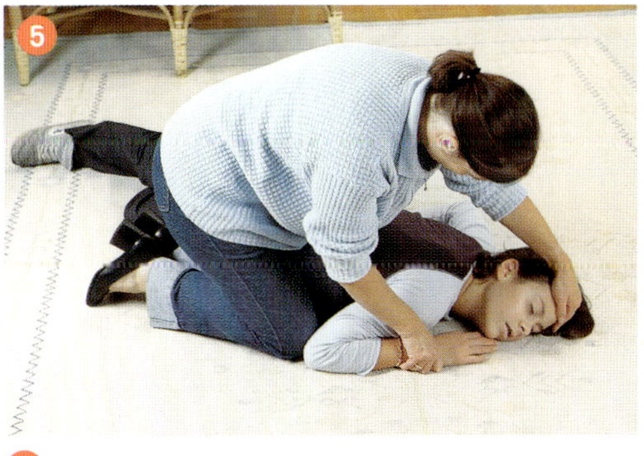

5 Beugen Sie den Kopf des bewusstlosen Kindes nackenwärts, das Gesicht drehen Sie erdwärts.

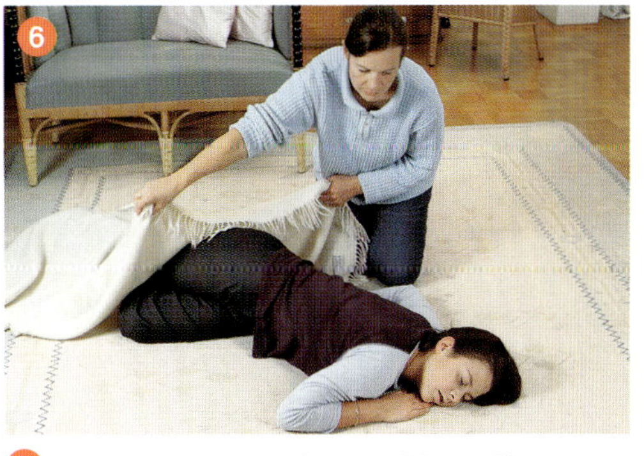

6 Decken Sie das Kind zu, und kontrollieren Sie Puls und Atmung – bis der Notarzt kommt.

WICHTIG
Solange ein bewusstloses Kind atmet, muss es in der stabilen Seitenlage liegen. Setzt die Atmung aus, muss es wieder auf den Rücken gedreht werden, um mit der Atemspende beginnen zu können.

- Damit die Atemwege wirklich frei sind, müssen Sie den **Kopf** des Kindes **nackenwärts beugen**, das **Gesicht** etwas **erdwärts drehen** und darauf achten, dass der **Mund geöffnet** ist. So kann Erbrochenes oder Blut abfließen. Legen Sie noch die Finger der nahen Hand unter die Wange, so dass der Kopf in seiner Lage stabilisiert ist.
- **Decken Sie das Kind** unbedingt mit einer Decke **zu**, und kontrollieren Sie bis zum Eintreffen des Rettungsdienstes ständig die Atmung und den Puls.
- Notruf / Alarmieren Sie den Rettungsdienst.
- Sollte das Kind aufwachen, bevor der Rettungsdienst eintrifft, so veranlassen Sie es, liegen zu bleiben. Wer bewusstlos war, gehört auf jeden Fall in ärztliche Behandlung.
- Beobachten Sie die Atmung. Bei Atemstillstand müssen Sie das bewusstlose Kind sofort beatmen (siehe unten).

Störungen der Atmung

Durch die Atmung wird der Körper mit dem lebensnotwendigen Sauerstoff versorgt. Gleichzeitig wird Kohlendioxid aus dem Körper ausgeschieden. Gesteuert wird die Atmung – angepasst an den jeweiligen Sauerstoffbedarf des Körpers – vom Atemzentrum im verlängerten Rückenmark, einem Teil des Gehirns.
Ein Atemstillstand hat vergleichbare Ursachen wie die Bewusstlosigkeit (siehe Seite 72).

Was Sie über die Atmung wissen sollten

- Ein Erwachsener atmet ca. 15-mal pro Minute. Dabei werden etwa 400 bis 600 Milliliter Luft (zehn Milliliter pro Kilogramm Körpergewicht) pro Atemzug ein- und wieder ausgeatmet.
- Ein Kind atmet ca. 20- bis 30-mal pro Minute ungefähr 100 bis 400 Milliliter Luft pro Atemzug (je nach Alter, Größe und Gewicht).
- Ein Säugling atmet ca. 40-mal pro Minute etwa 20 bis 40 Milliliter Luft pro Atemzug.

Sicherlich haben Sie sich schon einmal gefragt, warum es möglich ist, jemanden mit der eigenen »verbrauchten« Atemluft zu beatmen. Die

ACHTUNG
Sofort handeln
In kaum einer Situation ist es so wichtig wie in dieser, dass die Hilfeleistung ohne zeitliche Verzögerung erfolgt. Vielleicht bleiben nur Sekunden für erfolgreiche lebensrettende Maßnahmen!

Erklärung ist recht einfach: Unsere Atemluft besteht überwiegend aus Stickstoff (78 Prozent), Sauerstoff (21 Prozent) und einigen so genannten Edelgasen (ca. ein Prozent). Von dem durchschnittlichen Sauerstoffanteil (21 Prozent) werden bei einem Atemzug ca. vier Prozent verbraucht. Der Sauerstoffanteil der Ausatemluft beträgt somit ca. 17 Prozent. Diese Sauerstoffmenge ist zur Beatmung eines betroffenen Kindes (und auch eines Erwachsenen) mit Atemstillstand ausreichend.

MERKE

Ohne Sauerstoff keine Hirntätigkeit. Ohne Hirntätigkeit keine Atmung. Ohne Atmung kein Leben.

Lebensgefährlicher Sauerstoffmangel

Der durch den Atemstillstand eintretende Sauerstoffmangel kann sehr schnell zum Tod führen, da der Körper ja keine Sauerstoffreserven hat. Insbesondere das Gehirn reagiert auf Sauerstoffmangel sehr empfindlich. Bereits nach wenigen Minuten treten irreparable (bleibende) Schäden am Gehirn auf.

Maßnahmen bei Atemstillstand

Ein erstes Anzeichen für einen Atemstillstand bei einem bewusstlosen Kind ist das bläulich blasse Aussehen im Gesicht, vor allem an Lippen und Ohrläppchen erkennbar. Die Ursache dafür ist der Sauerstoffmangel.

So machen Sie's richtig

- Entfernen Sie zunächst sichtbare Fremdkörper aus Mund- und Rachenraum, denn manchmal sind die Atemwege durch Gegenstände oder Erbrochenes und Blut verlegt (siehe auch Seite 87f.).
- Kontrollieren Sie dann sofort die Atmung (siehe Seite 73). Sie verspüren dabei keinen Atemzug, erkennen keine Atembewegungen und vernehmen keine Atemgeräusche.

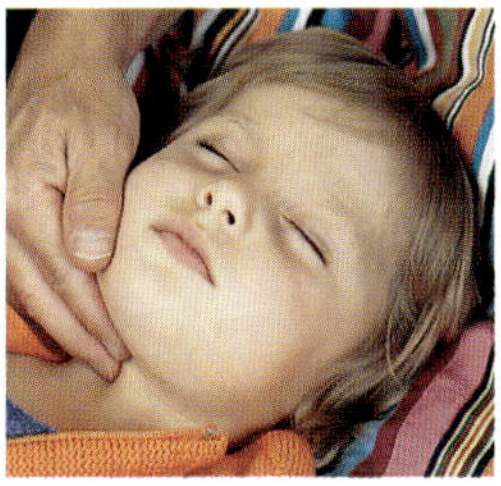

Prüfen Sie den Puls: Wenn das Kind nicht mehr atmet, aber der Puls vorhanden ist – also kein Herz-Kreislauf-Stillstand vorliegt –, müssen Sie die Mund-zu-Nase-Beatmung durchführen.

- **Notruf / Rettungsdienst alarmieren**
  Alarmieren Sie möglichst schnell den Rettungsdienst – besser noch, Sie lassen dies durch einen weiteren Helfer erledigen, denn der Beginn der Atemspende darf dadurch möglichst nicht verzögert werden.
- Führen Sie jetzt zunächst zwei bis vier Beatmungen durch.
- Sind auch dann keine Lebenszeichen, wie z. B. Atembewegungen, erkennbar und ist kein Puls an der Halsschlagader oder an der

Innenseite des Oberarms (bei Säuglingen) feststellbar, müssen Sie sofort mit der Herz-Lungen-Wiederbelebung (Seite 82ff.) beginnen.

- Bei Neugeborenen und Säuglingen muss mit der Herzdruckmassage (Seite 82ff.) auch dann begonnen werden, wenn der Puls unter 60 Schläge pro Minute gesunken ist.

Atemspende bei Kindern

Sie haben bei einem Kind einen Atemstillstand festgestellt, der Puls war aber noch deutlich tastbar.

So machen Sie's richtig

- Der Kopf/Hals des Kindes wird nur leicht nackenwärts gebeugt.
- Sie müssen jetzt den **Mund zuhalten** und behutsam **über die Nase beatmen.** Oder Sie halten mit zwei Fingern die Nase zu und beatmen behutsam über den Mund.
- Beachten Sie, dass das Lungenvolumen eines Kindes viel geringer als das eines Erwachsenen ist. Daher müssen Sie das **Beatmungsvolumen dem Lungenvolumen des Kindes anpassen**. Mit einem Ihrer Atemzüge können Sie drei- bis fünfmal eine Beatmung bei einem Kind oder einem Säugling durchführen.
- Bei fehlendem Erfolg – sind beim Beatmen keine Bewegungen des Brustkorbs erkennbar – korrigieren Sie gegebenenfalls die Kopflage, damit die **Atemwege frei** sind. Führt auch dies nicht zum Erfolg, kontrollieren Sie erneut, ob die Atemwege frei sind, da Sie mit deren Verlegung rechnen müssen.

WICHTIG

Wenn Sie ein Kind beatmen, müssen Sie zwischenzeitlich auf Lebenszeichen wie Atmung, Husten und Bewegungen achten. Prüfen Sie gegebenenfalls den Puls. Bei anhaltend fehlenden Lebenszeichen liegt ein Kreislaufstillstand vor, und Sie müssen die Herz-Lungen-Wiederbelebung durchführen (siehe Seite 82ff.).

Atemspende bei Säuglingen und Kleinkindern

Säuglinge und Kleinkinder nehmen Sie zur Beatmung auf den Arm, so dass Sie den Kopf des Kindes mit Ihrer Hand halten können. Alternativ können Kleinkinder zum Beatmen auch auf einem Tisch abgelegt werden.

So machen Sie's richtig

- Indem Sie den eigenen Mund über Mund und Nase des Kindes aufsetzen, beatmen Sie es behutsam mit ca. 30 bis 40 Beatmungen pro Minute.

ATEMSPENDE BEI KINDERN UND SÄUGLINGEN

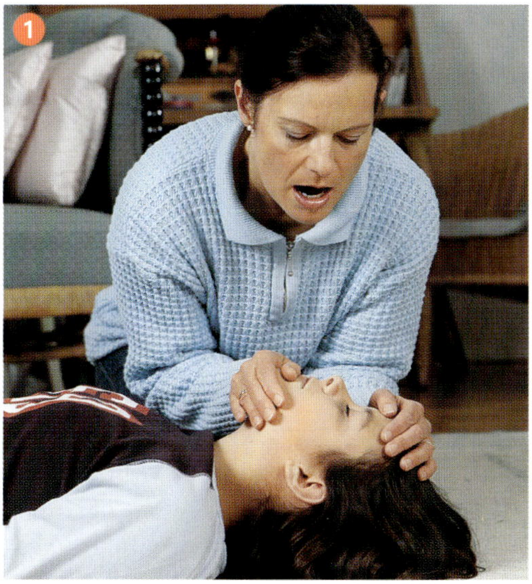

1 Beugen Sie den Kopf des Kindes nackenwärts. Mit dem Daumen einer Hand verschließen Sie den Mund; die andere stabilisiert den Kopf (Stirn).

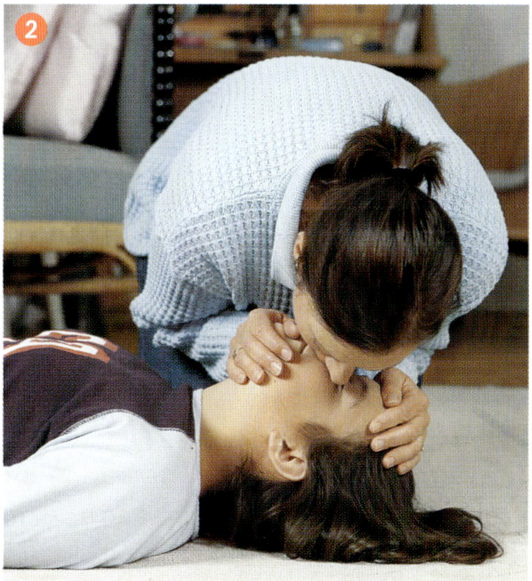

2 Dann atmen Sie ein, setzen Ihren geöffneten Mund um die Nase herum dicht auf und blasen Ihre Ausatemluft in die Nase des Kindes.

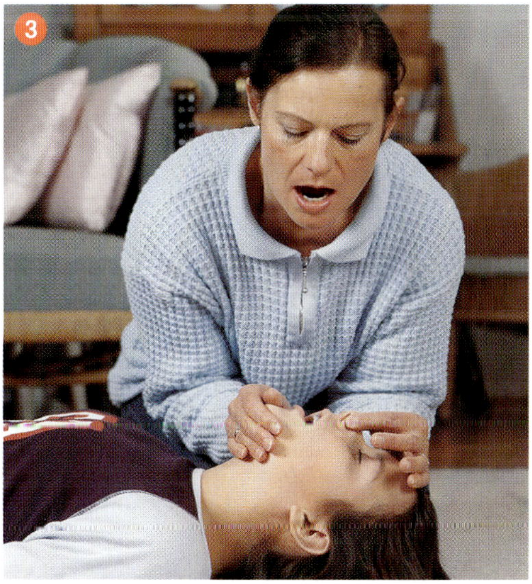

3 Bei der Mund-zu-Mund-Beatmung halten Sie die Nase des Kindes zu. Sie setzen Ihren Mund vorsichtig auf den geöffneten Mund des Kindes und blasen Ihre Ausatemluft hinein.

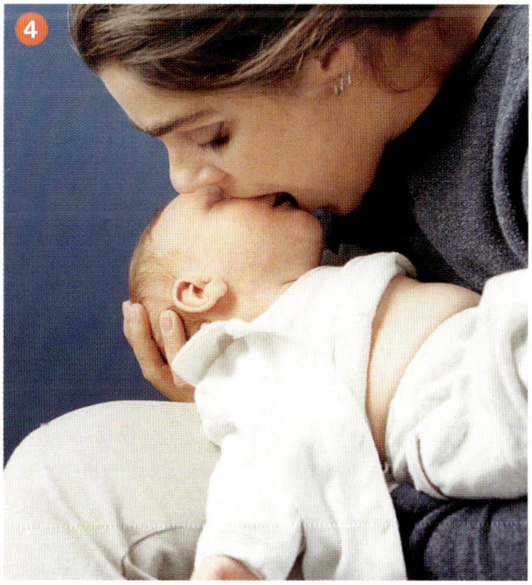

4 Setzen Sie Ihren Mund über Mund und Nase des Säuglings auf. Mit weniger Luft, dafür aber mit der doppelten Menge an Atemspenden pro Minute atmen Sie Ihre Luft in Mund und Nase des Babys.

Störungen von Herz und Kreislauf

WICHTIG

Ein Herzstillstand ist ein Notfall, bei dem besonders schnell gehandelt werden muss. Wenige Minuten sind oft entscheidend.

Das Herz-Kreislauf-System

Das Herz, die Blutgefäße und das Blut bilden das Kreislaufsystem. Ein Herz-Kreislauf-Stillstand hat bei Kindern selten kardiale (vom Herz ausgehende) Ursachen. Im Regelfall tritt das Herz-Kreislauf-Versagen als Folge einer Atemstörung ein. Daher spricht man in diesen Fällen auch vom Atem-Kreislauf-Stillstand. Das dabei vorliegende Kreislaufversagen besteht in der Regel in einer starken Verlangsamung (Bradykardie) der Herztätigkeit, in deren Folge ein Herzstillstand eintritt. Die häufigsten Ursachen – atmungsbedingt – wurden bereits im Zusammenhang mit den Atemstörungen (Seite 76f.) beschrieben.

Unterschiede zwischen Kindern und Erwachsenen

Nicht zu vernachlässigen ist die zweithäufigste Ursache für ein Herz-Kreislauf-Versagen bei Kindern. Durch den sehr viel labileren Flüssigkeitshaushalt der Kinder gegenüber Erwachsenen können Flüssigkeits- und Blutverluste oder auch schwere Infektionen bei Kindern relativ schnell zu einer Beeinträchtigung von Herz und Kreislauf führen. Problematisch dabei ist, dass die Atemstörung oft nicht rechtzeitig erkannt wird und damit viel Zeit bis zum Beginn der Wiederbelebungsmaßnahmen verstreicht. Die Folgen:

Ein länger dauernder Atemstillstand kann in diesem Fall schon zu Schäden der sauerstoffempfindlichen Gehirnzellen geführt haben, obwohl das Herz vielleicht noch schwach schlägt.

Auch sind primäre Reanimationserfolge bei Kindern leider nicht immer von Dauer – vor allem dann nicht, wenn Gehirn oder Organe bereits Schädigungen aufweisen.

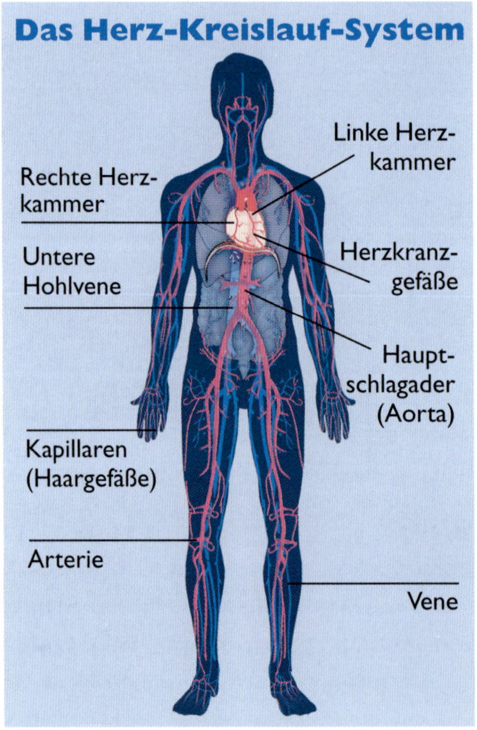

Herz-Lungen-Wiederbelebung – Voraussetzungen

Bei der äußeren Herz-Lungen-Wiederbelebung wird das Herz zwischen Brustbein und Wirbelsäule zusammengedrückt. Durch diese Kompression und die im Wechsel stattfindende Beatmung werden der Blutkreislauf und damit die Sauerstoffversorgung des Körpers, insbesondere des Gehirns, aufrechterhalten.
Der Brustkorb muss so weit frei gemacht werden, dass der Druckpunkt auf dem Brustbein sicher aufgesucht werden kann und ein Abweichen davon während der Herzmassage vermieden wird. Die Kinder müssen auf einer harten Unterlage reanimiert werden.

Notruf / Rettungsdienst alarmieren
Alarmieren Sie möglichst schnell den Rettungsdienst, besser ist es jedoch, Sie lassen dies durch einen weiteren Helfer erledigen, denn der Beginn der Wiederbelebungsmaßnahmen darf dadurch nicht verzögert werden.
Sollten Sie in einer entsprechenden Situation allein sein, versuchen Sie, schnell Hilfe herbeizurufen. Ist dies nicht möglich, rufen Sie schnell den Rettungsdienst an und beginnen dann unverzüglich mit der Herz-Lungen-Wiederbelebung.

WICHTIG
Bedingt durch die Aufregung ist es Ersthelfern nicht immer möglich, eine Pulskontrolle sicher durchzuführen. Daher ist im Zweifelsfall bei fehlenden Lebenszeichen (das sind z. B. Atmung, Bewegungen, Husten, Schlucken und Puls) mit einer Herz-Lungen-Wiederbelebung zu beginnen.

Feststellung eines Herz-Kreislauf-Stillstands

So machen Sie's richtig

- **Kind ansprechen / anfassen / rütteln**
  Ergebnis: keine Reaktion, keine Lebenszeichen
- **Notruf / sofort Rettungsdienst alarmieren**
- **Atemwege frei machen / Atemkontrolle**
  Ergebnis: keine Atmung (zur Atemkontrolle siehe Seite 73f. und 77)
- **Zwei bis vier Beatmungen**
  Ergebnis: keine Atmung (zur Atemspende siehe Seite 77ff.)
- **Kreislaufkontrolle (Lebenszeichen beachten und gegebenenfalls Pulskontrolle durchführen)**
  Ergebnis: keine Lebenszeichen bzw. kein Puls tastbar oder Pulsfrequenz bei Säuglingen unter 60 pro Minute (zur Pulskontrolle siehe Seite 77 und 16f.)
  Feststellung: Herz-Kreislauf-Stillstand

Herz-Lungen-Wiederbelebung

Bei Kleinkindern und Säuglingen ist die Herz-Lungen-Wiederbelebung dem altersbedingten Atemrhythmus, dem Atemvolumen und der entsprechenden Herzfrequenz anzupassen.
Bei Kleinkindern wird die Druckmassage nur mit zwei bis drei Fingern, bei Säuglingen mit zwei Fingern durchgeführt.

1. Reanimation bei Säuglingen und Kleinkindern

- **Feststellung Herz-Kreislauf-Stillstand (siehe Seite 81)**

- **Druckpunkt aufsuchen**
  Der Druckpunkt befindet sich bei Kleinkindern und Säuglingen **einen Finger breit unterhalb** einer gedachten **Linie von Brustwarze zu Brustwarze** (Mamillarlinie).

- **Durchführung der Herzdruckmassage**
  Säuglinge: Frequenz 120 pro Minute – Druckmassage mit zwei Fingern
  Kleinkinder: Frequenz 100 pro Minute – Druckmassage mit zwei bis drei Fingern

- Das Verhältnis von Druckmassage zu Beatmung beträgt grundsätzlich 15:2.
  Bei **Neugeborenen und Säuglingen** kann das Verhältnis von Druckmassage zu Beatmung auch 15:3 betragen.

WICHTIG

Weicht der Druckpunkt seitlich oder nach oben oder unten vom vorgegebenen, idealen Punkt ab, besteht die Gefahr von Brustbein- oder Rippenbrüchen, aber auch Schäden an Organen sind möglich!

2. Reanimation bei größeren Kindern

- **Feststellung Herz-Kreislauf-Stillstand (siehe Seite 81)**

- **Druckpunkt aufsuchen**
  Knien Sie neben dem Kind, und suchen Sie den richtigen Druckpunkt auf dem Brustbein. Dazu müssen Sie gegebenenfalls zunächst den **Brustkorb frei machen**.

- Bei Kindern fahren Sie mit dem Zeigefinger am Rippenbogen entlang und markieren das **Brustbeinende**.

- Den Handballen der anderen Hand setzen Sie **auf die untere Brustbeinhälfte auf der Mitte des Brustbeins** auf und führen **mit einem Handballen** die Druckmassage in einer Frequenz von 100 pro Minute durch.

REANIMATION BEI KINDERN

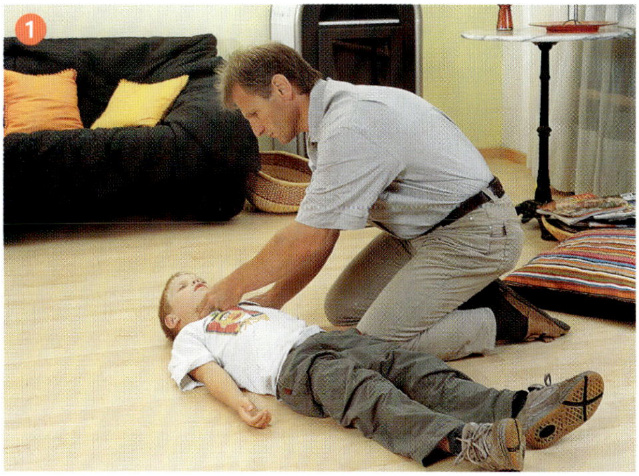

1 Sie haben bei einem Kind Bewusstlosigkeit festgestellt, der Rettungsdienst wurde schon alarmiert, und Sie haben das Kind bereits zweimal beatmet. Können Sie auch jetzt keine Lebenszeichen (z. B. Atmung, Schlucken, Bewegung oder Puls) feststellen, beginnen Sie unverzüglich mit der Herz-Lungen-Wiederbelebung.

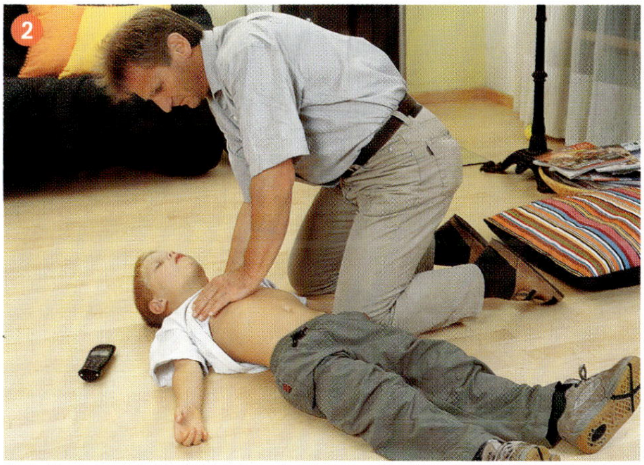

2 Machen Sie den Brustkorb frei, und suchen Sie den Druckpunkt für die Herzmassage. Dieser befindet sich bei Kindern auf der unteren Brustbeinhälfte. Setzen Sie einen Handballen auf die Mitte der unteren Brustbeinhälfte, und komprimieren (drücken) Sie den Brustkorb ca. ein Drittel tief 15-mal senkrecht in Richtung Wirbelsäule.

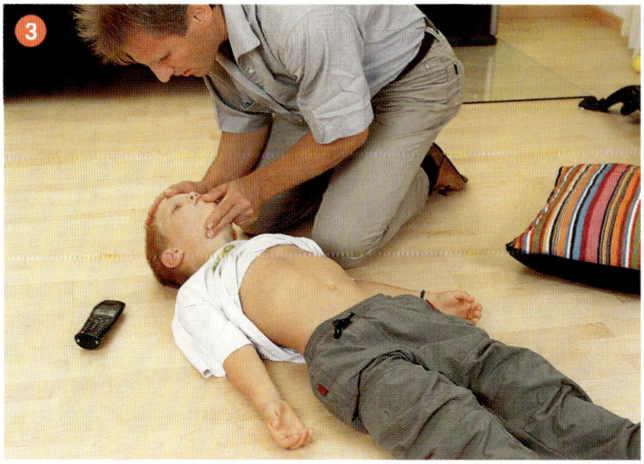

3 Nach jeweils 15 Herzdruckmassagen müssen Sie jeweils zweimal beatmen. Wechseln Sie möglichst schnell zwischen Herzdruckmassage und Beatmungen.

- Mit gestrecktem Arm drücken Sie nun das **Brustbein durch Gewichtsverlagerung des eigenen Oberkörpers nach unten**. Die Drucktiefe beträgt ein Drittel des Brustkorbdurchmessers. Druck- und Entlastungsphase sind etwa gleich lang.

WICHTIG

Rufen Sie den Rettungsdienst, bevor Sie mit der Herzmassage beginnen.

Wechsel von Herzdruckmassage und Atemspende

Die Herzdruckmassage und die Beatmung müssen im Wechsel erfolgen, und zwar:

- **15-mal Herzdruckmassage** (Frequenz 100 bis 120 pro Minute – je nach Alter des Kindes)
  im Wechsel mit
- **Zwei Atemspenden** (schnell hintereinander machen – mit schnellen Übergängen von Herzdruckmassage zur Beatmung und umgekehrt)

Durchführung durch zwei Helfer

Führen zwei Helfer die Herz-Lungen-Wiederbelebung durch, beträgt das Verhältnis von Herzdruckmassage zu Atemspende ebenfalls 15 : 2. Während ein Helfer 15 Druckmassagen in einer Frequenz von 100 pro Minute vornimmt, werden vom zweiten Helfer anschließend zwei Beatmungen durchgeführt. Die Herzdruckmassage wird zur Beatmung kurz unterbrochen.

Die Wiederbelebung ist bis zum Eintreffen des Rettungsdienstes durchzuführen.

Beenden der Herz-Lungen-Wiederbelebung

Sollten aufgrund der Reanimation wieder Lebenszeichen erkennbar sein (beispielsweise Bewegungen des Kindes) und sollte somit eine ausreichende Kreislauftätigkeit wieder eingesetzt haben, müssen Sie die Atmung prüfen (siehe Seite 73f. und 77).

Bei fehlender Atmung müssen Sie weiter beatmen. Sollten Kreislauf und Atmung wieder vorhanden sein, müssen Sie das Kind in die stabile Seitenlage bringen und es ständig beobachten (siehe Seite 74ff.).

Die Herz-Lungen-Wiederbelebung kann beendet werden, wenn der Rettungsdienst bzw. Notarzt das Kind übernimmt.

Das Rote Kreuz rät

Besuchen Sie einen Lehrgang »Erste Hilfe am Kind« beim Roten Kreuz. Lernen und üben Sie richtiges Wiederbeleben an entsprechenden Übungsmodellen. Sie können dann einem Kind, vielleicht Ihrem eigenen Kind, das Leben retten.

REANIMATION BEI KINDERN UND SÄUGLINGEN

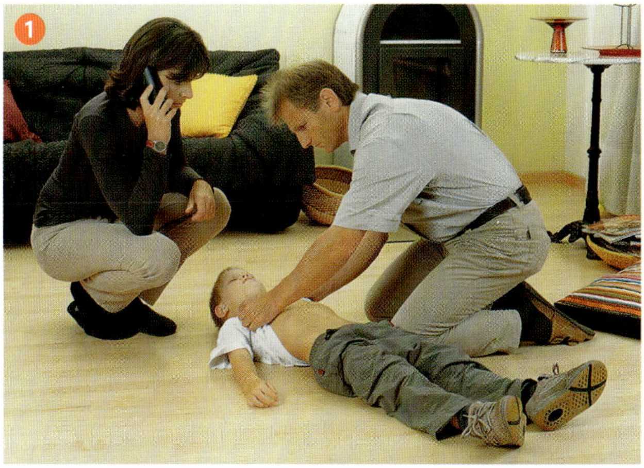

❶ Wenn Sie zu zweit sind, sollte ein Helfer sofort den Rettungsdienst alarmieren, während der zweite Helfer die Vorbereitungen für die Wiederbelebungsmaßnahmen trifft.

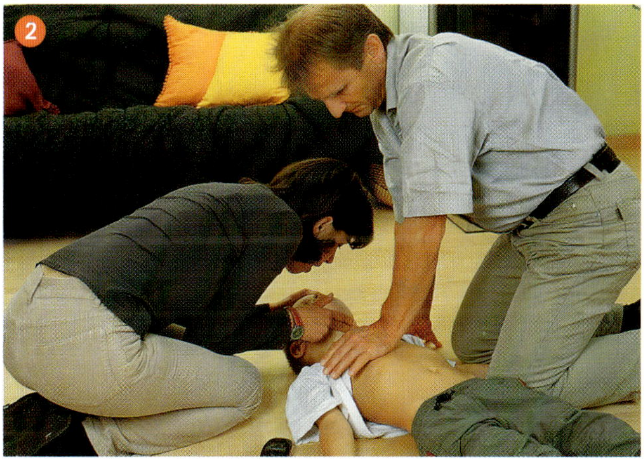

❷ Bei zwei Helfern übernimmt eine Person die Beatmung, die andere die Herzdruckmassage im Wechsel. Am besten geht es, wenn Sie sich gegenüberknien.

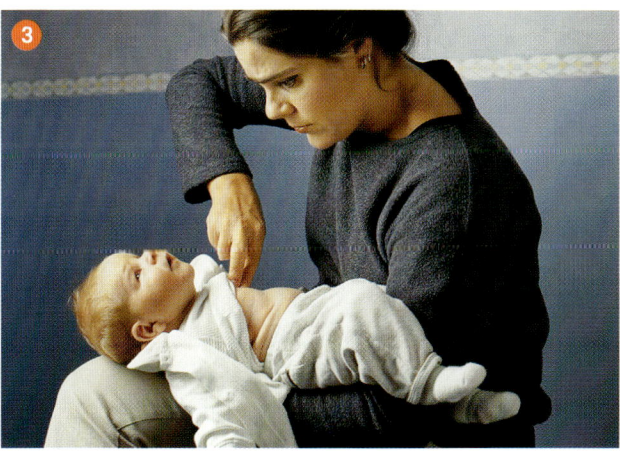

❸ Bei Säuglingen befindet sich der Druckpunkt einen Finger breit unterhalb einer gedachten Linie von Brustwarze zu Brustwarze (Mamillarlinie). Dieser Druckpunkt wird sanft mit zwei Fingern gedrückt.

TIPP

Die Maßnahmen der Wiederbelebung können hier zwar beschrieben werden, für eine sichere Durchführung ist jedoch das Üben der Maßnahmen an entsprechenden Übungsmodellen in einem Lehrgang »Erste Hilfe am Kind« anzuraten.

Reanimation im Überblick

Durch einen Helfer

1. Kind ansprechen / anfassen
2. Notruf
3. Atemwege frei machen / Atemkontrolle
4. Zwei Atemspenden (schnell hintereinander geben)
5. Lebenszeichen / Pulskontrolle

Wenn keine Lebenszeichen, dann

6. Kind auf harte Unterlage bringen
7. Oberkörper frei machen
8. Druckpunkt aufsuchen und 15-mal Herzdruckmassage in einer Frequenz von 100/120 pro Minute durchführen
9. Jeweils zwei Atemspenden im schnellen Wechsel zur Herzdruckmassage geben

Durch zwei Helfer

Helfer 1	Helfer 2
	Schritt 2 (Notruf)
Schritte 1 und 3 bis 5	
6 Kind auf harte Unterlage bringen	
7 Oberkörper frei machen	
8 Druckpunkt suchen + 15-mal Herzdruckmassage (Frequenz 100/120 pro Minute)	9 Zweimal Atemspende unmittelbar nach jeder 15. Herzdruckmassage

Gefahren durch Ersticken

Kleinkinder entdecken ihre Umwelt auch, indem sie Gegenstände – häufig Spielzeug – in den Mund stecken. Die Gegenstände werden dann »verschluckt« und bleiben in Luft- und Speiseröhre stecken. Manchmal »verschlucken« sie sich auch beim Essen. Schwellungen im Mund-Rachen-Raum, z. B. durch Insektenstiche und Beinahe-Ertrinken, bergen ebenfalls die Gefahr des Erstickens. Auch die Zunge kann bei Bewusstlosigkeit die Atemwege verlegen und zum Ersticken führen. Manchmal befördert ein starker Hustenstoß den Fremdkörper wieder heraus. Schnelles Handeln der Ersthelfer ist oft lebensrettend.

Gefahren beim Schwimmen

Kinder sollten niemals Bonbons oder gar einen Kaugummi beim Schwimmen, Baden oder Plantschen im Mund behalten. Beim Schwimmen oder Toben im Wasser kann es immer einmal zum plötzlichen reflektorischen Einatmen kommen, wodurch das Bonbon oder der Kaugummi in die Luftröhre eingeatmet werden kann, dort stecken bleibt und die Luftröhre im schlimmsten Fall verklebt und verschließt. Dies kann tödlich enden, da die möglichen Hilfeleistungen erfolglos bleiben würden. Der Fremdkörper lässt sich mit den üblichen Mitteln kaum entfernen. Auch eine Beatmung würde möglicherweise nicht erfolgreich sein.

Gefahren von Kies- und Sandgruben sowie Baustellen

Tückisch abrutschender Sand hat schon öfter spielende Kinder verschüttet. Beachten Sie bei der Hilfeleistung immer die eigene Sicherheit (nachrutschende Sand- oder Geröllmassen). Alarmieren Sie sofort die Feuerwehr und den Rettungsdienst. Wenn Sie Kinder aus solchen Situationen befreien müssen, legen Sie möglichst immer zuerst den Kopf frei und befreien dann die Atemwege – Mund und Nase – von Sand und Schmutz. Beginnen Sie eventuell mit Wiederbelebungsmaßnahmen, während Sie das Kind vollständig »ausgraben«.

MERKE

Auch wenn ein Fremdkörper in der Speiseröhre keine ernsten Beschwerden verursacht, sondern nur ein »unangenehmes« Gefühl, sollten Sie mit dem Kind einen Arzt aufsuchen, um Schäden zu vermeiden.

Hilfe bei Fremdkörpern in Luft- und Speiseröhre

- Ein in der Luftröhre steckender Fremdkörper verursacht stärksten Hustenreiz und ein pfeifendes Atemgeräusch oder auch das Fehlen jeglichen Atemstoßes bei manchmal noch vorhandenen Brustkorbbewegungen. Das Kind ist dabei blaurot im Gesicht und versucht angestrengt zu atmen, ohne dass ein Atemstoß erfolgt.

- Bei Fremdkörpern in der Speiseröhre treten Schluckbeschwerden oder Brechreiz auf. Durch die flexible Rückwand der Luftröhre können Fremdkörper in der Speiseröhre auch die Luftröhre einengen. So kann ebenfalls akute Erstickungsgefahr bestehen.
- Sollte ein großer Fremdkörper in der Mundhöhle gut sichtbar sein, kann versucht werden, ihn mit den Fingern herauszuholen. Einen nicht sichtbaren Fremdkörper so zu entfernen muss unterbleiben, weil dieser Blindversuch ihn noch weiter hineinbefördern könnte. Atmet das Kind noch selbstständig, sollten seine Bemühungen, den Fremdkörper herauszubefördern, unterstützt werden.

ACHTUNG
Säuglinge und Kleinkinder dürfen Sie nicht an den Beinen hochziehen und auf den Rücken schlagen!

So machen Sie's richtig

▶ Notruf / Alarmieren Sie schnellstens den Rettungsdienst.

▶ Erzeugen Sie **bei vornübergebeugtem Oberkörper** – Säuglinge und Kleinkinder entsprechend auf den Arm nehmen und den Kopf halten, Kinder über die Knie legen – mit nicht zu kräftigen **Schlägen zwischen die Schulterblätter** einen heftigen **Hustenstoß**, der den Fremdkörper herausbefördert. Bei ausbleibendem Erfolg prüfen Sie die Mundhöhle und entfernen gegebenenfalls den Fremdkörper.

▶ Alle Maßnahmen werden so lange durchgeführt, bis entweder die Atemwege frei sind oder der Notarzt bzw. Rettungsdienst eintrifft.

WICHTIG
Bei ausbleibendem Erfolg muss gegebenenfalls eine Beatmung (siehe Seite 77ff.) versucht werden.

Maßnahmen bei Insektenstichen im Mund-Rachen-Raum

Beim Trinken aus Dosen und Flaschen und beim Essen von süßen Speisen können Insekten versehentlich in die Mundhöhle geraten und durch einen Stich in Rachen oder Zunge lebensgefährlich werden. Durch das Insektengift kommt es zum Anschwellen der Schleimhäute im Mund-Rachen-Raum oder auch zum Anschwellen der Zunge. Dadurch werden die Atemwege eingeengt. Das Kind kann ersticken.

So machen Sie's richtig

▶ Notruf / Alarmieren Sie den Rettungsdienst.

▶ Lebensrettende Hilfe kann das **Kühlen mit Eis** bringen. Lassen Sie das Kind Speiseeis oder Eiswürfel lutschen, und kühlen Sie den Hals mit einem Eisbeutel oder mit kalten Umschlägen von außen.

MASSNAHMEN BEI ERSTICKEN

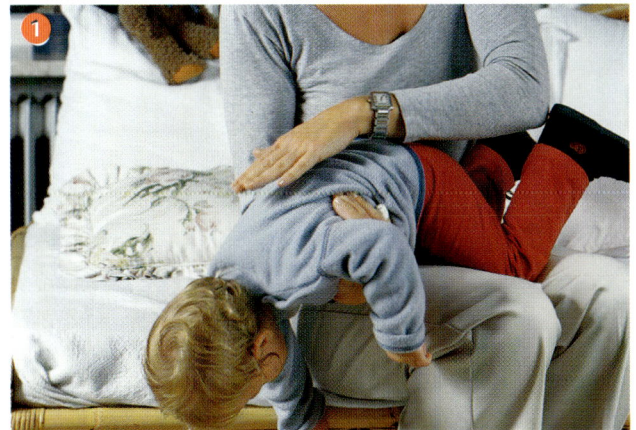

(1) *Die beste Methode, Fremdkörper aus Luft- und Speiseröhre zu befördern: Kleine Kinder legen Sie mit vornübergebeugtem Oberkörper übers Knie und geben ihnen nicht zu kräftige Schläge zwischen die Schulterblätter.*

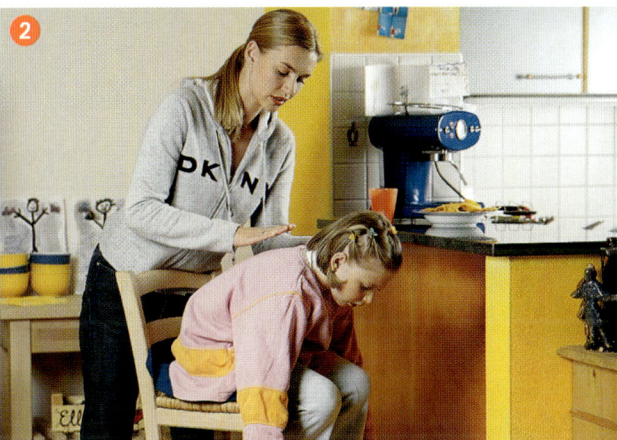

(2) *Größere Kinder können sich im Sitzen nach vorn beugen, die Arme hängen seitlich herab. Schlagen Sie hier kräftig zwischen die Schulterblätter.*

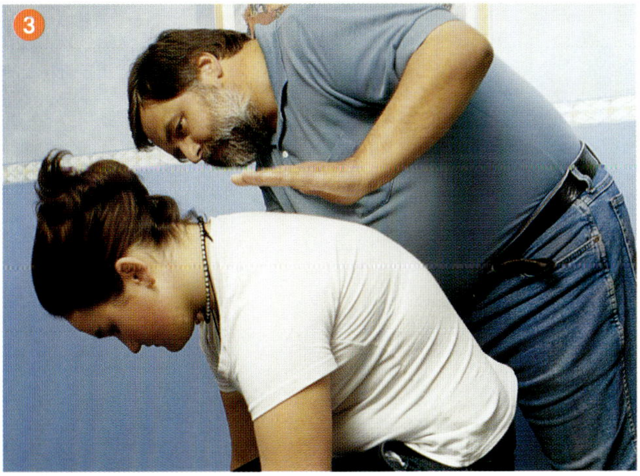

(3) *Jugendliche sollten sich ebenfalls sitzend nach vorn beugen. Schlagen Sie mit flacher Hand, aber kräftig zwischen die Schulterblätter. Alle anderen (hier auch beschriebenen Möglichkeiten) sind teilweise problematisch.*

- Sollte ein **Atemstillstand** eintreten, müssen Sie bis zum Eintreffen des Rettungsdienstes eine **Beatmung** (siehe dazu Seite 77ff.) versuchen.

Hilfe bei Ertrinken

Kinder sind besonders gefährdet zu ertrinken. Badeunfälle sind nicht selten, und immer noch geraten Kinder in Gartenteichen in Lebensgefahr (siehe Seite 30f.). Entgegen der allgemeinen Meinung muss bei einem aus dem Wasser geretteten Kind nicht zunächst die Lunge »ausgepumpt« werden. Vielmehr muss sofort nach der Rettung aus dem Wasser die Wiederbelebung begonnen werden. Wasser dringt in kurzer Zeit meist nicht in die Lunge ein; es könnte dort auch nicht schnell wieder herausgeholt werden. Bemühungen dieser Art würden den Beginn der Wiederbelebung nur unnötig verzögern.

MERKE
In kaltem Wasser unterkühlen die Kinder gleichzeitig; dies verbessert zwar die Chancen der Wiederbelebung, muss aber im Rahmen der ersten Hilfe beachtet werden (siehe dazu Seite 106ff.).

So machen Sie's richtig

- Notruf / Alarmieren Sie schnellstens den Rettungsdienst.
- Sofort nach der Rettung aus dem Wasser müssen Sie die Atemwege inspizieren und gegebenenfalls frei machen.
- Überprüfen Sie die Atmung, und beatmen Sie das Kind gegebenenfalls, bzw. leiten Sie Wiederbelebungsmaßnahmen (zur Herz-Lungen-Wiederbelebung siehe Seite 82ff.) ein.

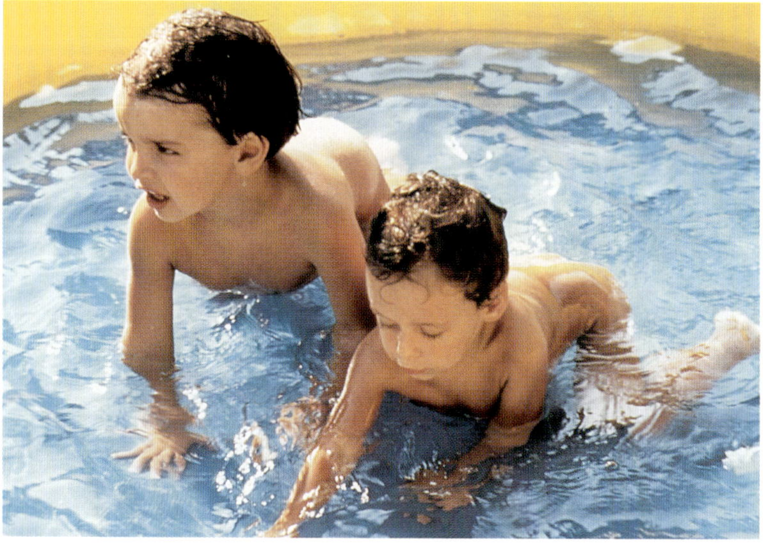

Erwachsene wollen es immer kaum glauben: Kleine Kinder können auch in wenig Wasser ertrinken. Beaufsichtigen Sie vor allem Kleinkinder beim Baden.

Schock

Unabhängig von den Ursachen beruht ein Schock immer auf einem Missverhältnis zwischen erforderlicher und tatsächlicher Blutversorgung des Körpers. Die damit verbundene Senkung des Blutdrucks führt zu einer unzureichenden Versorgung und Entsorgung der Körperzellen (vor allem mit Sauerstoff) und damit zu bedrohlichen Stoffwechselstörungen. Dies wiederum hat zur Folge, dass sich der Allgemeinzustand des Betroffenen mit zunehmender Dauer des Schocks immer rasanter verschlechtert. Oft wird das Leben von Unfallverletzten nicht durch die Verletzung selbst, z. B. einen Knochenbruch, sondern durch den dadurch ausgelösten Schock gefährdet.
Die Tatsache, dass heute viel weniger Menschen an ihren Unfallfolgen sterben, ist der wesentlich verbesserten, sofortigen ersten Hilfe gegen den Schock und der am Notfallort beginnenden medizinischen Stabilisierung des Kreislaufs durch den Rettungsdienst zu verdanken.
Ein Schock kann sehr unterschiedliche Ursachen haben. Ausschlaggebend ist, an welcher Stelle im Kreislaufsystem eine Schädigung eingetreten ist.

Wann kommt es bei Kindern häufig zum Schock?

- Größerer Blutverlust durch Verletzungen oder Plasmaverlust bei schweren Verbrennungen führt zu einer Verminderung der Gesamtblutmenge und damit zum Schock.
- Plötzliches Erschrecken, Angst, Schmerzen usw. können durch nervöse Fehlsteuerung zu einer Erweiterung der Blutgefäße führen und so einen Schock auslösen.

INFO

Bei Kindern kann auch starker Flüssigkeitsverlust als Folge heftiger Durchfälle oder von Erbrechen schnell zu einem Schock führen.

Ursachen, die zum Schock führen

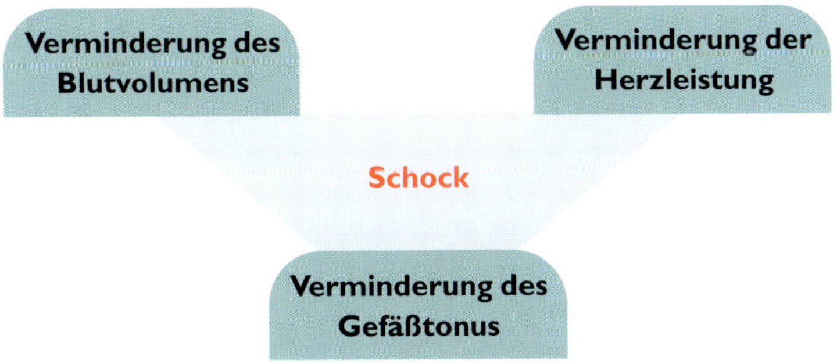

WICHTIG
Ist die Ursache für den Schock ein starker Flüssigkeitsverlust durch Erbrechen oder Durchfall, sollte das Kind frühzeitig viel trinken (Mineralwasser, Tee etc.).

- Weitere, jedoch eher seltene Ursachen für einen Schock bei Kindern sind Schädigungen des Nervensystems, starker Flüssigkeitsverlust (etwa durch heftige Durchfälle bzw. Erbrechen), Vergiftungen, aber auch allergische Reaktionen des Körpers durch die Unverträglichkeit gegenüber bestimmten Substanzen, z. B. Medikamenten oder Insektengift (bei Stichen).

Wie reagiert der Körper?
Der Körper versucht, einer Verschlechterung der Durchblutung entgegenzuwirken. Dabei erhöht sich die Pulsfrequenz, und der Kreislauf wird zunächst zentralisiert, so dass zuletzt nur noch die lebenswichtigen Organe (wie etwa Gehirn, Lunge und Herz) ausreichend durchblutet werden. Daraus lassen sich auch die Erkennungszeichen des Schocks ableiten.

- Der Puls wird zunehmend schneller und wegen des gleichzeitig sinkenden Blutdrucks immer schwächer. Im Schock liegt die Pulsfrequenz bei Kindern meist deutlich über 120 pro Minute.
- Durch die mangelnde Hautdurchblutung werden die Kinder sehr blass.
- Die Haut fühlt sich kalt an und ist schweißnass, und das betroffene Kind friert.
- Das Kind ist anfänglich meist unruhig, nervös und hat Angst. Später hingegen wird es ruhig und teilnahmslos bis hin zur Bewusstlosigkeit im Endstadium.

Die Folgen: Organe, die empfindlich auf mangelnde Durchblutung reagieren, wie Nieren und Lunge, werden geschädigt (Schockniere, Schocklunge). Werden nicht rechtzeitig Gegenmaßnahmen eingeleitet, kommt es zum Kreislaufzusammenbruch und somit zum Tod.

INFO
Ist die Ursache für den Schock eine – bei Kindern sehr seltene – Schwächung der Herztätigkeit oder ist der Schock mit schwerer Atemnot verbunden, sollte der Oberkörper des Kindes erhöht gelagert werden.

Maßnahmen bei Schock

Auch wenn sich der Schock zunächst nicht so dramatisch und bedrohlich darstellt, befindet sich das Kind in Lebensgefahr und bedarf dringend erster Hilfe und medizinischer Hilfe.

So machen Sie's richtig

- Notruf / Alarmieren Sie den Rettungsdienst.
- Da die Kinder sich absolut hilflos fühlen und daher Todesangst haben, sind Zuwendung und **ständige Betreuung** für sie zunächst das Wichtigste.

- Ferner müssen Sie, soweit dies möglich ist, die möglichen **Ursachen des Schocks beseitigen**, also z. B. Blutungen stillen, eine eventuelle Medikamentenzufuhr unterbrechen (bei allergischer Reaktion auf Medikamente) oder die Brandwunden des verletzten Kindes mit kaltem Wasser kühlen.
- Decken Sie das Kind sofort der Witterung entsprechend warm zu. Ideal ist die **Rettungsdecke** aus dem Kfz-Verbandkasten (Silberseite innen, Goldseite außen). Sie ist groß genug, um das betroffene Kind auch zum Boden hin vor dem Auskühlen zu schützen. Natürlich kann auch eine Wolldecke oder warme Kleidung verwendet werden – je nachdem, was Sie dahaben oder vorfinden. Sie dürfen jedoch niemals Wärme (Wärmflasche o. Ä.) zuführen!
- Danach lagern Sie das Kind **flach mit erhöhten Beinen**. Dies ist die den Kreislauf unterstützende **Schocklage**. Hierzu sind die Beine bequem ca. 20 bis 30 Zentimeter erhöht zu lagern.

MERKE

Durch die frühzeitige und richtige erste Hilfe am Notfallort kann dem Schock wirksam begegnet werden. Dies ist für viele Verletzte – nicht nur für Kinder – lebensrettend.

DIE SCHOCKLAGE

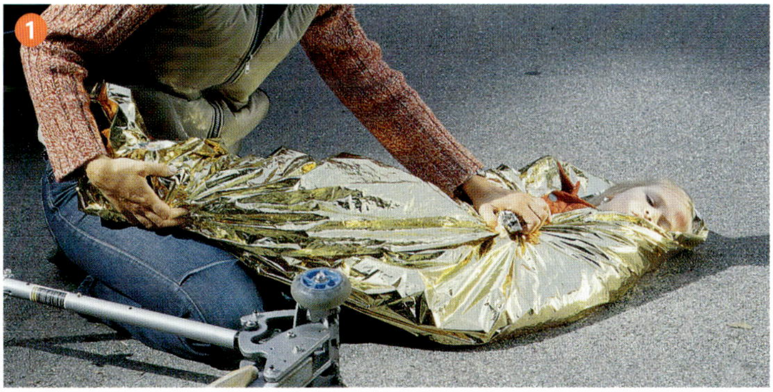

1 Bei einem Schock packen Sie das Kind in die Rettungsdecke (oder in eine andere Decke) und lagern – falls sich keine passenden Gegenstände finden – seine Beine erhöht auf Ihrem Bein.

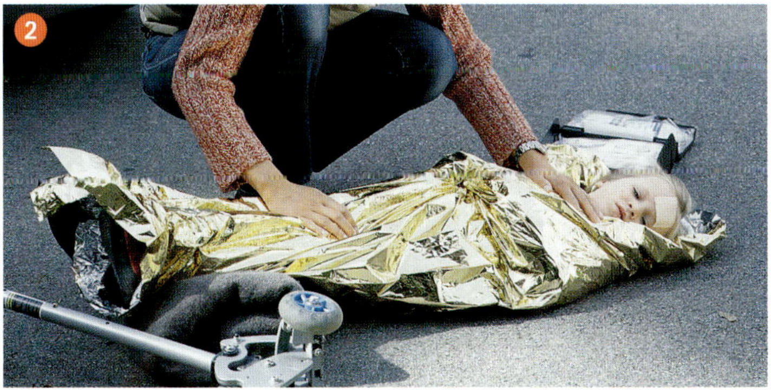

2 Um die Beine des Kindes erhöht zu lagern, können Sie Koffer, Einkaufstaschen o. Ä. benützen.

Elektrounfälle

In allen Bereichen unseres täglichen Lebens spielen Elektrizität und elektrische Geräte eine wichtige Rolle. Deswegen kommen zwangsläufig auch Unfälle mit elektrischem Strom vor. Insbesondere durch leichtsinnigen Umgang mit elektrischen Geräten, z. B. in Feuchträumen, oder durch unfachmännische Bastel- und Reparaturarbeiten werden viele Unfälle verursacht.
Für Kinder gilt: Sie sind nicht in der Lage, die Gefahr, die vom elektrischen Strom ausgeht, zu erkennen oder einzuschätzen.

Das Rote Kreuz rät

Sichern Sie in Haushalten mit Kleinkindern die Stromquellen (Steckdosen), z. B. durch kindersichere Abdeckungen.

Im Stromkreis

Die größte Unfallgefahr durch elektrischen Strom besteht in den Spannungsbereichen unserer häuslichen Umgebung sowie in Gewerbe und Industrie. Maßgeblich für einen Stromunfall ist, dass der menschliche Körper in einen Stromkreis einbezogen wird. Dabei ist es gleichgültig, ob der Stromkreis z. B. durch Berührung unter Spannung stehender Teile oder durch Überschlag eines Lichtbogens aufgrund der Annäherung an eine Hochspannungsleitung geschlossen wird.

INFO

Kinder geraten oft beim Spielen mit ungesicherten Stromquellen in Berührung und erleiden einen Stromschlag. Schulkinder sind schon beim unerlaubten Spielen in Bahngelände in den Bereich von Oberleitungen (Hochspannungsbereich) geraten.

Auswirkungen auf den menschlichen Körper

- Bei geringen Stromstärken treten Beschwerden wie Atemnot, Krampfgefühl in der Brust, Angstzustände, Herzjagen, Unruhe und Schwitzen auf. Die Beschwerden bilden sich jedoch wieder zurück.
- Bei größeren Stromstärken bewirkt der hohe Hautwiderstand an Ein- und Austrittsstellen des elektrischen Stroms starke Wärmeentwicklungen. Es entstehen Verbrennungen.
- Bei Hochspannungsunfällen sind die äußeren wie inneren Verbrennungen durch den Lichtbogen erheblich. Die Muskulatur reagiert auf den elektrischen Strom mit heftiger Muskelkontraktion. Sie ist die Ursache dafür, dass Betroffene sich von der Stromleitung nicht selbst befreien können. Die Verkrampfung der Atemmuskulatur kann in dieser Situation zum Ersticken führen. Es ist aber auch möglich, dass ein Kind durch den »Stromschlag« (aufgrund plötzlicher Muskelverkrampfung) von der Leitung weggeschleudert wird.
- Das Herz ist durch den Wechselstrom besonders betroffen. Da es zur eigenen Tätigkeit selbst elektrische Reize bildet, kann schon eine sehr kurze Stromeinwirkung die Herztätigkeit lebensbedrohlich stören. Es entsteht dann das so genannte Herzkammerflim-

mern. In diesem Zustand hat das Herz keine Pumpwirkung mehr, was gleichbedeutend mit einem Herz-Kreislauf-Stillstand ist.

- Auch das Gehirn kann in seiner Funktion erheblich gestört werden. Tiefe Bewusstlosigkeit, Krämpfe und Atemstillstand können die Folgen sein.

Maßnahmen bei Elektrounfällen

So machen Sie's richtig

- Zuallererst müssen Sie an Ihre **eigene Sicherheit** denken. Sie dürfen keinesfalls selbst in den Stromkreis des verunglückten Kindes geraten, sonst ereilt Sie das gleiche Schicksal.
- In jedem Fall müssen Sie den **Stromkreis unterbrechen**, denn solange das Kind mit der Stromquelle verbunden ist, steht es unter Strom.
- Am einfachsten erreichen Sie die Unterbrechung durch **Ziehen des Steckers** oder Ausschalten des Elektrogeräts. Ist dies nicht möglich, müssen Sie die **Hauptsicherung** (Schutzschalter) **ausschalten**.
- Gelingt die Unterbrechung des Stromkreises nicht, kann versucht werden, das Kind **von der Stromquelle wegzuziehen**. Dabei sollten Sie das Kind niemals direkt mit den Händen anfassen! Fassen

MERKE

Fassen Sie nie einen Menschen, auch kein Kind, an, der bzw. das unter Strom steht. Greifen Sie nicht im Reflex nach dieser Person – auch wenn es bei Kindern sehr schwierig ist, diesen Reflex zu unterdrücken. Sie stehen sonst selbst unter Strom und können dem Verunglückten nicht mehr helfen.

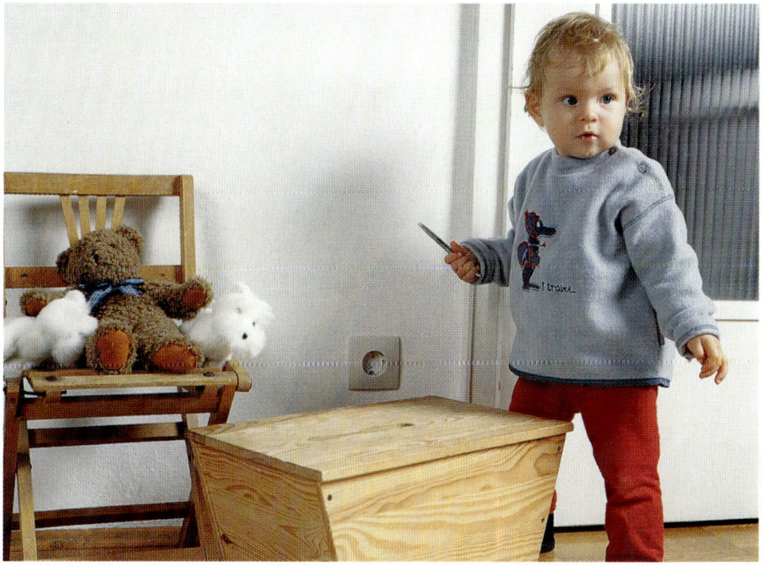

Kinder interessiert alles, beispielsweise auch die Steckdose. Und schnell wird ein liegen gebliebener Kugelschreiber oder ein Stift hineingesteckt. Bei Steckdosen mit Kindersicherung ist das kein Problem – ohne Sicherung ist es möglicherweise ein Notfall.

Sie es an der Kleidung an, und ziehen Sie es dann auf diese Weise vom Stromkreis weg.

- Sie können auch versuchen, **mit isolierenden Gegenständen** wie Kleidungsstücken, Decken o. Ä. das Kind **von der Stromquelle** zu **trennen**, ohne sich dabei selbst zu gefährden.

MERKE

Lassen Sie Ihre Elektrogeräte von Fachleuten warten bzw. reparieren. So schützen Sie nicht nur sich, sondern auch Ihre Kinder.

- Besondere Vorsicht ist in Feuchträumen geboten, weil hier die Leitfähigkeit des Stroms wegen der höheren Feuchtigkeit besonders intensiv ist.
- Nach der Rettung (Entfernung aus dem Stromkreis) prüfen Sie sofort Bewusstsein, Atmung und Kreislauf des verunglückten Kindes und führen die eventuell notwendigen lebensrettenden Sofortmaßnahmen wie Beatmung (siehe Seite 77ff.), Herz-Lungen-Wiederbelebung (siehe Seite 82ff.) oder stabile Seitenlage (siehe Seite 74ff.) durch. Die lebensrettenden Maßnahmen haben Vorrang vor der Versorgung von Brandwunden.
- Notruf / Alarmieren Sie schnellstens den Rettungsdienst. Oder veranlassen Sie eine zweite Person, dies zu tun.

MASSNAHMEN BEIM ELEKTROUNFALL

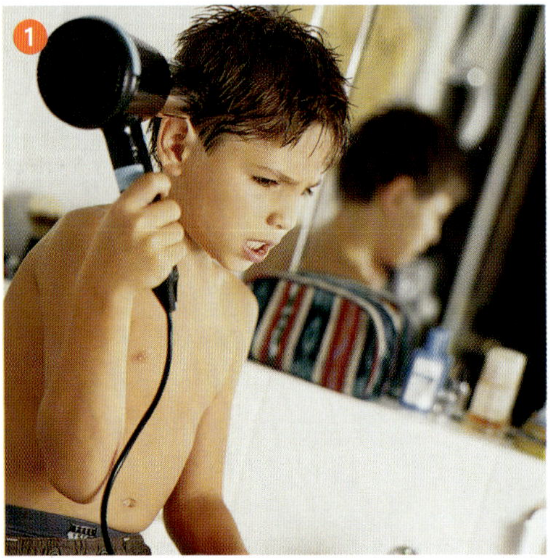

1 *Defekte elektrische Kleingeräte gehören – neben ungesicherten Steckdosen – mit zu den Hauptursachen von Elektrounfällen mit Kindern im Haushalt und bei der Freizeit.*

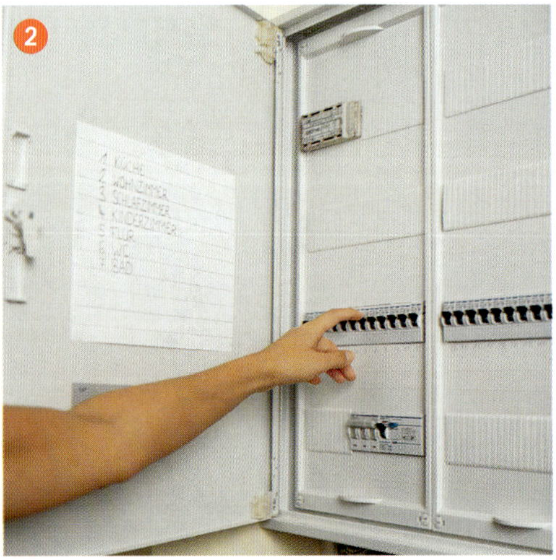

2 *Falls es Ihnen nicht geglückt ist, das Kind von der Stromquelle zu trennen, auch nicht durch Ziehen des Steckers, müssen Sie die (Haupt-)Sicherung ausschalten.*

Maßnahmen bei Hochspannungsunfällen

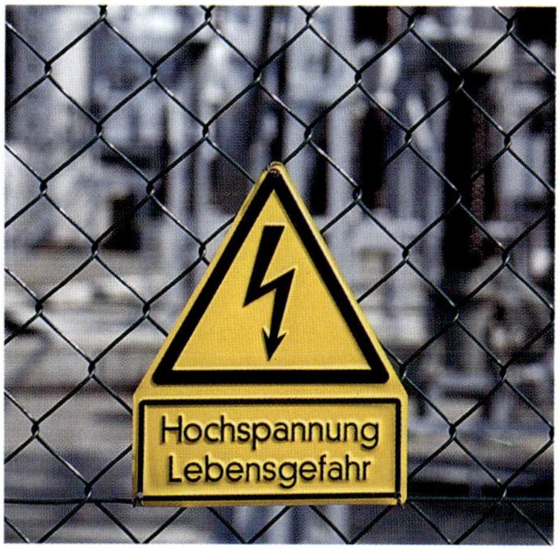

Solche Warnschilder dürfen Ihre Kinder keineswegs auf die leichte Schulter nehmen.

Unfälle im Hochspannungsbereich sind grundsätzlich nur möglich, wenn die Sicherheitsvorschriften nicht beachtet und Sicherheitsbarrieren in gröbster Weise überwunden werden, z. B. durch Erklimmen eines Hochspannungsmastes, Eindringen in Umspannwerke oder das Herumklettern auf Bahnwaggons unter einer Oberleitung.
Auch abgerissene und herabhängende Hochspannungsleitungen sind gefährlich, da sich am Boden ein so genannter Spannungstrichter bilden kann.
Nur ein ausreichend großer Sicherheitsabstand kann verhindern, dass Kinder in den Stromkreis geraten! Zur Vermeidung von Unfällen sind alle Hochspannungsanlagen mit Warnschildern gesichert. Weisen Sie Ihre Kinder darauf hin, dass sie solche Warnschilder unbedingt beachten müssen. Passiert dennoch ein Unfall, können Sie als Laienhelfer leider fast nichts mehr tun.

So machen Sie's richtig

- Bei allen Unfällen im Hochspannungsbereich kommt es in erster Linie darauf an, dass Sie sich als Helfer nicht selbst in Lebensgefahr begeben.
- Der Strom springt in Form eines Lichtbogens auf die sich annähernde Person über. Deshalb muss ein **Sicherheitsabstand von mindestens fünf Metern** zur Stromquelle eingehalten werden.
- Sie müssen Ihre Hilfe zunächst darauf beschränken, einen Notruf durchzuführen.
- Notruf / Alarmieren Sie schnellstmöglich den Rettungsdienst mit dem Hinweis auf einen Hochspannungsunfall und einer genauen Ortsangabe. Die **Rettung** des verunglückten Kindes aus dem Gefahrenbereich erfolgt ausschließlich **durch Fachpersonal**.
- Nach der Rettung des verunglückten Kindes (ausschließlich durch Fachpersonal) erfolgt seine Versorgung. Neben den Maßnahmen zur Wiederbelebung steht dabei vor allem die Versorgung der meist lebensgefährlichen Brandwunden im Vordergrund der Erste-Hilfe-Maßnahmen.

INFO

Sagen Sie Ihren Kindern, dass sie bei Gewittern die unmittelbare Nähe von Bäumen und Gewässern meiden sollen, um möglichen Stromverletzungen durch Blitzschlag zu entgehen.

5 Thermische Schädigungen

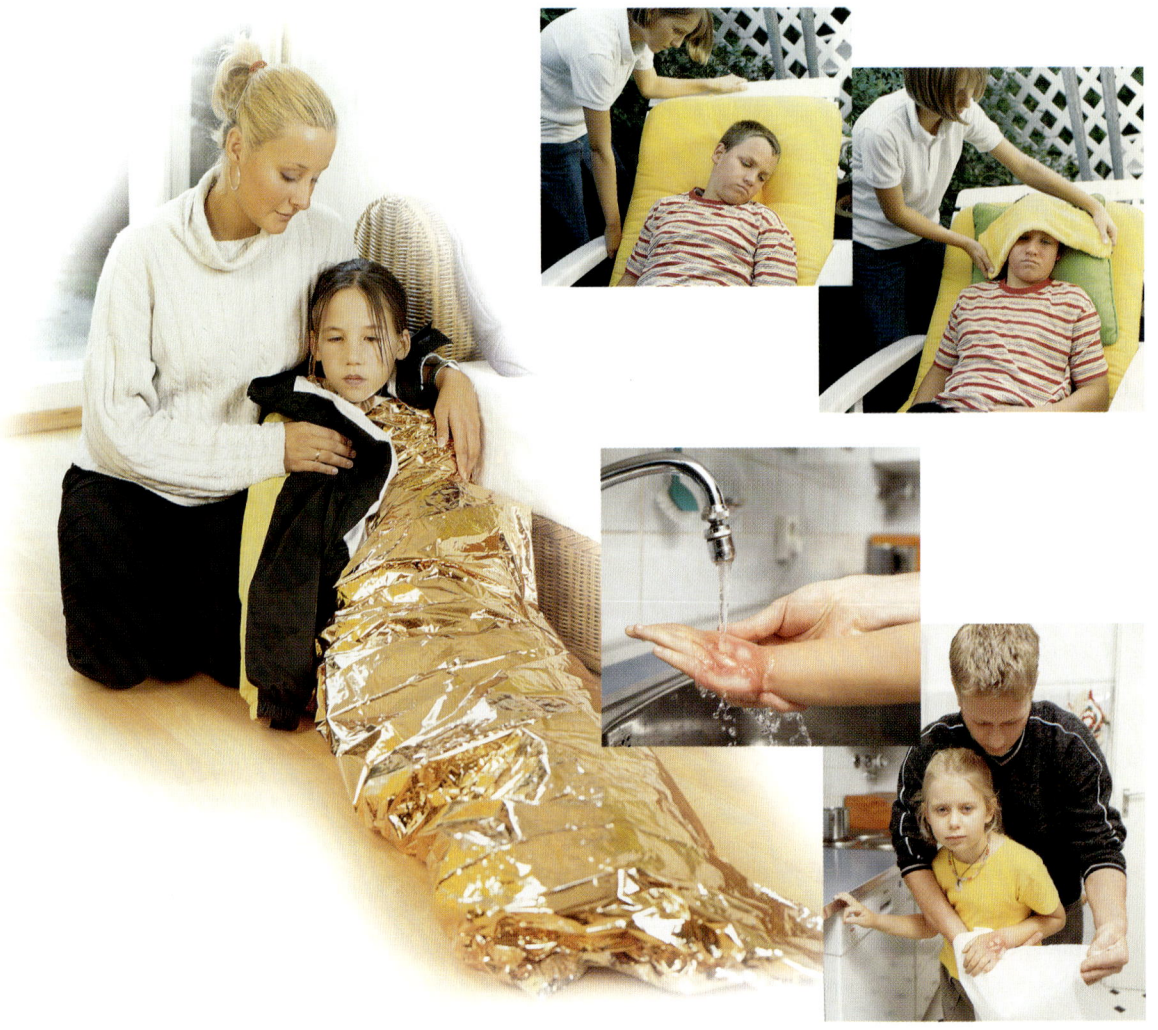

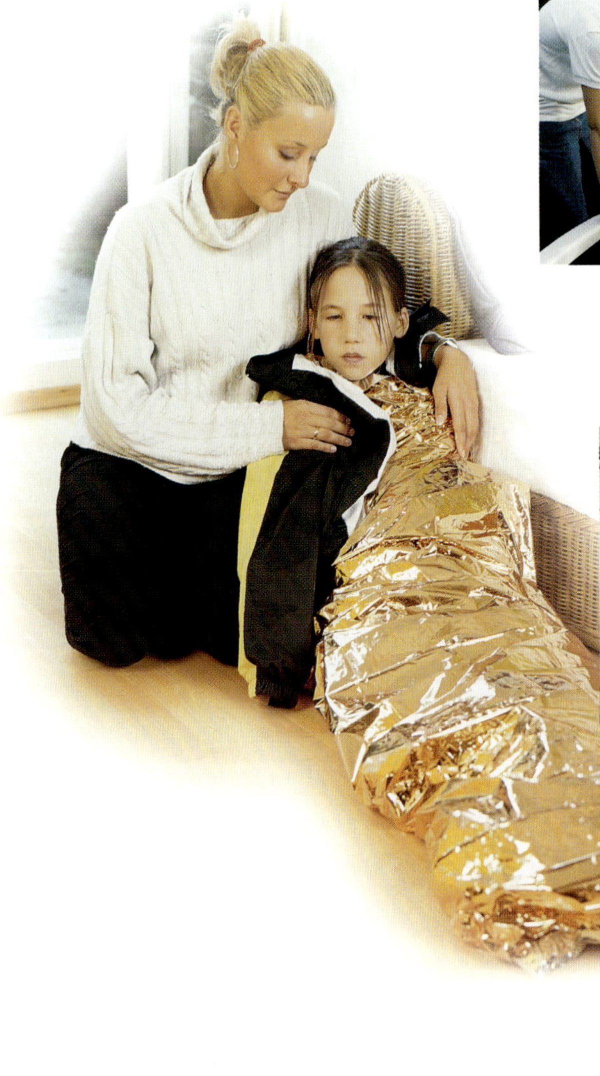

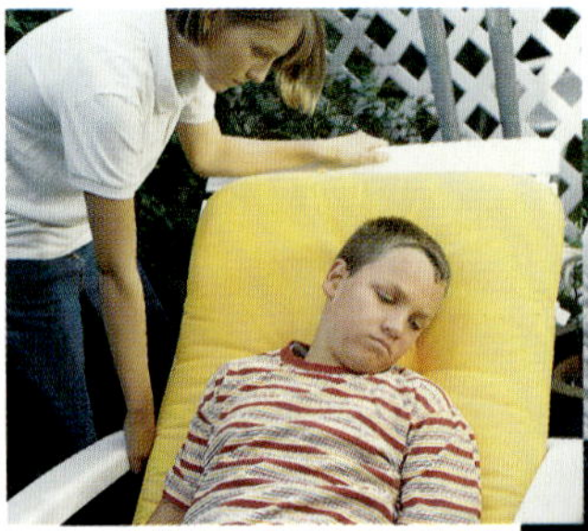

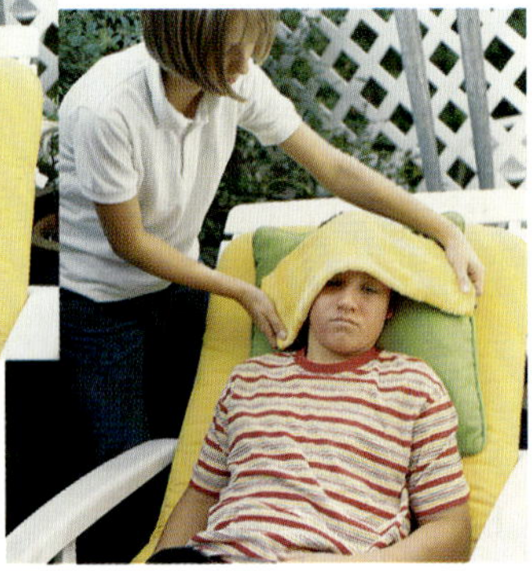

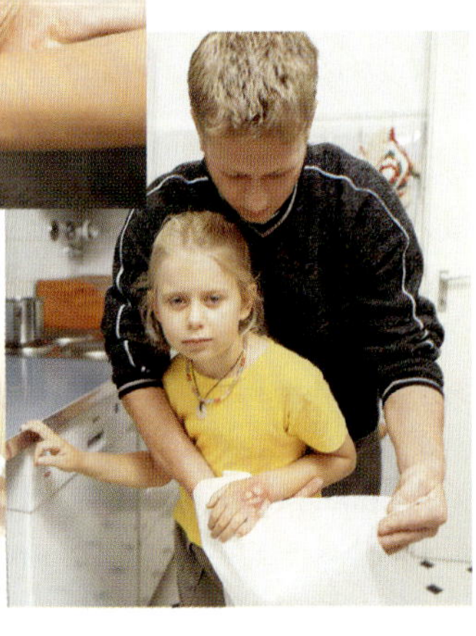

Hitze und Kälte – Kinder sind besonders gefährdet

Hitze und Kälte, aber auch andere Klimafaktoren (etwa Luftfeuchtigkeit, Sonnenbestrahlung, Wind) können den menschlichen Organismus (positiv oder negativ) beeinflussen, aber auch direkte Schädigungen auslösen. Kinder sind hiervon besonders betroffen, denn Kinderhaut ist anders. Bestimmte Schutzmechanismen sind bei Kindern noch unzureichend ausgebildet, und die zarte Kinderhaut ist um ein Vielfaches dünner als die Haut eines Erwachsenen. Erst im zweiten Lebensjahr sind Kinder in der Lage, eine so genannte Lichtschwiele zu bilden. Auch der Zellschutz und die Pigmentbildung sind bei Kindern noch unzureichend, der Säureschutzmantel ist noch nicht vollständig entwickelt. Sonnenbrände, Überwärmungen, aber auch Unterkühlungen sind für die Kleinen deshalb besonders gefährlich – ganz zu schweigen von Verbrennungen und Erfrierungen. Dieses Kapitel beschreibt die wichtigsten Schädigungen durch thermische Einwirkung und erläutert die Erste-Hilfe-Maßnahmen.

Der hier auch beschriebene Sonnenbrand ist natürlich kein Notfall – doch gerade Sonnenbrände in der Kindheit sind ein Hauptrisiko, später an Hautkrebs zu erkranken. Einige Maßnahmen wie schützende Kleidung, Sonnenschutzmittel, Meidung des Aufenthalts in der strahlungsintensiven Mittagssonne, langsame Gewöhnung an den Aufenthalt im Freien sind relativ einfach einzuhalten. Sie helfen Ihnen und Ihren Kindern, den (nicht zu langen) Aufenthalt in der Sonne zu genießen.

Das Wichtigste in Kapitel 5

Sonnenschutz für Kinder

Kinder sollten sich hauptsächlich im Schatten aufhalten; Babys unter einem Jahr sollten überhaupt nicht in die direkte Sonne. Aber natürlich kann man Kinder nicht gänzlich von der Sonne fern halten; deswegen sollten Sie die Kleinen schützen. Wichtig sind Kopfschutz, Sonnenbrille, dünne helle Baumwollkleidung – und hautverträgliche, wasserfeste und allergiegetestete Sonnenschutzmittel.

Kinder unter zwei Jahren
Kinder unter zwei Jahren benötigen einen Sunblocker mit einem Lichtschutzfaktor (LSF) von 30 und einem UVA-Faktor von 16.

Kinder über zwei Jahren
Kinder über zwei Jahren sollten ein Sonnenschutzmittel mit einem Lichtschutzfaktor (LSF) von mindestens 20 oder höher und einem UVA-Faktor von 10 benützen.

Verbrennungen / Verbrühungen

Die nachhaltigsten, schmerzhaftesten äußeren Verletzungen, mit Auswirkungen auf den gesamten Organismus, sind Verbrennungen. Verbrennungen und Verbrühungen sind durch hohe Temperaturen verursachte schwere Schädigungen der Haut und der tiefer liegenden Gewebeschichten.

Maßnahmen bei Verbrennungen

MERKE

Es kommt auf rasche Hilfeleistung an!

Die Beurteilung der Schwere einer Verbrennung richtet sich nach dem Verbrennungsgrad und der Größe der verbrannten Körperoberfläche.

- Hautrötung und Blasenbildung treten bei Verbrennungen 1. und 2. Grades auf.
- Bei Verbrennungen 3. Grades ist das Gewebe grauweiß oder schwarz verbrannt.

Verbrennungen verursachen stärkste Schmerzen und führen meist zum Schock.

So machen Sie's richtig

WICHTIG

Wenn Sie mit einem Feuerlöscher löschen, dürfen Sie ihn nicht auf das Gesicht richten.

- Brennende Kinder müssen Sie **sofort löschen**. Übergießen Sie das betroffene Kind mit **Wasser oder einer anderen Flüssigkeit**, ersticken Sie die Flammen mit einer **Decke** o. Ä., wälzen Sie das Kind auf dem Boden, oder löschen Sie die Flammen mit einem **Feuerlöscher**.
- **Kaltwasseranwendung:** Übergießen Sie verbrannte Körperteile **sofort** mit kaltem Wasser (oder einer anderen Flüssigkeit), oder tauchen Sie die Körperpartien so lange in kaltes Wasser, bis die Schmerzen nachlassen (mindestens 10 bis 15 Minuten lang). Achten Sie darauf, dass keine Unterkühlung entsteht – nicht den ganzen Körper kühlen, sondern nur die verbrannten Bereiche.
- Im Gesicht kann **mit feuchten Tüchern** gekühlt werden, wobei die Atemwege immer frei sein müssen.
- Die Kühlung muss sofort, binnen weniger Minuten, beginnen. Ist kein Wasser zur Hand, darf auch (fast) **jede andere Flüssigkeit** (z. B. kalte Getränke) **zum Kühlen** verwendet werden.
- Bei Verbrühungen müssen Sie die Kleidung möglichst rasch, aber vorsichtig entfernen.

MASSNAHMEN BEI VERBRENNUNGEN

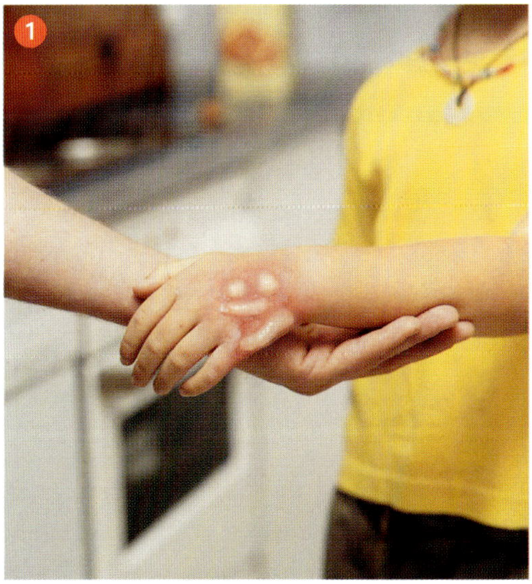

1 *Verbrennungen 1. und 2. Grades können mit Rötungen oder aber auch mit Blasenbildung einhergehen.*

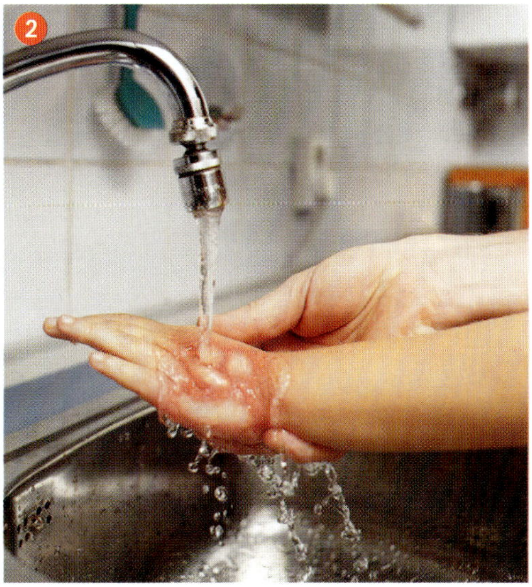

2 *Verbrannte Körperteile (und nur diese) sollten Sie sofort mit kaltem Wasser übergießen, bis die Schmerzen nachlassen.*

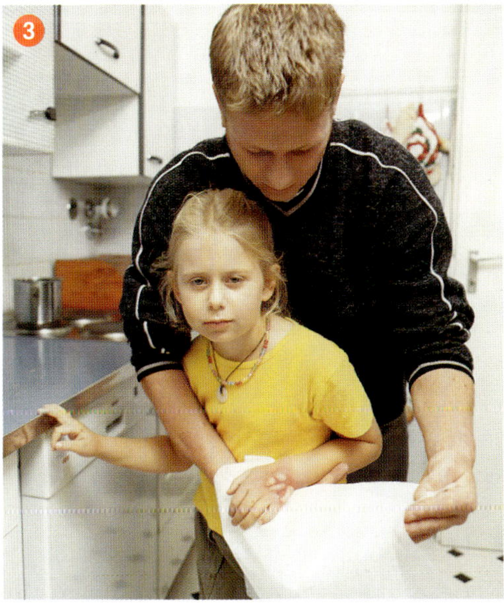

3 *Nach der Kaltwasserbehandlung sollten Sie aufgrund der Infektionsgefahr die betroffene Stelle mit einem sterilen Verbandtuch bedecken.*

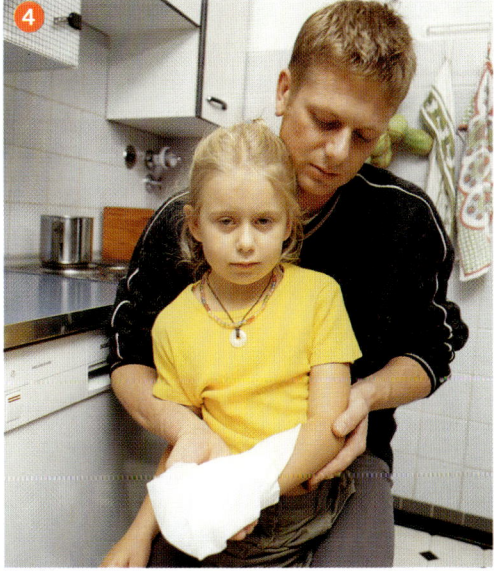

4 *Wichtig: Brandblasen dürfen Sie auf keinen Fall öffnen. Bei allen Verbrennungen ist eine Arztbehandlung ratsam.*

- Nach der Kaltwasserbehandlung **bedecken** Sie die Brandwunden wegen der Infektionsgefahr **mit einem sterilen Verbandtuch** (aus dem Kfz-Verbandkasten).
- Notruf / Alarmieren Sie möglichst schnell den Rettungsdienst.
- **Brandblasen** dürfen Sie **nicht öffnen**!
- Decken Sie das Kind vorsichtig zu, verwenden Sie möglichst eine Rettungsdecke aus dem Kfz-Verbandkasten (Silberseite zum Patienten, Goldseite nach außen). Die Decke sollte nämlich keinen Druck auf verbrannte Körperteile ausüben; bei der Rettungsdecke ist dies gewährleistet.
- Hat das Kind Schockanzeichen, müssen Sie die Beine etwas erhöht lagern.
- Das Kind ist bis zur Übergabe an den Rettungsdienst ständig zu betreuen. Dies ist bei den Kleinen wegen der großen Schmerzen besonders wichtig.
- Bei schweren, großflächigen Verbrennungen und bei Gesichtsverbrennungen sind Atem- und Kreislaufstörungen zu erwarten. Beobachten Sie deshalb ständig Atmung und Kreislauf.

MERKE

Bei Verbrennungen und Verbrühungen sind alle Arten von Hausmitteln verboten.

Den als Folge einer schweren Verbrennung auftretenden Organschäden, die auch als Verbrennungskrankheit bezeichnet werden, können Sie durch sofortige und sachgerechte erste Hilfe, insbesondere mit der Kaltwasserbehandlung, begegnen und damit dem verletzten Kind sehr helfen.

Maßnahmen bei Sonnenbrand

Ein intensiver Sonnenbrand ist eine Verbrennung 1. Grades, manchmal sogar 2. Grades. Er ist nicht nur unangenehm, sondern auch mit schweren Zellschäden in der Haut verbunden. Es dürfte mittlerweile allgemein bekannt sein, dass damit ein erhöhtes Hautkrebsrisiko verbunden ist.

Vor allem bei Kindern haben Sonnenbrände eine sehr schädliche Wirkung. Ihre Haut ist noch dünner und pigmentärmer und dadurch wenig widerstandsfähig gegen die Sonnenstrahlen; die Gefahr eines Sonnenbrands ist daher bei ihnen besonders groß. Sorgen Sie dafür, dass Ihr Kind nie einen Sonnenbrand erleiden muss!

INFO

Hautärzte warnen seit Jahren vor den Spätfolgen von Sonnenbränden im Kindesalter.

So machen Sie's richtig

- ▶ Bei sehr schweren Sonnenbränden mit Fieber und Schüttelfrost ist eine Arztbehandlung notwendig.
- ▶ Zur Linderung der Qualen eines Sonnenbrands können Sie dem Kind **feuchte, kühlende Tücher auf die Haut legen** und die Haut mit Feuchtigkeit spendenden Körperlotionen oder auch Salben aus der Apotheke versorgen.
- ▶ Die Sonne muss Ihr Kind nach einem Sonnenbrand für mindestens eine Woche meiden.

Tipps zur Vorbeugung gegen Sonnenbrand bei Kindern

- Babys unter einem Jahr müssen im Schatten bleiben.
- Für Kinder ist eine Sonnencreme mit hohem Lichtschutzfaktor (mindestens LSF 20 oder höher) geeignet; zusätzlich sollten Sie für empfindliche Stellen und bei Kindern unter zwei Jahren Sunblocker verwenden.
- Eine Kopfbedeckung (Hut oder Kappe mit breiter Krempe) und ein T-Shirt sind beim Gang in die Sonne ein Muss.
- Kinder müssen sich schrittweise an die Sonne gewöhnen. Zwischen 11 und 15 Uhr sollten sie die pralle Sonnenstrahlung meiden.
- Die Sonnenstrahlung sollte auch in unseren Breiten nicht unterschätzt werden. An höher gelegenen Orten und in den Bergen ist die UV-Strahlung sehr intensiv.

INFO

Sonnenschutzmittel müssen 30 Minuten vor dem Aufenthalt in der Sonne aufgetragen werden. Physikalische LSF-Präparate schützen die Haut durch Reflexion des Sonnenlichts und wirken direkt nach dem Auftragen. Sie sind vor allem für Kinder mit sehr empfindlicher Haut empfehlenswert.

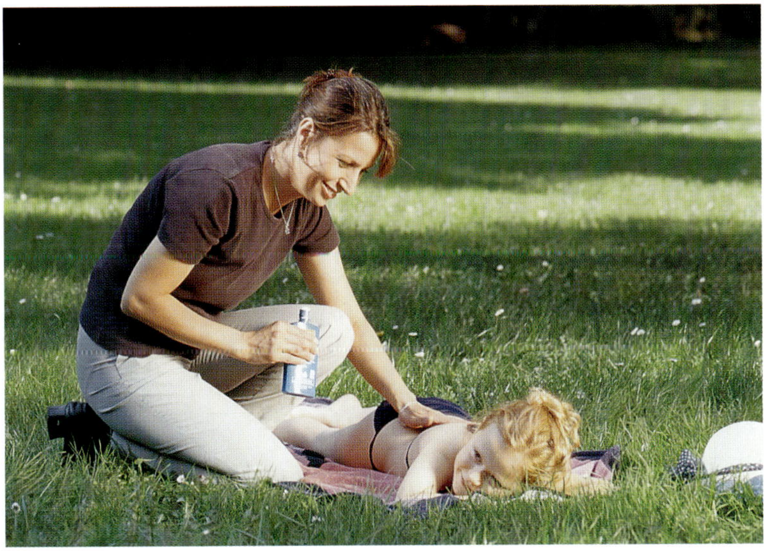

Achten Sie vor allem bei Kindern auf den richtigen Sonnenschutz. Lassen Sie Kinder nie uneingecremt und ohne entsprechende Schutzkleidung (Hut, T-Shirt etc.) in die Sonne.

Weitere Hitzeschäden

Erste Hilfe bei Hitzeerschöpfung

Eine Hitzeerschöpfung entsteht durch den Verlust großer Flüssigkeitsmengen (Schwitzen) meist bei großer Hitze und unzureichender Flüssigkeitsaufnahme. Der Körper verliert durch das Schwitzen nicht nur Wasser, sondern auch lebenswichtige Mineralien (so genannte Elektrolyte). Dies bewirkt eine extreme Kreislaufbelastung, die unter Umständen zum Kreislaufzusammenbruch, dem so genannten Kreislaufkollaps, führt.

MERKE

Achten Sie darauf, dass Kinder an heißen Tagen auch genügend viel trinken. Geeignet sind z. B. Mineralwasser und ungesüßte Kräutertees.

Typische Anzeichen

- Das betroffene Kind ist erschöpft und geschwächt, gegebenenfalls ist es sogar zusammengebrochen. Es sieht sehr blass aus, fröstelt und hat einen schnellen, schwachen Puls.

So machen Sie's richtig

- Bringen Sie das Kind sofort in den Schatten, lagern Sie es flach hin, und decken Sie es zu.
- Ist das Bewusstsein erhalten, geben Sie ihm sofort **Flüssigkeit** zu trinken. Ideal sind »isotonische Sportdrinks«, Mineralwasser (mit Apfelsaft), Wasser, Tee o. Ä. (keine alkoholischen Getränke!).
- Sorgen Sie für **längere Körperruhe**. Das betroffene Kind sollte einige Zeit Anstrengungen vermeiden.
- Bei Bewusstlosigkeit müssen Sie die entsprechenden Maßnahmen (stabile Seitenlage, siehe Seite 74ff.) durchführen und den Rettungsdienst alarmieren.

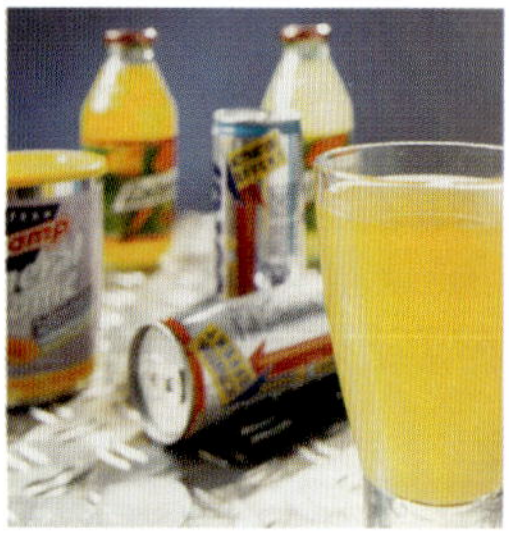

Bei Hitzeerschöpfung sind isotonische Getränke gut geeignet, um den Flüssigkeitsverlust des Körpers zu ersetzen.

Erste Hilfe bei Sonnenstich

Der Sonnenstich unterscheidet sich von den anderen Hitzeschäden dadurch, dass nicht der gesamte Körper, sondern zunächst nur der Kopf betroffen ist. Wenn die UV-Strahlen der Sonne über längere Zeit auf den unbedeckten Kopf oder Nacken auftreffen, können das Gehirn und die Hirnhaut gereizt werden und anschwellen. Hierdurch entsteht Druck auf das Gehirn, wodurch die typischen Symptome ausgelöst werden. Besonders anfällig für Sonnenstich sind aber – neben Personen mit Glatze – Kleinkinder und Säuglinge.

Typische Anzeichen

- Schwindel, Kopfschmerzen, Nackensteifigkeit, Übelkeit und Erbrechen sind charakteristisch für einen Sonnenstich.
- Betroffene Kinder haben einen hochroten Kopf und können das Bewusstsein verlieren.

So machen Sie's richtig

- ▶ Betroffene Kinder müssen Sie sofort im Schatten flach, aber **mit erhöhtem Kopf lagern**.
- ▶ **Kühlen Sie den Kopf** des Kindes mit feuchten kalten Tüchern oder mit Eisbeuteln (Eisbeutel nie direkt auf die Haut legen, sondern immer mit einem Tuch umwickeln, sonst können schwere Hautschädigungen auftreten).
- ▶ Ist das betroffene Kind bewusstlos, müssen Sie die stabile Seitenlage (siehe Seite 74ff.) durchführen. Alarmieren Sie dann den Rettungsdienst (Notruf).

MERKE

Kleinkinder beobachten

Bei Kleinkindern kann es mit Verzögerung, also einige Stunden nach der Sonneneinwirkung, plötzlich zu Erbrechen und Fieber kommen. In diesem Fall ist sofort ein (Kinder-)Arzt aufzusuchen, da sich schlimmstenfalls eine Hirnhautentzündung (Meningitis) entwickeln kann.

MASSNAHMEN BEI SONNENSTICH

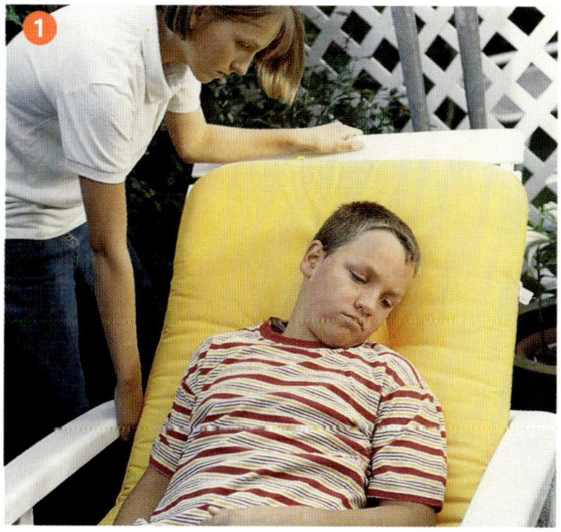

① *Ziehen Sie das betroffene Kind sofort in den Schatten, und legen Sie es flach hin, falls es nicht schon liegt.*

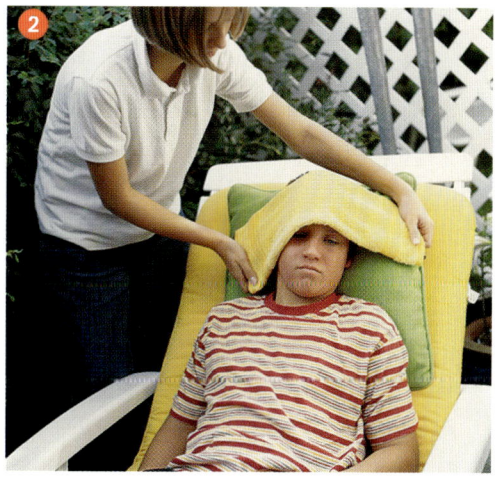

② *Der Kopf sollte erhöht gelagert sein. Kühlen Sie dann das betroffene Kind mit feuchten kalten Tüchern bzw. umwickelten Eisbeuteln.*

Erste Hilfe bei Hitzschlag

Ein Hitzschlag beruht auf einem Wärmestau im Körper. Bei feucht-schwüler Witterung, körperlicher Anstrengung und unzweckmäßiger Kleidung stellt der Körper die Schweißbildung ein und kann dann nicht genügend Wärme abführen.

Typische Anzeichen

- Das betroffene Kind hat eine trockene rote und warme Haut sowie einen hochroten Kopf.
- Schwindel und Bewusstseinstrübung und schließlich Bewusstlosigkeit sind möglich.

WICHTIG

Es ist Aufgabe der Eltern, darauf zu achten, dass die Kleidung der Kinder den klimatischen Bedingungen angepasst ist.

So machen Sie's richtig

- ▶ Bringen Sie das Kind sofort an einen kühlen Ort oder zumindest in den Schatten.
- ▶ **Lagern** Sie das Kind **mit erhöhtem Oberkörper,** und öffnen bzw. entfernen Sie seine Kleidung.
- ▶ **Kühlen** Sie den überhitzten Körper **langsam** ab. Hierzu bringen Sie **Feuchtigkeit**, z. B. mit feuchten Tüchern, auf die Haut und lassen sie durch **Luftfächeln** auf dem Körper verdunsten. (Sie können ein Tuch oder eine Zeitung benutzen, um zu fächeln.) Der Körper wird so auf natürliche Weise gekühlt.
- ▶ Mit **kalten Getränken** können Sie Ihre Maßnahmen zusätzlich unterstützen – allerdings nur, wenn das Kind bei Bewusstsein ist.
- ▶ Bei Bewusstlosigkeit müssen Sie die stabile Seitenlage (siehe dazu Seite 74ff.) herstellen und dann den Rettungsdienst alarmieren.

Unterkühlung

Ist die Wärmeabgabe des Körpers über einen längeren Zeitraum größer als die Wärmeproduktion, entsteht eine Unterkühlung. Die Körperkerntemperatur sinkt nach und nach unter eine kritische Marke, die bei etwa 30 °C liegt. Klassische Situationen für Unterkühlungen sind der Bergunfall bei plötzlichem Wetterwechsel im Gebirge, Skiunfälle, Lawinenverschüttung im Winter und der Sturz in ein Gewässer mit längerem Aufenthalt in kaltem Wasser. Aber auch Unfallverletzte, vor allem mit Schock, können unterkühlen.

INFO

Vergiftungen oder Alkohol- und Drogeneinfluss wirken sich bei einer Unterkühlung oft beschleunigend aus.

1. Unterkühlungsstadium

Der Körper versucht zunächst, sich gegen die Unterkühlung zu wehren, indem er vermehrt Wärme produziert (u. a. durch Kältezittern). Gleichzeitig wird durch verminderte Durchblutung der Körperoberfläche (Arme, Beine, Haut) die Wärmeabgabe verringert. Atmung und Kreislauf sind gesteigert; das betroffene Kind ist bei Bewusstsein und zunächst erregt. Später wird es zunehmend ruhiger. In diesem Stadium können auch Ersthelfer eine Wiedererwärmung versuchen.

So machen Sie's richtig

- Bringen Sie das unterkühlte Kind an einen warmen Ort, und **wärmen** Sie es **langsam vom Körperstamm her** auf. Dazu entfernen Sie gegebenenfalls zunächst seine nasse kalte Kleidung und wickeln den Körper in warme Decken o. Ä. (Ideal ist auch hier die Rettungsdecke aus dem Kfz-Verbandkasten; Silberseite zum verletzten Kind, Goldseite nach außen.)

INFO

Kleidung von unterkühlten Kindern sollten Sie nur entfernen, wenn trockene Ersatzkleidung oder Decken zur Verfügung stehen.

MASSNAHMEN BEI UNTERKÜHLUNG

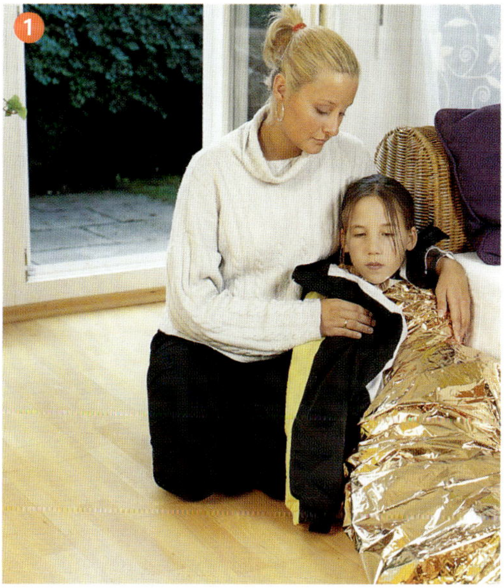

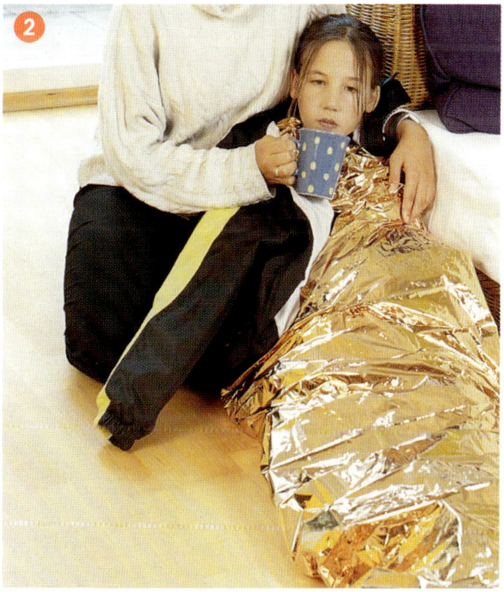

① *Bei leichter Unterkühlung entfernen Sie gegebenenfalls nasse Kleidung und wickeln das Kind in warme Decken. Besonders geeignet ist die Rettungsdecke aus dem Kfz-Verbandkasten.*

② *Sie können dem unterkühlten Kind auch warme Getränke zu trinken geben (etwa Tee mit Zucker). Beobachten Sie Atmung, Puls und Körpertemperatur des Kindes.*

- Geben Sie dem Kind **warme**, insbesondere gut gezuckerte **Getränke**, z. B. Tee, zu trinken, falls es bei Bewusstsein ist.
- Beobachten Sie Atmung, Puls und Körpertemperatur, und vermeiden Sie Bewegungen und erneute Kälteeinwirkung.
- Bessert sich der Zustand des unterkühlten Kindes nicht, alarmieren Sie den Rettungsdienst.

INFO
Eigentlich selbstverständlich: Zum »Aufwärmen« dürfen Sie Kindern keinen Alkohol geben – Erwachsenen übrigens auch nicht. Alkohol beschleunigt die Unterkühlung.

2. Unterkühlungsstadium

Der Körper wehrt sich jetzt nicht mehr gegen die Unterkühlung. Die Körperkerntemperatur ist deutlich unter 30 °C gesunken. Das Kind atmet langsamer; die Pulsfrequenz und der Blutdruck sinken. Das Kältezittern ist eingestellt, es tritt Muskelstarre ein. Das Schmerzempfinden lässt nach; das Kind wird zunehmend müde und schließlich bewusstlos. Im weiteren Verlauf können Atem- und Kreislaufstillstand eintreten.

So machen Sie's richtig

- In diesem Stadium sollten Ersthelfer **keine Aufwärmversuche mehr** unternehmen. Die Körpertemperatur würde bei unsachgemäßem Aufwärmen lediglich weiter absinken, und das Kind könnte sterben. Auch Rettungsversuche, bei denen das Kind starken

INFO
Kleinkinder können Sie auch dicht an Ihrem Körper oder Ihrer eigenen Kleidung wärmen.

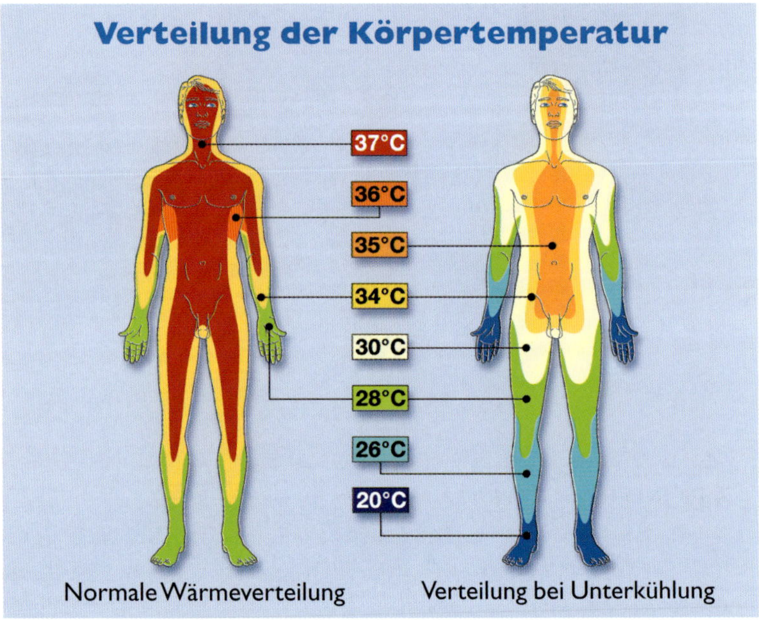

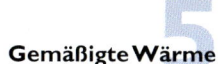

Bewegungen ausgesetzt ist, sollten unterbleiben. Es besteht die Gefahr, dass die Körperkerntemperatur nochmals absinkt, was den Tod des Kindes bedeuten würde.

- Notruf/Alarmieren Sie schnellstens den Rettungsdienst. In den Bergen alarmieren Sie die Bergwacht, an Gewässern die entsprechende Wasserwacht. Die Wiedererwärmung sollte unter ärztlicher Kontrolle (in der Klinik) erfolgen.
- Bewusstlose Kinder bringen Sie behutsam in die stabile Seitenlage (siehe Seite 74ff.) und verhindern ein weiteres Auskühlen durch Zudecken (mit der Rettungsdecke aus dem Kfz-Verbandkasten).
- Kontrollieren Sie ständig Atmung und Kreislauf, und führen Sie bei entsprechenden Störungen die lebensnotwendigen Sofortmaßnahmen durch (siehe Seite 77ff. und 82ff.).

INFO
Da mit den Erfrierungen meist auch eine allgemeine Unterkühlung verbunden ist, haben die Maßnahmen der Wiedererwärmung Vorrang. Der Rettungsdienst ist zu alarmieren.

Erfrierungen

Erfrierungen sind örtliche Gewebeschädigungen. Ursache ist die durch Kälteeinwirkung (meist in Zusammenhang mit Feuchtigkeit und Wind) bedingte, länger andauernde mangelnde Durchblutung des Gewebes – vor allem von Körperregionen mit wenig Gewebe wie Gesicht, Händen und Füßen. Zu erkennen sind für den Ersthelfer meist nur die Frühschäden einer Erfrierung. Die betroffenen Körperteile, häufig Finger, Zehen, Nase, Ohren und Wangen, sind zunächst bläulich rot, später sehen sie weißgelb (ähnlich wie Brandblasen), noch später weißgrau aus. Sie sind kalt, zunächst weich und schmerzhaft, später hart und gefühllos. Die Folgeschäden mit Blasenbildung und absterbendem schwarzen Gewebe treten erst nach vielen Stunden auf.

So machen Sie's richtig

- Notruf/Alarmieren Sie den Rettungsdienst.
- **Die erfrorenen Körperregionen** dürfen Sie **nicht bewegen**.
- Sie können durch Ihre eigene Körperwärme – z. B. indem Sie Ihre Hände fest auf die betroffenen Körperstellen auflegen – eine Erwärmung versuchen. Führen Sie jedoch **keine aktive Wärme** – z. B. mit einer Wärmflasche o. Ä. – zu. Alles Weitere obliegt der klinischen Behandlung.

6 Vergiftungen und Verätzungen

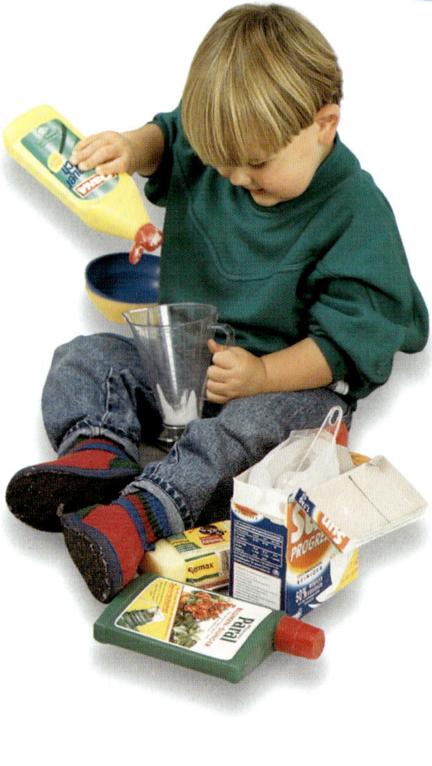

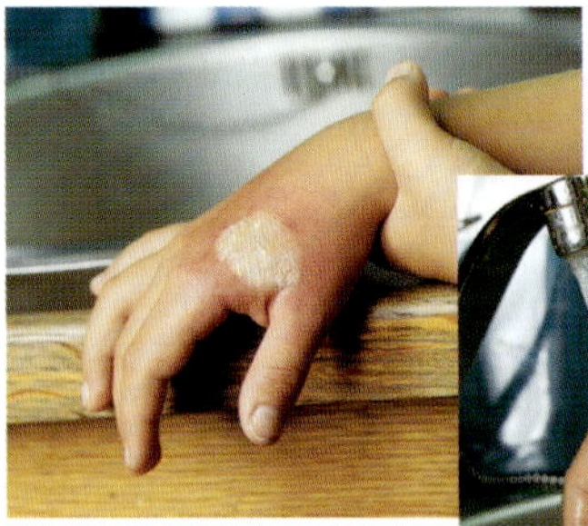

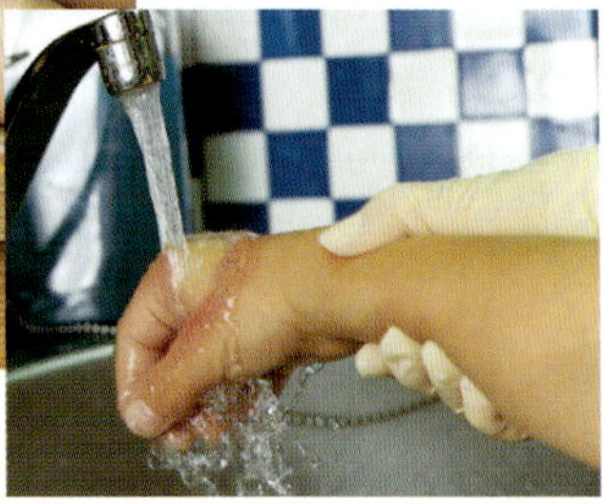

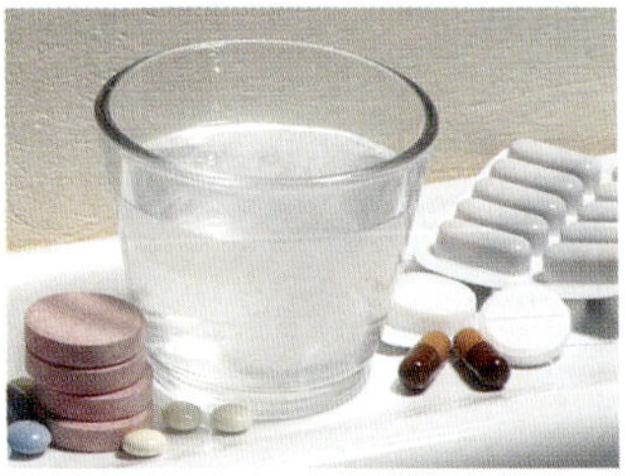

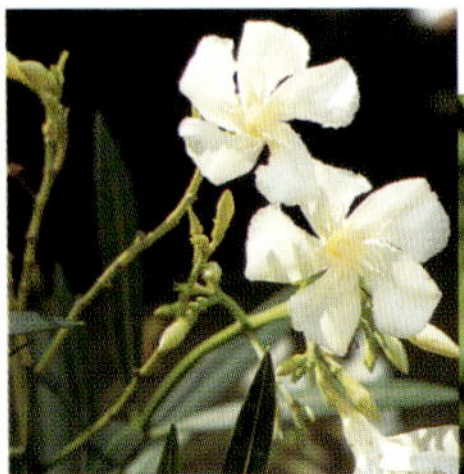

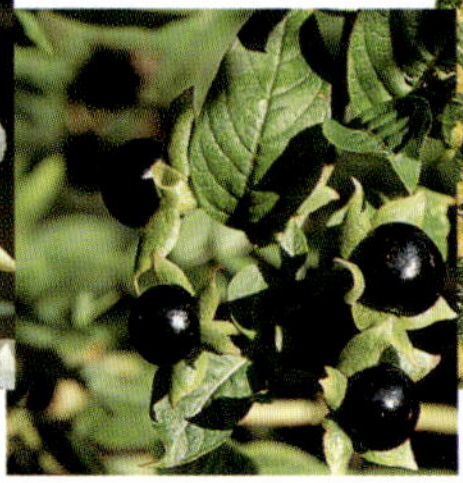

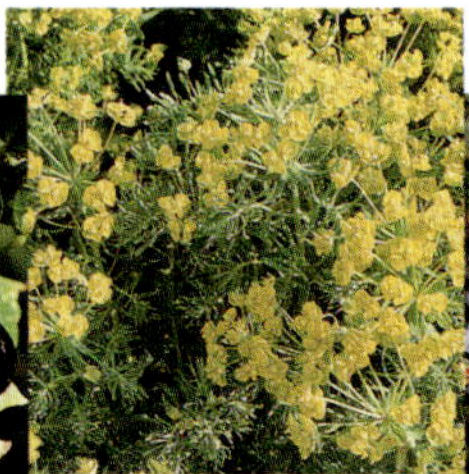

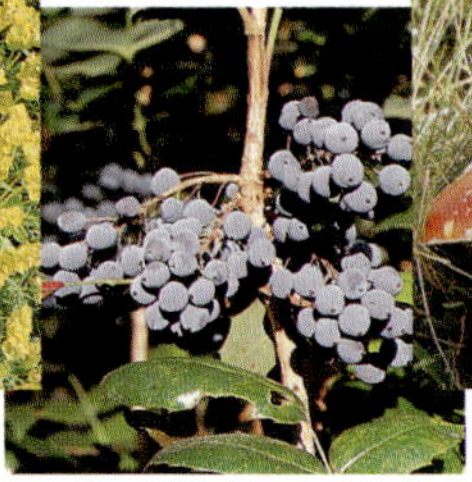

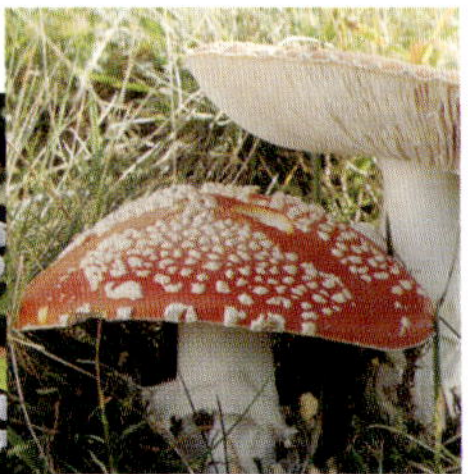

Schädigungen der Haut, der Augen, der Lunge, des Magens

Kleine Kinder nehmen gern alles in den Mund – Spielsachen, aber leider auch sonstige Fundstücke wie Zigarettenkippen, kleine bunte Pillen, die wie Bonbons aussehen, schöne rote Beeren im Garten... Vergiftungen sind aber auch auf andere Weise möglich. Besondere Vorsicht ist bei den »unsichtbaren« Giften, also Gasen oder Kontaktgiften, geboten. Auch Ätzstoffe können gasförmig und damit nicht sofort erkennbar sein. Wenn sie in Augen, Mund-Rachen-Raum und Lunge geraten, entfalten sie dort ihre zerstörerische Wirkung.
Dieses Kapitel behandelt die wichtigsten Formen von Vergiftungen und Verätzungen und die entsprechenden Erste-Hilfe-Maßnahmen. Doch am besten ist Vorbeugung: Beugen Sie also vor, indem Sie beispielsweise Putzmittel, Medikamente und andere Gefahrenstoffe kindersicher aufbewahren. Machen Sie sich mit Giftpflanzen vertraut, die auch in unseren heimischen Gärten wachsen bzw. in Wohnungen blühen.

Das Wichtigste in Kapitel 6

Die sechs W-Fragen bei Vergiftungen

Wenn Sie eine der Informationszentralen für Giftunfälle (Telefonnummern und Infos siehe Seite 115 und 170f.) anrufen, sollten Sie – soweit möglich – die folgenden Fragen beantworten können. In diesem Zusammenhang ist es auch wichtig, dass Sie auf Speisereste, leere Medikamentenschachteln o. Ä. in der Umgebung des betroffenen Kindes achten.

Wer?	Wer ist vergiftet? (Alter und Gewicht)
Womit?	Welches Gift wurde genommen? (Beschreibung der Giftstoffe)
Wie viel?	Menge bzw. Konzentration des eingenommenen Giftstoffs
Wann?	Genaue Zeitangabe der Giftaufnahme
Welche?	Welche Vergiftungsanzeichen sind erkennbar?
Was?	Was wurde bereits an Erste-Hilfe-Maßnahmen eingeleitet?

Vergiftungen

Vergiftungsnotfälle sind weitaus häufiger, als allgemein angenommen wird, und verzeichnen eine ständig steigende Tendenz. Vor allem Kinder sind häufig Leidtragende von Vergiftungen. In Deutschland werden jährlich ca. 30 000 Vergiftungsfälle allein bei Kindern bekannt. Bei ca. 10 000 ist eine – wenn auch häufig kurzzeitige – Krankenhausbehandlung nötig. 30 bis 50 Kinder sterben jährlich an den Folgen einer Vergiftung. Giftstoffe kann man grob in die folgenden Gruppen unterteilen:

- Chemische Stoffe, Haushaltschemikalien
- Arzneimittel
- Pflanzenschutz- und Schädlingsbekämpfungsmittel
- Giftige Pflanzen, Beeren, Pilze
- Verdorbene Lebensmittel

Jede dieser Gruppen enthält mehrere Hundert, ja sogar mehrere Tausend verschiedene giftige Stoffe. Diese unüberschaubare Menge verschiedener Substanzen, ihre unterschiedlichen Konzentrationen und Giftwirkungen machen die Hilfeleistung bei Vergiftungen extrem schwierig. Dennoch kann man richtig helfen. In diesem Kapitel werden die richtigen Schritte der ersten Hilfe bei Vergiftungen erklärt und einige Giftstoffe und deren Wirkung beschrieben.

INFO

Gemäß Gefahrstoffverordnung (GefStoffV) müssen Behälter, die gefährliche Chemikalien enthalten, mit einem Gefahrensymbol gekennzeichnet sein. Ebenso sind auf den Behältern Gefahrenhinweise und Sicherheitsratschläge aufzudrucken. Sie können bei einem Unfall erste Informationen für die richtige Hilfe geben.

Vor allem Kinder sind gefährdet

Kinder haben Eigenschaften, die sie besonders anfällig für Vergiftungen machen. Sie neigen dazu, alles zu probieren oder auszuprobieren. Ihr Drang, den Erwachsenen etwas nachzumachen (z. B. Medikamenteneinnahme oder der Umgang mit einer Zigarette), kann schlimme Folgen haben. Da gibt es die Verführung, die von bunten Spül- und Reinigungsmittelflaschen und deren Flüssigkeit ausgeht oder von schönen bunten Pillen, die wie Bonbons aussehen. Dies sind nur einige Beispiele für häufige Unfallursachen.

- Kleinkinder stecken vieles in den Mund, weil sie in dieser Entwicklungsstufe Dinge und Gegenstände mit dem Mund untersuchen. Ihr Geschmackssinn ist noch nicht so ausgeprägt wie bei Erwachsenen; sie essen daher auch Dinge, die schlecht schmecken.
- Ein Teil der Vergiftungsnotfälle geht auf das Konto von Pflanzengiften (siehe zu Haushaltschemikalien Seite 120ff. und zu Giftpflanzen Seite 125ff.).

MERKE

Gift ist immer eine Frage der Dosis. Eine bestimmte Medikamentendosis, die bei Erwachsenen eine positive Wirkung zeigt, kann für Kinder tödlich sein.

- Giftpflanzen wachsen nicht nur im tropischen Regenwald oder im botanischen Garten, viele haben unsere Gärten, Parks und Wohnungen erobert; schlimmer noch, einige findet man sogar am Rand von Schulhöfen, Kindergärten, Spielplätzen und Freibädern.

Das Rote Kreuz rät

Bewahren Sie Giftstoffe – Chemikalien, Reinigungsmittel, Medikamente, Pflanzenschutzmittel usw. – vor allem in Haushalten mit Kindern immer so auf, dass sie für Kinder unzugänglich sind. Füllen Sie keine Giftstoffe in Getränkeflaschen ab.

Giftstoffe verursachen im menschlichen Körper oft schwere gesundheitliche Störungen oder gar lebensbedrohliche Zustände. Entscheidend für die Schwere der Schädigung sind Giftart, Giftmenge, Konzentration und Einwirkungsdauer der Giftstoffe. Aber auch das Alter, das Körpergewicht und die Widerstandskraft des betroffenen Kindes sind von Bedeutung. Daher kann eine bestimmte Giftmenge oder Konzentration bei einem Erwachsenen noch relativ harmlos sein, bei einem Kind jedoch eine tödliche Dosis bedeuten.

Unfälle sind vermeidbar

Betrachtet man die Ursachen für Vergiftungen etwas genauer, wird schnell deutlich, dass Unfälle dieser Art durchaus vermeidbar wären. Dies gilt insbesondere für unsere Kinder, die gefährdet sind durch:

- Leichtsinn
- Verwechslung aufgrund mangelnder Kennzeichnung
- Drogen- und Alkoholmissbrauch
- Unwissenheit und Neugier
- Selbstmordversuche usw.

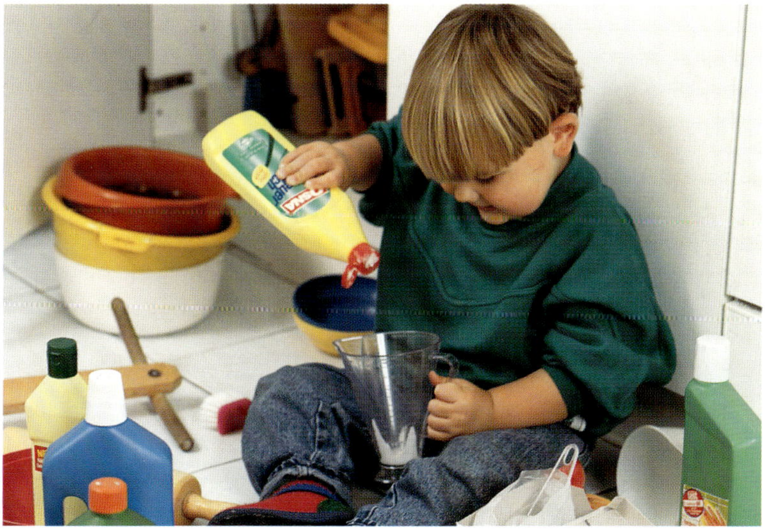

Vor allem Kinder sind gefährdet. Lagern Sie Putzmittel, Medikamente o. Ä. immer kindersicher.

Symptome richtig deuten

Das Gift gelangt überwiegend über den Verdauungsweg in den Körper. Aber auch über die Atemwege und die Haut können bestimmte Giftstoffe aufgenommen werden.

Entscheidend für eine erfolgreiche erste Hilfe ist, dass bereits erste Anzeichen einer zunächst unklaren Gesundheitsbeeinträchtigung in einen Zusammenhang mit einer möglichen Vergiftung gebracht werden, damit eine weiter gehende Diagnose gestellt wird und schließlich die richtige Hilfe erfolgen kann.

- Übelkeit, Erbrechen, Bauchschmerzen, Durchfall, Atem- und Kreislaufbeschwerden, Schweißausbrüche, Schwindel, Krämpfe, Bewusstseinstrübung bis hin zu Atem- und Kreislaufstillstand sind nur die wichtigsten Anzeichen.
- Insbesondere bei Kindern erfordert es oft viel geduldiges Befragen, bis die Ursache für einen unklaren Befund (beispielsweise Bauchweh) ermittelt ist.

MERKE

Milch galt einmal als Hausmittel gegen Vergiftungen, ist aber schädlich. Es ist erwiesen, dass die Durchlässigkeit des Magen-Darm-Trakts durch die chemischen Eigenschaften der Milch noch erhöht wird und das Gift dadurch noch schneller in den Blutkreislauf gelangt.

Maßnahmen bei Vergiftungen

So machen Sie's richtig

- ▶ Überprüfen Sie zunächst Bewusstsein, Atmung und Kreislauf des betroffenen Kindes, und führen Sie, **falls notwendig, lebensrettende Sofortmaßnahmen** (siehe Seite 74ff., 77ff. und 82ff.) durch.
- ▶ Alarmieren Sie möglichst schnell den Rettungsdienst (Notarzt).
- ▶ Rufen Sie jetzt eine der Informationszentralen für Vergiftungen an, bei Kindernotfällen die Universitätsklinik in Berlin unter der Nummer 030/19240.
- ▶ Decken Sie das Kind warm zu (Rettungsdecke).
- ▶ Ohne Anweisung einer kompetenten Stelle, wie etwa einer Giftnotrufzentrale (siehe unten) oder eines Arztes, sollten Sie dem betroffenen Kind **nichts zu trinken geben**, insbesondere keine Milch.
- ▶ Auch das Herbeiführen von Erbrechen ist nicht immer nützlich. Insbesondere bei Kleinkindern und Kindern und nach der Einnahme von ätzenden oder Schaum bildenden Stoffen sollte **Erbrechen nicht ohne Rücksprache mit dem Arzt oder der Giftnotrufzentrale** herbeigeführt werden.

Informationszentralen für Vergiftungen

Wenn Sie nicht sicher sind, ob ein eingenommener Stoff giftig ist oder nicht, können Sie über eine Notrufzentrale für Giftunfälle nähere Informationen erhalten. (Die Angaben, die Sie beim Anruf machen sollten, finden Sie auf Seite 111.)

Diese Informationszentralen für Vergiftungen sind in fast allen Bundesländern eingerichtet. Sie geben, wenn sie die erforderlichen Informationen – z. B. über die Giftart, Giftmenge, Konzentration, Vergiftungsanzeichen, Alter und Gewicht des Betroffenen usw. – erhalten, Hinweise auf durchzuführende Erste-Hilfe-Maßnahmen. Die Rufnummern finden Sie im Anhang dieses Buchs (siehe Seite 170f.), oder Sie erfahren sie über die Telefonauskunft. Die übergeordnete Zentrale – insbesondere bei **Kindernotfällen** – befindet sich an der Universitätskinderklinik in Berlin und ist unter der folgenden Telefonnummer zu erreichen:

0 30 / 19 24 0

- Bei Störungen des Bewusstseins dürfen Sie auf **keinen Fall Erbrechen herbeiführen**, da akute Erstickungsgefahr besteht.
- Erbricht das Kind von sich aus, dann leisten Sie ihm unterstützende Hilfe.
- Besondere Vorsicht ist bei Vergiftungen durch Schädlingsbekämpfungsmittel angebracht. Manche dieser Mittel greifen in das Nervensystem ein und können zu Atem- und Herz-Kreislauf-Stillstand führen. Da es sich um so genannte **Kontaktgifte** handelt, ist der Ersthelfer bei der Hilfeleistung selbst gefährdet. Bei der Versorgung dieser Vergifteten sollten Sie daher **Handschuhe tragen**. Ist eine Beatmung erforderlich, sollte diese zur eigenen Sicherheit möglichst mit einer Beatmungshilfe oder einem Beatmungsgerät erfolgen, damit ein Kontakt zum Vergifteten vermieden wird.

WICHTIG

Auch bei Vergiftungen oder Verätzungen haben die lebensrettenden Sofortmaßnahmen Vorrang vor anderen Maßnahmen.

Vergiftungen durch Gase

Werden bestimmte giftig ätzende Gase, z. B. Chlor- und Nitrosegase, eingeatmet, können direkte Lungenschädigungen eintreten. Diese Gase bewirken eine Schädigung der Atemwege und der Lunge. Es entwickelt sich, oft mit zeitlicher Verzögerung, ein Lungenödem (Wasseransammlung in der Lunge).

Kinder, die solche Gase eingeatmet haben, müssen auch dann zur Beobachtung in ein Krankenhaus (Notruf) gebracht werden, wenn noch keine Anzeichen für eine Vergiftung erkennbar sind.
Das Einatmen von Dämpfen aus Lacken oder Klebstoffen kann zu gesundheitlichen Beeinträchtigungen führen. Es können physische und physikalische Veränderungen auftreten.

So machen Sie's richtig

- Bei Vergiftungserscheinungen mit Atemnot **lagern** Sie das betroffene Kind **mit erhöhtem Oberkörper.**

Maßnahmen bei Kohlenmonoxidvergiftung

Bei jeder Verbrennung, vor allem bei unvollständiger Verbrennung unter Sauerstoffmangel, entsteht das Gas Kohlenmonoxid. Mit einer solchen Vergiftung muss immer gerechnet werden, wenn Rauchgase eingeatmet wurden. Kohlenmonoxid vergiftet den Körper. Es geht eine intensive Verbindung mit den roten Blutkörperchen ein, so dass diese dann keinen Sauerstoff mehr aufnehmen und zu den Körperzellen transportieren können. In geschlossenen Räumen kann Kohlenmonoxid explosive Konzentrationen erreichen.

WICHTIG

Immer wenn es nach Gas oder Rauch riecht, ist wegen der möglichen Explosionsgefahr größte Vorsicht mit Feuer, Zigaretten und allem, was eine Funkenbildung auslösen könnte, geboten.

So machen Sie's richtig

- Mit Kohlenmonoxid Vergiftete bekommen zunächst Kopfschmerzen, Übelkeit sowie Erbrechen und werden schließlich bewusstlos. Die Gesichtsfarbe ist rosig, obwohl Sauerstoffmangel besteht. Bei hohen Gaskonzentrationen kann der Zustand eines Betroffenen, vor allem eines betroffenen Kindes, sehr schnell lebensbedrohlich werden.
- Sorgen Sie zunächst für **Lüftung** in den betroffenen Räumen.
- **Retten Sie das Kind** unter Beachtung des Selbstschutzes **an die frische Luft**.
- Prüfen Sie Bewusstsein, Atmung und Kreislauf des Kindes, und **führen Sie dann die entsprechenden lebensrettenden Maßnahmen durch**: bei Bewusstlosigkeit die stabile Seitenlage (siehe Seite 74ff.), bei Atemstillstand die Atemspende (siehe Seite 77ff.).
- Notruf / Alarmieren Sie den Rettungsdienst.

Maßnahmen bei Kohlendioxidvergiftung

Ein besonders tückisches Gas ist unter bestimmten Bedingungen das Kohlendioxid. Es entsteht bei Gärungs- und biologischen Zersetzungsprozessen, ist unsichtbar, geruchlos und schwerer als Luft. Es verdrängt in tief liegenden geschlossenen Räumen, z. B. in Gärkellern, geschlossenen Behältern, Futtersilos, Gruben und Schächten, die Luft und damit auch den Sauerstoff, so dass Personen, die in den »Kohlendioxidsee« geraten, in kürzester Zeit ersticken.

Die Wiederbelebungsmaßnahmen finden Sie auf den folgenden Seiten: stabile Seitenlage (Seite 74ff.), Beatmung (Seite 77ff.), Herz-Lungen-Wiederbelebung (Seite 82ff.).

So machen Sie's richtig

- Unternehmen Sie **in geschlossenen Räumen und Behältern keine Rettungsversuche** ohne spezielle, umluftunabhängige Atemschutzgeräte und entsprechende Sicherung.
- Da Ihnen im Allgemeinen solche Atemgeräte nicht zur Verfügung stehen, alarmieren Sie schnellstens die Feuerwehr und den Rettungsdienst (Notruf 112).
- Nach der Rettung sind dann leider oftmals Wiederbelebungsmaßnahmen notwendig. Die Wiederbelebungsmaßnahmen werden vom in der Regel dann eingetroffenen Fachpersonal (Rettungsdienst) durchgeführt.

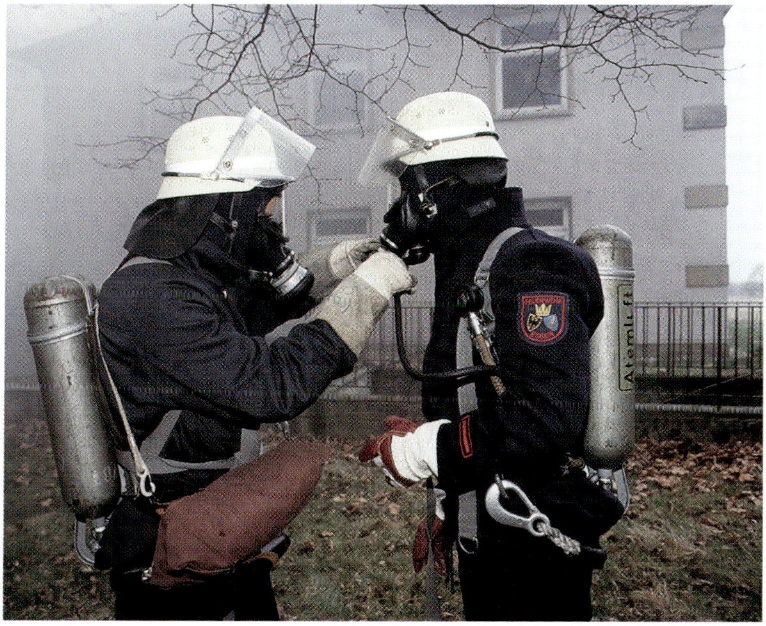

Nur mit Atemschutzmasken und Sauerstoffgeräten: Die Rettung aus vergifteten Räumen müssen Sie zu Ihrem eigenen Schutz den Fachleuten überlassen.

Verätzungen

Maßnahmen bei Hautverätzungen

Kinder sollten im Allgemeinen keinen Zugang zu Säuren und Laugen haben. Verätzungen der Haut und des Gewebes durch Chemikalien wie Säuren und Laugen sind in ihrer schädigenden Wirkung abhängig von der Art der Chemikalie, ihrer Konzentration, der Menge und ihrer Einwirkungszeit. Das betroffene Kind hat starke Schmerzen.

So machen Sie's richtig

- Hilfe bringt die Beseitigung oder zumindest die Verdünnung der Stoffe. Sie müssen zunächst die mit Säure oder Lauge benetzten **Kleidungsstücke** (gegebenenfalls auch Schuhe und Strümpfe) **entfernen.** Achten Sie darauf, dass Sie sich nicht selbst verätzen (indem Sie z. B. säurefeste Handschuhe tragen).
- Danach sollten Sie die betroffenen Körperstellen **sofort unter fließendem Wasser gründlich spülen**.
- Beachten Sie, dass das Wasser möglichst vom Wundbereich direkt abfließt, so dass gesunde Hautbereiche nicht nachträglich durch das Spülwasser verätzt werden.
- Wenn kein Wasser vorhanden ist, versuchen Sie, die ätzenden Substanzen mit Mulltupfern zu entfernen. Dabei sollten Sie wieder den Eigenschutz (Handschuhe) beachten und die Tupfer nur einmal verwenden.
- Verbinden Sie die Wunden anschließend keimfrei.
- Alarmieren Sie den Rettungsdienst (Notruf).

MERKE

Ätzstoffe können gasförmig, flüssig oder fest sein. Bei Laugenverätzungen ist die Haut eher aufgequollen, weißlich und feucht. Bei Säureverätzungen ist sie dagegen eher trocken mit weißer, gelbbrauner und schwarzer Ätzschorfbildung.

Maßnahmen bei Augenverätzungen

Augenverätzungen sind sehr schmerzhaft und können zum Erblinden führen. Die betroffenen Kinder werden die Augenlider fest zusammenkneifen oder auch reiben, was die Hilfeleistung noch erschwert.

So machen Sie's richtig

- **Spülen Sie das Auge** nachhaltig – möglichst zusammen mit einem Helfer. Das Kind sollte dazu sitzen oder besser noch liegen.

- Ein Helfer hält das Auge auf (Schutzhandschuhe), während der zweite Helfer aus einem Gefäß **Wasser** aus ca. zehn Zentimeter Höhe **vom inneren Augenwinkel nach außen** über das Auge gießt. Das gesunde Auge ist dabei zu schützen.
- Anschließend bedecken Sie das Auge mit einem keimfreien Verband und sorgen für eine Arztbehandlung (Notruf).

ACHTUNG
Füllen Sie niemals giftige Stoffe in Getränkeflaschen ab. Verätzungen im Magen-Darm-Bereich haben hierin häufig ihre Ursache.

Maßnahmen bei Verätzungen im Magen-Darm-Bereich

Wurde Säure oder Lauge versehentlich getrunken, entstehen starke Schmerzen sowie vermehrter Speichelfluss. Die Schleimhäute im Mund-Rachen-Raum sind weiß oder blutig angeschwollen.

So machen Sie's richtig

- Bringen Sie das Kind **auf keinen Fall zum Erbrechen**, die Verätzung würde sich sonst wiederholen.
- Um die verätzten Speisewege zu spülen und die Chemikalien zu verdünnen, **geben Sie dem Kind sofort Wasser oder Tee** in kleinen Schlucken zu trinken.
- Notruf / Alarmieren Sie den Rettungsdienst, denn es besteht die Gefahr des Magen- oder Darmdurchbruchs.

MASSNAHMEN BEI VERÄTZUNGEN

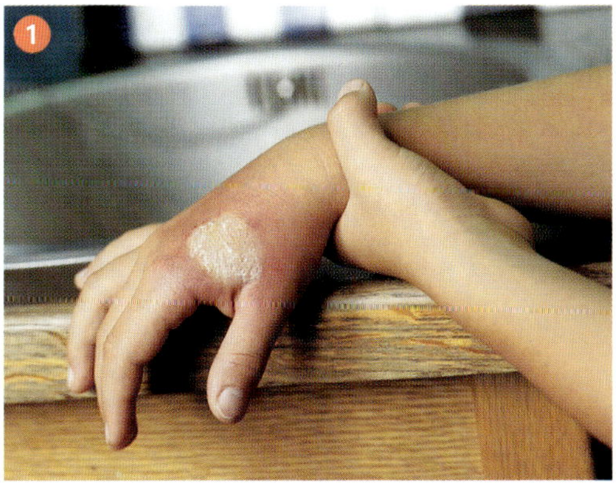

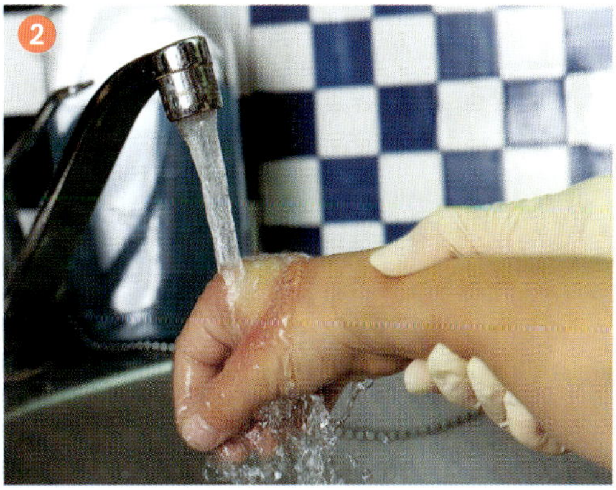

1 *Verätzungen können sehr schmerzhaft sein; deshalb müssen Sie sofort handeln.*

2 *Halten Sie die Stelle so unter fließendes Wasser, dass andere Körperteile nicht geschädigt werden.*

Gefahren durch Haushaltschemikalien und Arzneimittel

Die Magenschleimhaut ist Chemikalien gegenüber außerordentlich widerstandfähig; die Schleimhäute von Speiseröhre und Luftröhre sind es jedoch nicht. Daher sollten Sie kein Erbrechen herbeiführen.

Einige Haushaltschemikalien und Arzneimittel, die häufiger zu Vergiftungen führen, werden im Folgenden detaillierter beschrieben. Während auf den vorhergehenden Seiten die allgemeinen Maßnahmen bei Vergiftungen beschrieben wurden, finden Sie hier weiter gehende, spezielle Hinweise und Erste-Hilfe-Maßnahmen zu Vergiftungen mit:

- Spül- und Waschmitteln
- Verdünnern, Lösemitteln, Lampenölen
- Bioziden (Gifte gegen Insekten und Nagetiere)
- Bestimmten Arzneimitteln (Barbituraten, Parazetamol, Methadon)

Spül- und Waschmittel

Spül- und Waschmittel werden wegen ihrer attraktiven Farbe und ihres angenehmen Geruchs von Kleinkindern häufiger geschluckt. Die größte Gefahr ist die Schaumbildung im oberen Verdauungstrakt. Der aufsteigende Schaum gelangt leicht in die Lunge. Dort verschließt der Schaum die Lungenbläschen und löst eine heftige Entzündungsreaktion aus, die letztlich tödlich verlaufen kann. Einige Reinigungsmittel sind reizend oder gar ätzend.

Erweiterte Maßnahmen

- Kein Erbrechen herbeiführen und nichts zu trinken geben!
- Das Medikament Sab simplex® hemmt die Schaumbildung. Wenn Sie das Medikament nicht in der Hausapotheke haben, sollten Sie schnellstens den Rettungsdienst alarmieren, da dieser das Medikament verfügbar hat.

Zu allgemeinen Maßnahmen bei Vergiftungen siehe Seite 114ff., zum Überblick über die erweiterten Maßnahmen siehe Seite 124.

Verdünner, Lösemittel, Lampenöle

Verdünner und Lösemittel enthalten meist organische Kohlenwasserstoffe – teilweise chloriert –, die relativ leicht verdampfen. Beim Umgang mit ihnen muss für eine gute Lüftung gesorgt werden. In schlecht belüfteten Räumen kann es durch Einatmen zu Übelkeit, Kopfschmerz, Benommenheit, schließlich zu Bewusstlosigkeit mit nachfolgenden Atem- und Kreislaufkomplikationen kommen. Die Lösemittel

können auch zur Sucht führen. (»Schnüffelstoffe« sind oft Einstiegsdrogen.) Lösemittel-Luft-Gemische sind häufig auch brennbar und stellen bei höheren Konzentrationen eine ernste Explosionsgefahr dar.
Eine Sonderstellung nehmen die Vergiftungen mit Lampenölen ein. Während die Verkaufsbehälter über eine Kindersicherung und Warnhinweise verfügen, sind die Öllampen nicht gesichert und befinden sich im Zugriffsbereich auch von Kleinkindern.
Beim Verschlucken »kriechen« Verdünner, Lösemittel und auch Lampenöle entlang den Schleimhäuten in die Lunge. Dort lösen sie heftige Entzündungsreaktionen aus, die tödlich verlaufen können. Jedes vierte Kind entwickelt nach der Aufnahme von Lampenöl eine solche »chemische Lungenentzündung«. Anhaltender Husten mit Atemnot und Sauerstoffmangel sind die vordringlichen Anzeichen einer entsprechenden Vergiftung.

WICHTIG

Lampenöle sollten Sie vor Kleinkindern immer verschlossen aufbewahren.

Erweiterte Maßnahmen

- Wenn das Kind die oben genannten Stoffe geschluckt hat, sollten Sie auf keinen Fall Erbrechen auslösen!
- Notruf / Alarmieren Sie den Rettungsdienst, und holen Sie den Rat von der Giftnotrufzentrale ein.
- Bei Vergiftungssymptomen durch Einatmen bringen Sie das betroffene Kind, falls notwendig unter Beachtung des Selbstschutzes, an die frische Luft, oder Sie belüften die Räume.
- Vermeiden Sie Zündquellen, betätigen Sie also z. B. keine elektrischen Schalter.

Zu allgemeinen Maßnahmen bei Vergiftungen siehe Seite 114ff., zum Überblick über die erweiterten Maßnahmen siehe Seite 124.

Biozide

Viele Insektenvernichtungsmittel, insbesondere im Kleingärtnerbereich, basieren auf Organophosphaten. Diese blockieren einen Teil des unwillkürlichen Nervensystems. Typische Symptome solcher Vergiftungen sind Speichelfluss, enge Pupillen, schneller, schwacher Puls, Muskelzuckungen, Krämpfe und/oder Lähmungen. Pyrethroide (z. B. Fliegenspray) haben für akute Vergiftungen kaum eine Bedeutung, sollten aber wegen möglicher chronischer Effekte nur in »vernünftigem Maß« eingesetzt werden.
Rattengifte basieren oft auf Kumarinen. Diese hemmen die Bildung der Blutgerinnungsfaktoren im Körper. Da zunächst noch Gerin-

nungsfaktoren vorhanden sind, werden die Symptome, z. B. Blutungen der Schleimhäute und Hämatome (Blutergüsse), erst nach einigen Tagen auftreten.
Wässrige Extrakte von Tabak erfreuen sich als »biologische« Schädlingsbekämpfungsmittel wachsender Beliebtheit. Auch achtlos herumliegende Zigaretten sind für Kleinkinder eine Gefahr. Geschluckt kann schon eine einzige Zigarette (ein Milligramm Nikotin) für ein Kleinkind eine tödliche Dosis sein. Das Nikotin aus einem wässrigen Extrakt wird auch über die Haut aufgenommen. Anzeichen einer Vergiftung sind Schwitzen und Bauchkrämpfe. Nachfolgend können Atmung und Kreislauf versagen.

Zu allgemeinen Maßnahmen bei Vergiftungen siehe Seite 114ff., zum Überblick über die erweiterten Maßnahmen siehe Seite 124.

Erweiterte Maßnahmen

- Bei Organophosphatvergiftung müssen Sie den Kontakt mit den Körperflüssigkeiten des betroffenen Kindes vermeiden (Eigenvergiftung möglich). Tragen Sie Handschuhe, und waschen Sie betroffene Hautstellen mit Wasser und Seife gründlich.
- Ist das Bewusstsein erhalten, kann – wenn vorhanden – Aktivkohle verabreicht werden.
- Vitalfunktionen (Atmung und Kreislauf) müssen Sie unter Beachtung des Selbstschutzes erhalten. Alarmieren Sie den Rettungsdienst, und holen Sie Rat von der Giftnotrufzentrale ein.

Bestimmte Arzneimittel

INFO

In Großbritannien ist die Parazetamolvergiftung die häufigste Ursache für Lebertransplantationen.

Arzneimittel werden von Kindern aus Neugierde oder um Erwachsene nachzuahmen, bei älteren Kindern gelegentlich auch in Selbstmordabsicht genommen. Dabei ist zu beachten, dass die meisten Medikamente in Abhängigkeit vom Körpergewicht des jeweiligen Patienten dosiert werden. So kann ein bestimmtes Medikament in Dosis und Konzentration bei einem Erwachsenen mit z. B. 80 Kilogramm Körpergewicht eine therapeutische Wirkung haben und bei einem Kleinkind mit acht Kilogramm Körpergewicht die zehnfache Dosis bedeuten und damit tödlich wirken.
Barbiturate (Schlafmittel) führen zu Schläfrigkeit, Bewusstlosigkeit und gegebenenfalls nachfolgend zur Atemverlangsamung bis hin zum Atemstillstand.
Parazetamol wurde von gutmeinenden Eltern auch schon überdosiert. Es verursacht dann mit einigen Tagen Verzögerung Leberschäden, die

irreparabel und tödlich sein können. Die Symptome sind unspezifisch, beispielsweise Übelkeit, Erbrechen, Verwirrtheit, Schwindel. Hämatome (Blutergüsse) und Gelbsucht zeigen nach einigen Tagen die ernste Leberschädigung an.
Methadon wird Süchtigen in der Entzugstherapie auf Rezept mit nach Hause gegeben, um eine regelmäßige Einnahme zu gewährleisten. Die Mengen, die von einem Abhängigen vertragen werden, können schon für einen Erwachsenen tödlich sein. Kinder sind durch ihre Neugierde in Gefahr, herumliegende Tabletten zu schlucken. Symptome sind Euphorie (»Trip«), nachfolgend tiefe Bewusstlosigkeit, enge Pupillen und Aussetzen der Atmung.

Zu allgemeinen Maßnahmen bei Vergiftungen siehe Seite 114ff., zum Überblick über die erweiterten Maßnahmen siehe Seite 124.

Erweiterte Maßnahmen

- Ist das Bewusstsein des betroffenen Kindes erhalten, kann – wenn vorhanden – Aktivkohle verabreicht werden. Nach Rücksprache mit der Giftnotrufzentrale und bei erhaltenem Bewusstsein kann hier auch das Auslösen von Erbrechen angezeigt sein.

Giftstoffe, Symptome und Maßnahmen im Überblick

Giftstoff	Symptome	Hilfe (erweiterte Maßnahmen)
Spül- und Waschmittel	Schaumbildung, gegebenenfalls Leib- und Schleimhautschmerzen	Sab simplex® verabreichen, Erbrechen vermeiden
Verdünner, Lösemittel, Lampenöle	Schwindel, Kopfschmerz, Euphorie, gegebenenfalls Atemnot	Frischluftzufuhr; Zündquellen vermeiden (z. B. keine Schalter betätigen)
Biozide	Speichelfluss, Pupillen weit oder eng, Krämpfe, schneller Puls, Blutergüsse	Handschuhe tragen, Schleimhautkontakt vermeiden, bei erhaltenem Bewusstsein Aktivkohle verabreichen, betroffene Hautstellen mit Wasser und Seife abwaschen
Parazetamol	Übelkeit, Erbrechen, Schwindel, später Blutergüsse und Gelbsucht	Bei erhaltenem Bewusstsein Aktivkohle verabreichen
Schlafmittel, Opiate, Barbiturate	Euphorie, Schläfrigkeit, tiefe Bewusstlosigkeit	Maßnahmen gemäß Hinweisen der Giftnotrufzentrale

Das müssen Sie beachten

Bei Vergiftungen von Kleinkindern und Kindern ist zu beachten:

- Niemals Kochsalzlösung als Brechmittel verabreichen (ein Teelöffel Kochsalz kann für ein Kind tödlich sein!)
- Niemals Milch trinken lassen
- Niemals Erbrechen auslösen (außer wenn es von der Giftnotrufzentrale oder vom Notarzt empfohlen wird)
- Niemals Neutralisationsversuche, also das Behandeln einer Säureverätzung durch Lauge und umgekehrt, unternehmen
- Niemals Abführmittel geben

INFO

Aktivkohle und Sab simplex® bekommen Sie ohne Rezept in der Apotheke. Ipecacuanha-Sirup gehört zu den verschreibungspflichtigen Arzneimitteln.

Erweiterte Maßnahmen

Unter erweiterten Maßnahmen im Vergiftungsfall versteht man die folgenden Medikamentgaben bzw. Verhaltensweisen.

- Gabe von Aktivkohle bei erhaltenem Bewusstsein. Das Kind 0,5 bis 1,0 Gramm Aktivkohle pro Kilogramm Körpergewicht in 100 Milliliter Wasser oder Saft aufgerührt in kleinen Schlucken trinken lassen (ein zehn Kilogramm schweres Kind bekäme also fünf bis zehn Gramm Aktivkohle in einem Liter Wasser), dabei Pausen einlegen, damit sich keine Übelkeit entwickelt.
- Wenn keine Aktivkohle zur Hand ist, wenn es von der Giftnotrufzentrale empfohlen wurde und wenn sicher ist, dass keine ätzenden Stoffe, Lösemittel, Lampenöle oder schäumenden Stoffe verschluckt wurden, dann kann mit Ipecacuanha-Sirup Erbrechen ausgelöst werden; dazu 15 bis 20 Milliliter Sirup mit Wasser vermischt geben.
- Nach Verschlucken von schäumenden Substanzen zwei bis drei Milliliter Sab simplex® oral verabreichen.
- Da die Medikamente in der Regel nicht in jedem Haushalt zur Verfügung stehen, sollte immer schnell ein vollständiger Notruf erfolgen und gleichzeitig der Rat von der Giftnotrufzentrale (siehe Seite 115 und 170f.) eingeholt werden.
- Wichtig ist immer die Sicherstellung von Giftresten und/oder Verpackungen verschluckter Substanzen. Diese sollten dem Rettungsdienst bzw. dem Notarzt übergeben werden. Sie gewährleisten, dass eine schnelle und fachgerechte Hilfe erfolgen kann.

INFO

Das gehört in die Hausapotheke

Für schnelle Hilfe im Fall von Vergiftungen bei Kindern gehören in die für Kinder unzugängliche Hausapotheke:

- Einmalhandschuhe
- Plastikbeutel für Giftreste
- Sab simplex®
- Ipecacuanha-Sirup
- Ca. 10 Gramm Aktivkohle (Medizinalkohle)

Für Kinder giftige Pflanzen

Was versteht man unter Giftpflanzen?

Giftigkeit ist relativ. Schon der Arzt Paracelsus prägte den Satz: »Allein die Dosis macht ein Gift.« Er meinte damit, dass der Wirkstoff, z. B. der Wirkstoff einer Pflanze, sowohl Heilmittel als auch Giftstoff sein kann. Ob und wie stark ein bestimmter Wirkstoff bei einem Menschen als Gift wirkt, hängt auch von seinem Alter bzw. seinem Körpergewicht und seinem allgemeinen Gesundheitszustand ab.
Man sollte wissen, dass nicht jede artgleiche Pflanze einen vergleichbaren Wirkstoffgehalt hat. Dieser ist nämlich abhängig vom Erbgut der Pflanze, vom Standort, vom Klima und Wetter, vom Alter und von der Vegetationsperiode. Auch die verschiedenen Teile einer Pflanze (z. B. Wurzel, Stängel, Blätter, Blüten, Früchte) können verschiedene Wirkstoffe bzw. Wirkstoffmengen enthalten.

Ein Gift benötigt manchmal ein Gegengift (Antidot). Beispielsweise werden gegen Schlangen- und Spinnengifte so genannte Antiseren von immunisierten Tieren verabreicht.

Giftigkeit ist eine Frage der Dosis

Zur Gruppe der »Giftpflanzen« gehören Bäume, Sträucher und Pflanzen, deren Inhaltsstoffe bei Menschen und Tieren Gesundheitsstörungen hervorrufen können. Zur Vergiftung kommt es nur dann, wenn die kritischen Wirkstoffe in entsprechend hoher Dosierung auf den Körper einwirken. Bei geschluckten Giftstoffen verhindert zum Glück oftmals spontanes Erbrechen (körpereigener Schutzmechanismus), dass eine giftige Wirkstoffkonzentration entsteht.

Auch die Produkte der Natur sind giftig

In letzter Zeit konsumieren mehr und mehr Jugendliche giftige Pflanzen als Drogen, womöglich in dem Glauben, ein Naturprodukt könne nicht so schlimm sein – ein gesundheitsschädlicher und leider auch manchmal tödlicher Irrtum. Kinder hingegen finden Gefallen an Beeren und Früchten giftiger Pflanzen. Auf den nächsten Seiten finden Sie deshalb die bei uns verbreiteten Bäume, Sträucher und Pflanzen, die für Kinder giftig sind, abgebildet. Die Giftwirkung und die erforderliche erste Hilfe sind jeweils beschrieben.

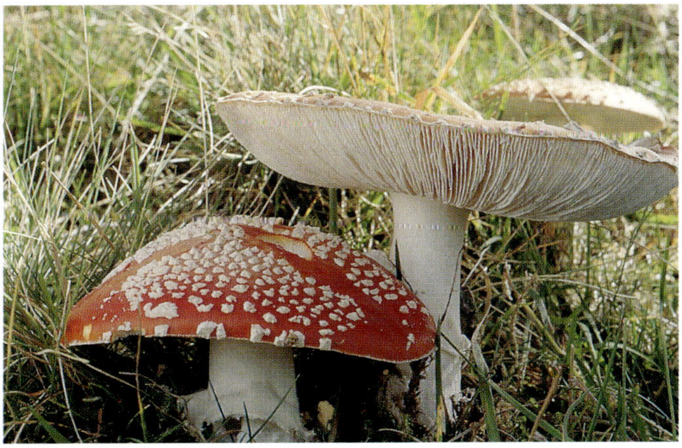

Fliegenpilze: Ihr Verzehr löst eine hochgradige Vergiftung aus. Andererseits dienten sie seit dem Altertum als Rauschmittel; heutzutage werden sie von Jugendlichen ebenfalls als Drogen missbraucht.

Hätten Sie's gewusst? Der hübsch blühende Oleander, der strahlende Weihnachtsstern, die verbreitete Dieffenbachie – sie alle sind für Kinder giftig.

Giftige Pflanzen im Garten und in der Natur im Überblick

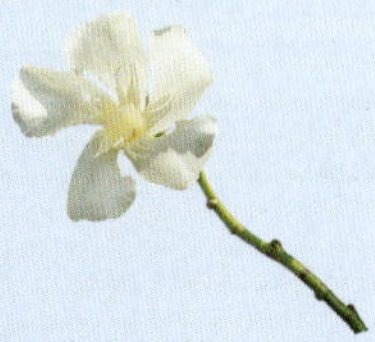

Bäume und Sträucher

- Goldregen
- Eberesche (Vogelbeerbaum)
- Mahonie
- Zwergmispel
- Feuerdorn
- Eibe
- Rote und Schwarze Heckenkirsche
- Seidelbast
- Schneebeere (Knallerbse)
- Gemeiner Liguster
- Lorbeerkirsche
- Stechpalme
- Pfaffenhütchen
- Gemeiner und Wolliger Schneeball
- Rosskastanie
- Lebensbaum
- Sadebaum (Sevenstrauch)
- Wunderbaum
- Oleander
- Gemeiner Efeu
- Robinie (Falsche Akazie)
- Faulbaum
- Besenginster

Pflanzen

- Maiglöckchen
- Garten- und Feuerbohne
- Tollkirsche
- Bittersüßer Nachtschatten
- Schwarzer Nachtschatten
- Kartoffel
- Gefleckter Aronstab
- Stechapfel
- Schwarzes Bilsenkraut
- Wasserschierling
- Gefleckter Schierling
- Virginischer Tabak
- Blauer und Gelber Eisenhut
- Herbstzeitlose
- Rotbeerige und Schwarzbeerige Zaunrübe
- Gelbe und Blaue Lupine
- Christrose
- Riesen- und Wiesenbärenklau
- Zypressen- und Gartenwolfsmilch
- Scharfer Hahnenfuß (Butterblume)
- Topfpflanzen
- Dieffenbachie
- Korallenbäumchen
- Weihnachtsstern
- Alpenveilchen

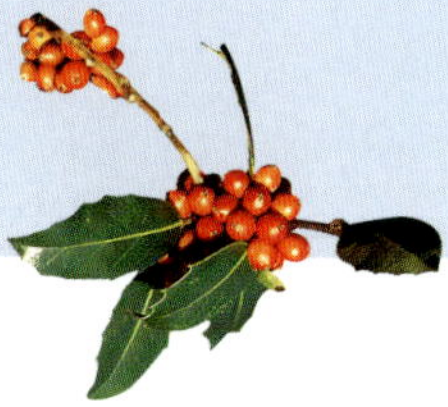

Giftpflanzen

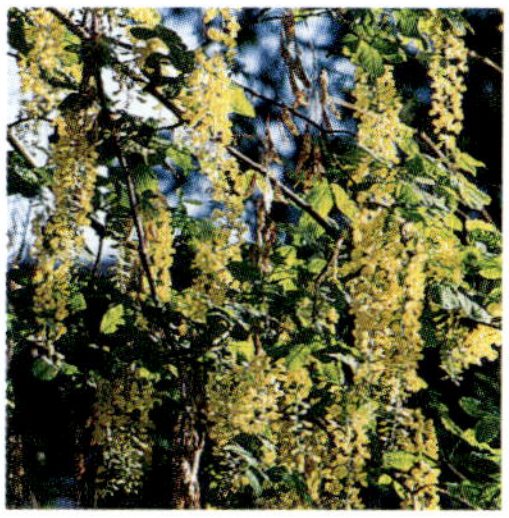
Goldregen

Goldregen (Laburnum anagyroides)
Giftige Teile: alle Teile, vor allem die Samen.
Symptome: Ca. eine halbe bis eine Stunde nach dem Verzehr kommt es zu Erbrechen, Übelkeit, Bauchschmerzen, Schwitzen, Blässe und Speichelfluss. In besonders schweren Fällen tritt Bewusstlosigkeit ein, es kommt zu Krampfanfällen und Kreislaufversagen.

So machen Sie's richtig

- Beachten Sie die allgemeinen Maßnahmen bei Vergiftungen (siehe Seite 114ff.).
- Erweiterte Maßnahmen: eventuell Wiederbelebungsmaßnahmen.

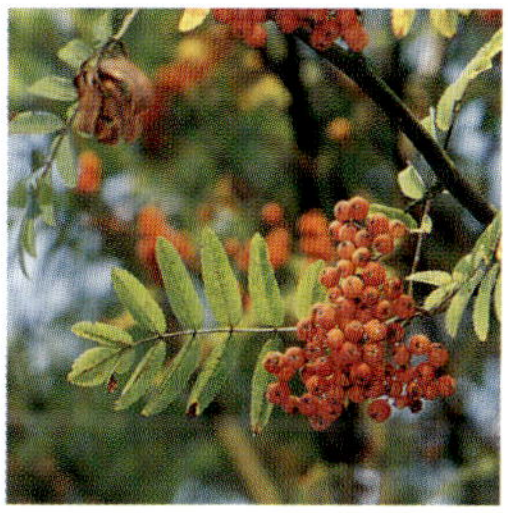
Eberesche

Eberesche (Sorbus aucuparia; Vogelbeerbaum)
Giftige Teile: An der Eberesche sind nur die frischen Früchte schwach giftig.
Symptome: Nur nach dem Verzehr größerer Mengen kann es zu Erbrechen und Durchfall kommen.

So machen Sie's richtig

- Beachten Sie die allgemeinen Maßnahmen bei Vergiftungen (siehe Seite 114ff.).
- Erweiterte Maßnahmen: nicht notwendig, gegebenenfalls erste Hilfe bei Erbrechen.

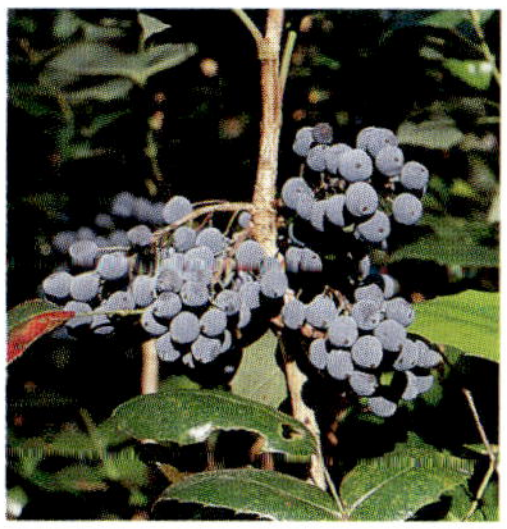
Mahonie

Mahonie (Mahonia aquifolium)
Giftige Teile: Die Wurzel und die Stammrinde sind giftig, die blauen Früchte sind nur schwach giftig.
Symptome: Nur nach dem Verzehr größerer Mengen Früchte (mehr als 50) kann es zu Erbrechen und Durchfall kommen. Wird eine größere Menge Rinde und Wurzelstücke aufgenommen, können Benommenheit und Nierenreizung auftreten.

So machen Sie's richtig

- Beachten Sie die allgemeinen Maßnahmen bei Vergiftungen (siehe Seite 114ff.).
- Erweiterte Maßnahmen: nicht notwendig.

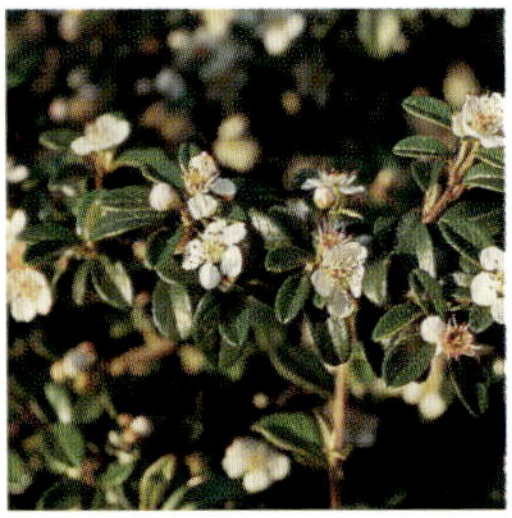

Zwergmispel

Zwergmispel (Cotoneasterarten)
Giftige Teile: alle Teile, einschließlich der roten Früchte (schwach giftig).
Symptome: Allenfalls nach dem Verzehr größerer Mengen kann es zu Erbrechen kommen.

So machen Sie's richtig

- Beachten Sie die allgemeinen Maßnahmen bei Vergiftungen (siehe Seite 114ff.).
- Erweiterte Maßnahmen: nicht notwendig, gegebenenfalls erste Hilfe bei Erbrechen.

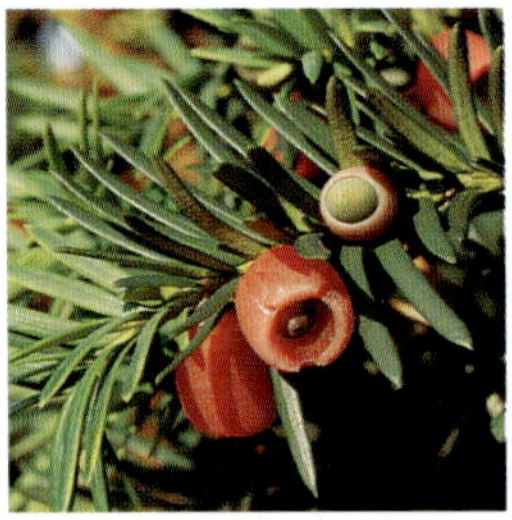

Eibe

Eibe (Taxus baccata)
Giftige Teile: Die Nadeln und die zerkauten Samen sind sehr giftig, dagegen ist der rote Samenmantel (süßlich schmeckend) ungiftig.
Symptome: Wenn die Samen beim Verzehr der »Beeren« zerkaut werden, sind schwere Vergiftungen zu befürchten. Nach dem Hinunterschlucken von Nadeln bzw. dem Zerkauen der Samen kann es schon nach etwa einer Stunde zu Übelkeit, Erbrechen und Bauchschmerzen kommen, später auch zu Durchfall, weiten Pupillen und auffallend roten Lippen, in schweren Fällen auch zu Bewusstlosigkeit und Herzrasen; Todesfolge möglich.

So machen Sie's richtig

- Beachten Sie die allgemeinen Maßnahmen bei Vergiftungen (siehe Seite 114ff.).
- Erweiterte Maßnahmen: nicht notwendig, gegebenenfalls Wiederbelebungsmaßnahmen.

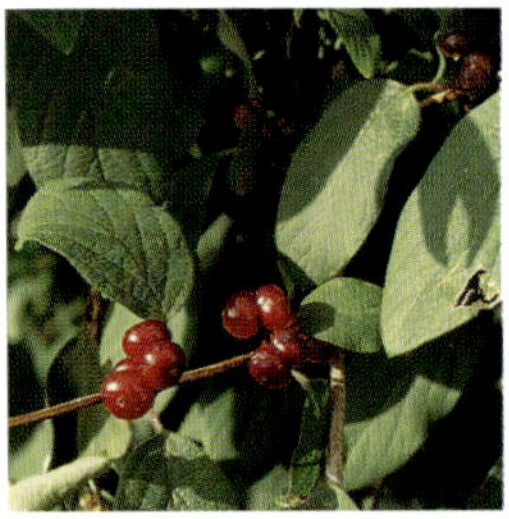

Rote Heckenkirsche

Rote und Schwarze Heckenkirsche (Lonicera xylosteum, Lonicera nigra)
Giftige Teile: die roten bzw. schwarzen Beeren (schwach giftig).
Symptome: Nach dem Verzehr größerer Mengen (ab ca. zehn Beeren) kann es zu Bauchschmerzen, Erbrechen und Durchfall kommen.

So machen Sie's richtig

- Beachten Sie die allgemeinen Maßnahmen bei Vergiftungen (siehe Seite 114ff.).

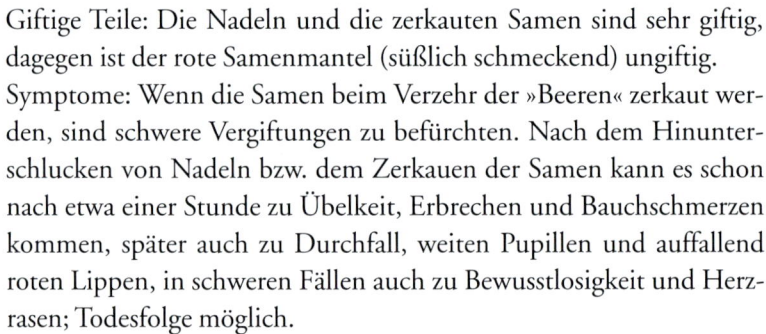

▶ Erweiterte Maßnahmen: nicht notwendig, gegebenenfalls erste Hilfe bei Erbrechen.

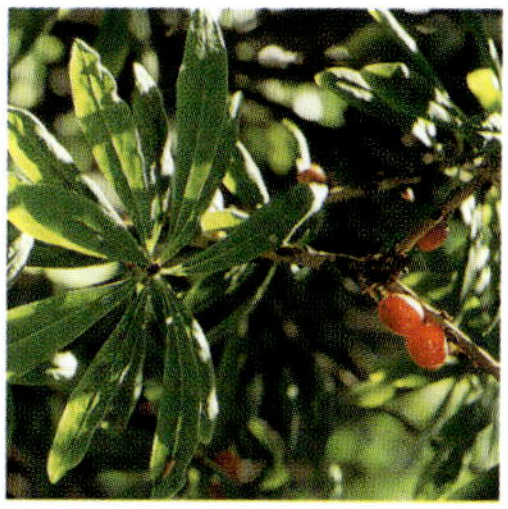

Seidelbast

Seidelbast (Daphne mezereum)
Giftige Teile: alle Teile, auch die Samen und roten Beeren.
Symptome: Nach dem Verzehr schon kleiner Mengen treten in wenigen Minuten Kratzen und Brennen im Mund mit Lippen- und Gesichtsschwellungen auf. In der Folge kommt es zu Schluckbeschwerden, starken Kopf- und Bauchschmerzen, Brechreiz und blutigem Durchfall. Kinder sind verwirrt. Der Verzehr von Beeren verläuft glimpflicher, wenn die Samen nicht zerkaut werden. Schon die Berührung von Pflanzenteilen kann an der Haut Rötung, Blasen und Pusteln hervorrufen.

So machen Sie's richtig

▶ Beachten Sie die allgemeinen Maßnahmen bei Vergiftungen (siehe Seite 114ff.).

▶ Erweiterte Maßnahmen: durch den Rettungsdienst und im Krankenhaus.

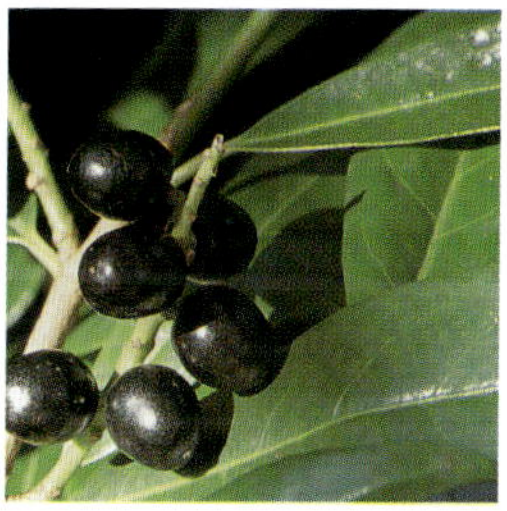

Lorbeerkirsche

Lorbeerkirsche (Prunus laurocerasus)
Giftige Teile: alle Teile, insbesondere Samen und Blätter. Weniger giftig ist das Fruchtfleisch der zunächst roten, später schwarzen Früchte.
Symptome: Wenn Kinder beim Verzehr von Früchten die Samen ausspucken oder unzerkaut hinunterschlucken, sind Erbrechen und Bauchschmerzen zu erwarten. Die zerkauten Samen können Kratzen im Hals, Erregung, verstärkte Atmung hervorrufen.

So machen Sie's richtig

▶ Beachten Sie die allgemeinen Maßnahmen bei Vergiftungen (siehe Seite 114ff.).

▶ Erweiterte Maßnahmen: durch Rettungsdienst, im Krankenhaus.

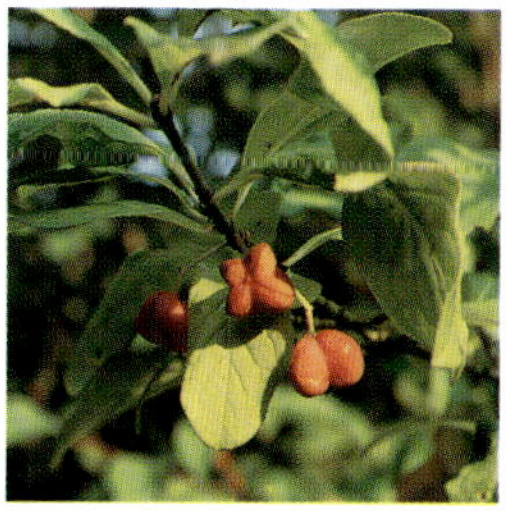

Pfaffenhütchen

Pfaffenhütchen (Euonymus europaea)
Giftige Teile: alle Teile, vor allem die roten Früchte.
Symptome: Ca. 3 bis 24 Stunden nach der Aufnahme von Pflanzenteilen treten Erbrechen, Bauchschmerzen und starker Durchfall auf, auch Kreislaufstörungen sind möglich.

So machen Sie's richtig

- Beachten Sie die allgemeinen Maßnahmen bei Vergiftungen (siehe Seite 114ff.).
- Erweiterte Maßnahmen: gegebenenfalls Maßnahmen bei Schock (siehe Seite 92f.).

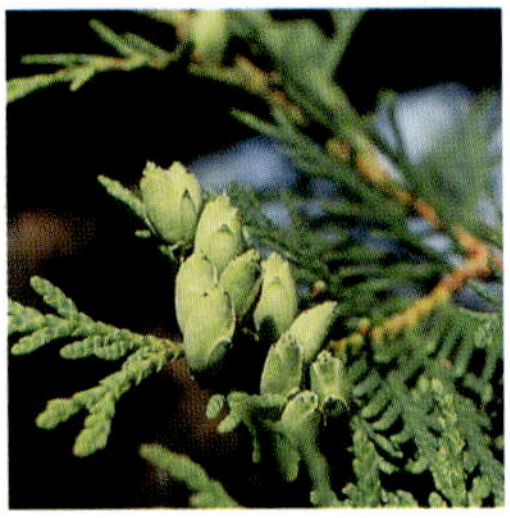
Lebensbaum

Lebensbaum (Thuja occidentalis, Thuja orientalis)
Giftige Teile: alle Teile, insbesondere die Zweigspitzen und Zapfen.
Symptome: Nach dem Verzehr von Pflanzenteilen können Erbrechen, Durchfall und Bauchschmerzen auftreten, in schweren Fällen auch Krampfanfälle und Nierenschäden. Das Öl des Lebensbaums kann Hautentzündungen verursachen.

So machen Sie's richtig

- Beachten Sie die allgemeinen Maßnahmen bei Vergiftungen (siehe Seite 114ff.).
- Erweiterte Maßnahmen: im Krankenhaus.

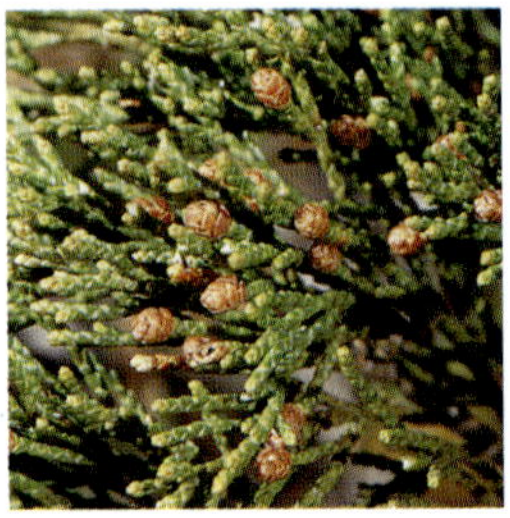
Sadebaum

Sadebaum (Juniperus sabina; Sevenstrauch)
Giftige Teile: Alle Teile des Sadebaums sind giftig, am stärksten die jungen Triebe.
Symptome: Nach dem Verzehr von Pflanzenteilen können Erbrechen und Durchfall auftreten, in schweren Fällen auch Nierenschäden, Krampfanfälle und Lähmungen. Das Sadebaumöl kann Blasen auf der Haut, aber auch tiefer gehende Schäden verursachen.

So machen Sie's richtig

- Beachten Sie die allgemeinen Maßnahmen bei Vergiftungen (siehe Seite 114ff.).
- Erweiterte Maßnahmen: durch den Rettungsdienst und im Krankenhaus.

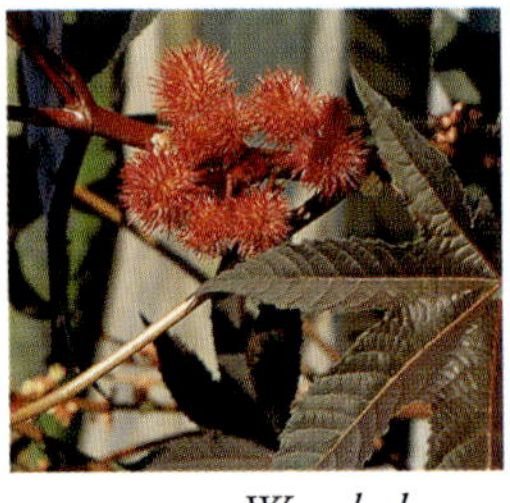
Wunderbaum

Wunderbaum (Ricinus communis)
Giftige Teile: Die Samen sind als sehr giftig einzustufen.
Symptome: Nach dem Verzehr der Samen treten zunächst Erbrechen, Bauchschmerzen und Durchfall auf. In schweren Fällen kommt es zu Nierenentzündung, Nierenversagen, Kreislaufstörungen. Die Vergiftung kann tödlich verlaufen.

So machen Sie's richtig

- Beachten Sie die allgemeinen Maßnahmen bei Vergiftungen (siehe Seite 114ff.).
- Erweiterte Maßnahmen: durch den Rettungsdienst und im Krankenhaus.

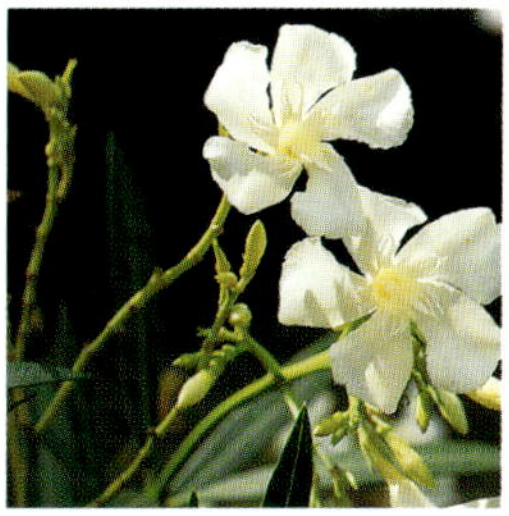

Oleander

Oleander (Nerium oleander)
Giftige Teile: Alle Teile des Oleanders gelten als giftig.
Symptome: Der Verzehr von Pflanzenteilen führt zu Erbrechen. In schweren Fällen kommt es zu kolikartigen Bauchschmerzen und zu Herzrhythmusstörungen.

So machen Sie's richtig

- Beachten Sie die allgemeinen Maßnahmen bei Vergiftungen (siehe Seite 114ff.).
- Erweiterte Maßnahmen: nicht notwendig, gegebenenfalls erste Hilfe bei Erbrechen.

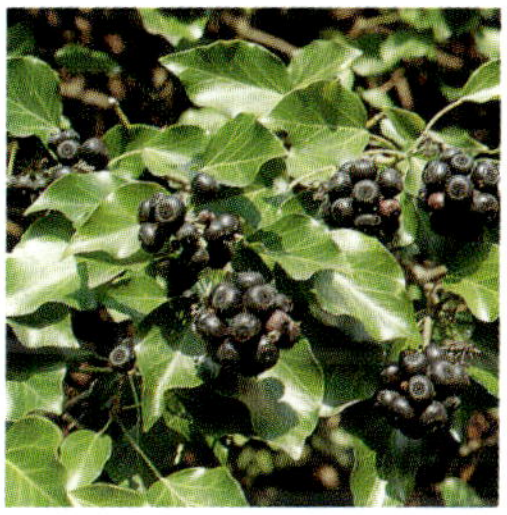

Gemeiner Efeu

Gemeiner Efeu (Hedera helix)
Giftige Teile: die Efeublätter und vor allem die schwarzen Beeren.
Symptome: Nach dem Verzehr von Beeren kann es zu Brennen im Rachen, Erbrechen und/oder Durchfall kommen. Häufiges Anfassen von Efeublättern oder auch Efeuwurzeln kann zu Hautentzündungen führen.

So machen Sie's richtig

- Beachten Sie die allgemeinen Maßnahmen bei Vergiftungen (siehe Seite 114ff.).

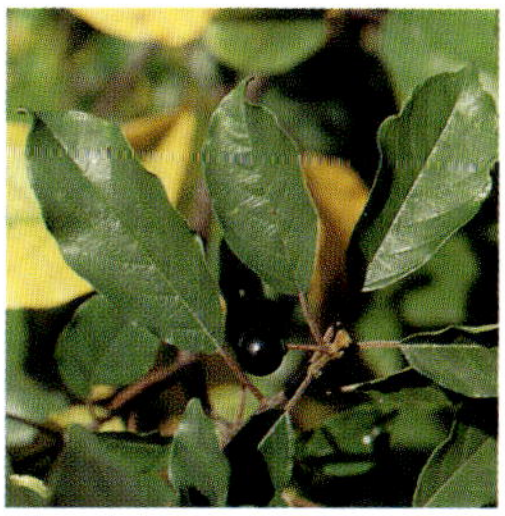

Faulbaum

Faulbaum (Rhamnus frangula)
Giftige Teile: die Rinde und die roten, später schwarzen Beeren.
Symptome: Nach dem Verzehr kommt es zu Erbrechen, Übelkeit und/oder Durchfall. Nach dem Verzehr größerer Mengen treten kolikartige Bauchschmerzen, schwere Durchfälle und Krampfanfälle auf.

So machen Sie's richtig

- Beachten Sie die allgemeinen Maßnahmen bei Vergiftungen (siehe Seite 114ff.).

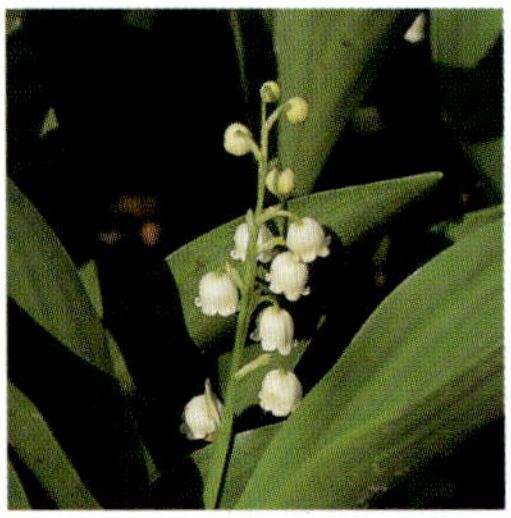

Maiglöckchen

Maiglöckchen (Convallaria majalis)
Giftige Teile: alle Teile, einschließlich der roten Beeren.
Symptome: Nach dem Verzehr treten Erbrechen und Durchfall auf. Die herzschädigenden Wirkstoffe werden zum Glück schlecht aus dem Darm aufgenommen; daher kommt es nur selten zu Herzrhythmusstörungen.

So machen Sie's richtig

- Beachten Sie die allgemeinen Maßnahmen bei Vergiftungen (siehe Seite 114ff.).
- Erweiterte Maßnahmen: durch den Rettungsdienst und im Krankenhaus.

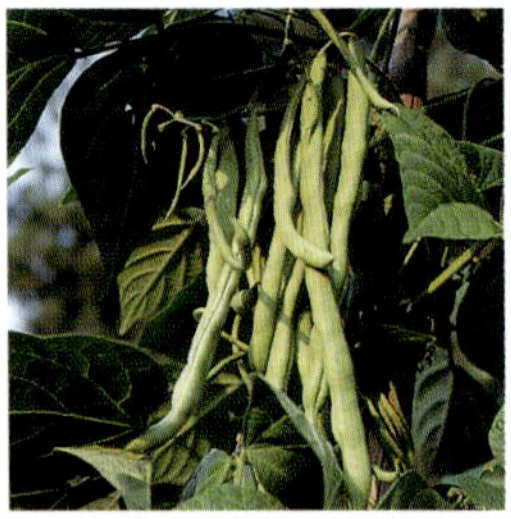

Gartenbohne

Garten- und Feuerbohne (Phaseolus vulgaris, Phaseolus coccineus)
Giftige Teile: die rohen Bohnen (manchmal schon nach dem Verzehr geringer Mengen).
Symptome: Ca. zwei bis drei Stunden nach dem Verzehr können blutiges Erbrechen, Bauchschmerzen, blutiger Durchfall, Herzrasen, Kreislaufkollaps (Schock) und Krampfanfälle auftreten.

So machen Sie's richtig

- Beachten Sie die allgemeinen Maßnahmen bei Vergiftungen (siehe Seite 114ff.).
- Erweiterte Maßnahmen: durch den Rettungsdienst und im Krankenhaus, gegebenenfalls Schockmaßnahmen.

Tollkirsche (Atropa belladonna)
Giftige Teile: alle Teile, vor allem aber Wurzeln und Samen.
Symptome: Nach dem Verzehr kommt es zu Austrocknung der Schleimhäute, Rötung des Gesichts, starkem Durst, beschleunigtem Puls und weiten Pupillen, in schweren Fällen auch zu Gleichgewichtsstörungen, Übererregbarkeit, Sehstörungen, Krampfanfällen. Die Vergiftung kann tödlich verlaufen.

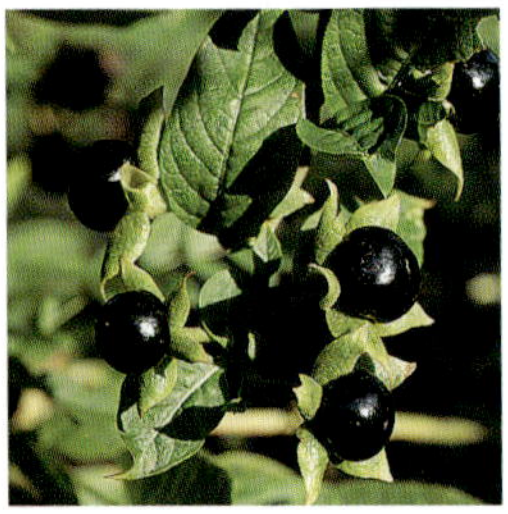

Tollkirsche

So machen Sie's richtig

- Beachten Sie die allgemeinen Maßnahmen bei Vergiftungen (siehe Seite 114ff.).

- Erweiterte Maßnahmen: durch den Rettungsdienst und im Krankenhaus.

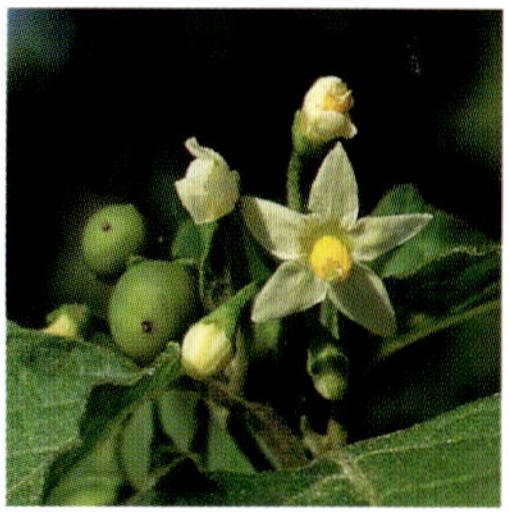

Schwarzer Nachtschatten

Bittersüßer Nachtschatten (Solanum dulcamarum) und Schwarzer Nachtschatten (Solanum nigrum)

Giftige Teile: alle Teile einschließlich der noch unreifen grünen Beeren. Die reifen roten oder schwarzen Beeren enthalten nur noch sehr geringe Giftmengen.

Symptome: Werden größere Mengen verzehrt, kann es sofort oder auch erst nach Stunden zu Kratzen im Hals, Erbrechen und Bauchschmerzen kommen, in schweren Fällen auch zu Sinnestäuschung, Ruhelosigkeit und Krampfanfällen.

So machen Sie's richtig

- Beachten Sie die allgemeinen Maßnahmen bei Vergiftungen (siehe Seite 114ff.).

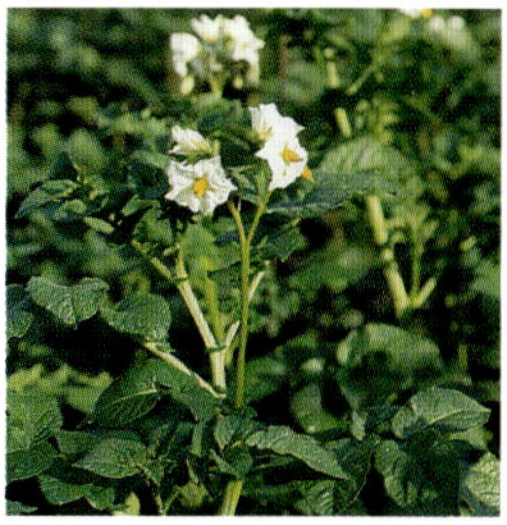

Kartoffel

Kartoffel (Solanum tuberosum)

Giftige Teile: alle oberirdischen Teile, einschließlich der grünen Beeren, auch die Kartoffelkeime. Dagegen ist die Kartoffelknolle nur dann giftig, wenn sie bei zu viel Licht gelagert wurde (Grünfärbung).

Symptome: Nach dem Verzehr kann es ähnlich wie bei anderen Nachtschattengewächsen zu Halsschmerzen, Erbrechen, Bauchschmerzen und Durchfall kommen, in schweren Fällen auch zu optischen Täuschungen, Angst und Krampfanfällen.

So machen Sie's richtig

- Beachten Sie die allgemeinen Maßnahmen bei Vergiftungen (siehe Seite 114ff.).

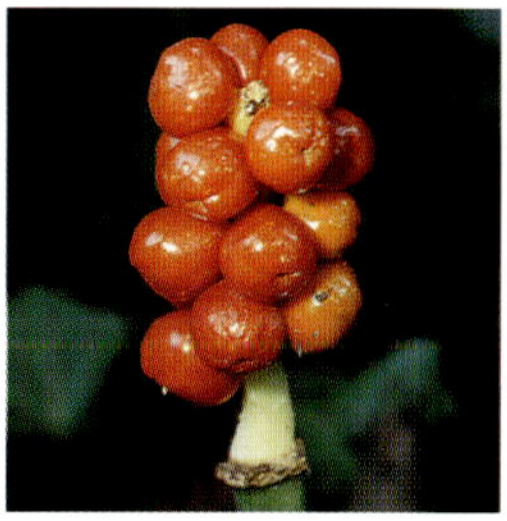

Gefleckter Aronstab

Gefleckter Aronstab (Arum maculatum)

Giftige Teile: alle frischen Pflanzenteile sowie die roten Früchte.

Symptome: Nach dem Verzehr treten Brennen und Prickeln im Mund auf. Es kommt zu Erbrechen, Bauchschmerzen und Durchfall, in schweren Fällen auch zu Erregung, Schwindel sowie Krämpfen der Extremitäten.

So machen Sie's richtig

- Beachten Sie die allgemeinen Maßnahmen bei Vergiftungen (siehe Seite 114ff.).

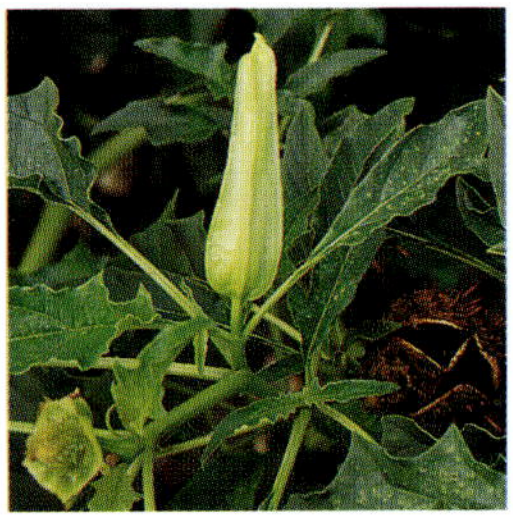

Stechapfel

Stechapfel (Datura stramonium)
Giftige Teile: Alle Teile des Stechapfels, insbesondere die Wurzeln und Samen, werden als sehr giftig eingestuft.
Symptome: Die Vergiftungserscheinungen sind mit denen der Tollkirsche (siehe Seite 132) vergleichbar. Halluzinationen stehen im Vordergrund. Rötung des Gesichts und beschleunigter Puls können fehlen.

So machen Sie's richtig

- Beachten Sie die allgemeinen Maßnahmen bei Vergiftungen (siehe Seite 114ff.).
- Erweiterte Maßnahmen: durch den Rettungsdienst und im Krankenhaus.

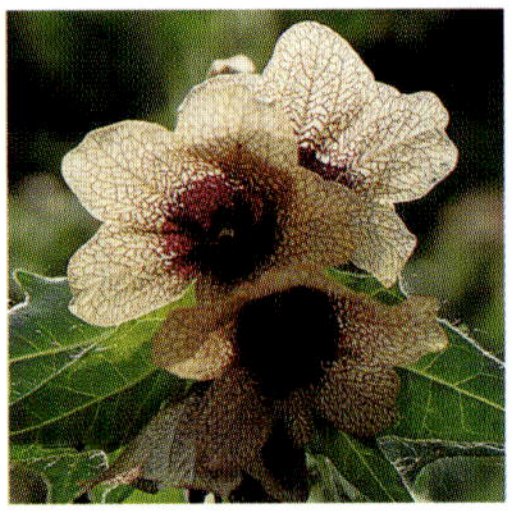

Schwarzes Bilsenkraut

Schwarzes Bilsenkraut (Hyoscyamus niger)
Giftige Teile: Giftig sind alle Teile, insbesondere die Samen.
Symptome: Auch hier sind die Vergiftungserscheinungen mit denen der Tollkirsche (siehe Seite 132) vergleichbar.

So machen Sie's richtig

- Beachten Sie die allgemeinen Maßnahmen bei Vergiftungen (siehe Seite 114ff.).
- Erweiterte Maßnahmen: durch den Rettungsdienst und im Krankenhaus.

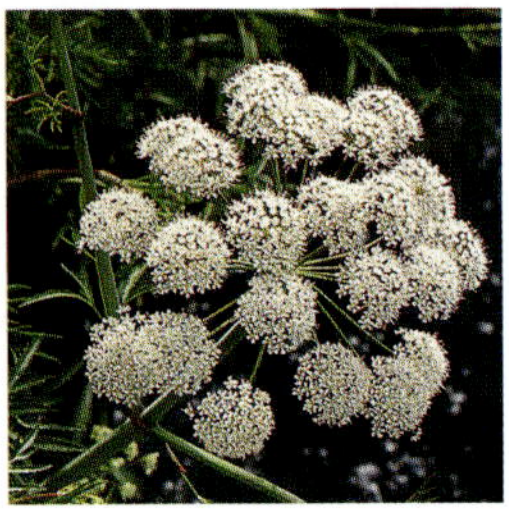

Wasserschierling

Wasserschierling (Cicuta virosa)
Giftige Teile: Alle frischen Pflanzenteile, vor allem die sellerieähnlichen Wurzeln, gelten als sehr giftig.
Symptome: Nach dem Kauen schon kleiner Wurzelstückchen treten nach einer halben bis einer Stunde heftiges Brennen im Mund und Erbrechen auf, in schweren Fällen Krampfanfälle. Die Vergiftung kann tödlich verlaufen.

So machen Sie's richtig

- Beachten Sie die allgemeinen Maßnahmen bei Vergiftungen (siehe Seite 114ff.).
- Erweiterte Maßnahmen: durch den Rettungsdienst und im Krankenhaus.

Gefleckter Schierling (Conium maculatum)
Giftige Teile: Alle Teile, vor allem die Früchte, sind sehr giftig.
Symptome: Nach dem Verzehr treten heftiges Erbrechen und Herzrasen auf. Die Pupillen weiten sich, und es kommt zu Lähmungen, die von den Beinen her aufsteigen. Die Vergiftung kann tödlich verlaufen.

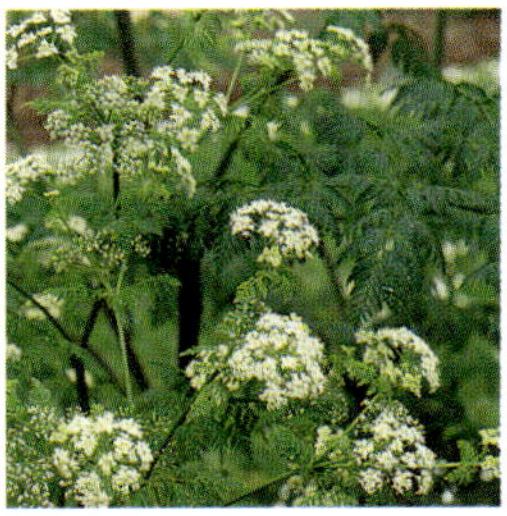
Gefleckter Schierling

So machen Sie's richtig

- Beachten Sie die allgemeinen Maßnahmen bei Vergiftungen (siehe Seite 114ff.).
- Erweiterte Maßnahmen: durch den Rettungsdienst und im Krankenhaus.

Virginischer Tabak (Nicotiana tabacum)
Giftige Teile: alle Teile, frisch und getrocknet, auch die Samen.
Symptome: Leichte Nikotinvergiftungen nach dem Verzehr geringer Mengen führen zu Erbrechen, Übelkeit, Durchfall, Schwindel, Kopfschmerzen und Händezittern. Schwere Vergiftungen sind gekennzeichnet durch Blässe, kalten Schweiß, Herzrasen, Krampfanfälle und Bewusstseinsverlust. Die Vergiftung kann mit einer Atemlähmung tödlich enden.

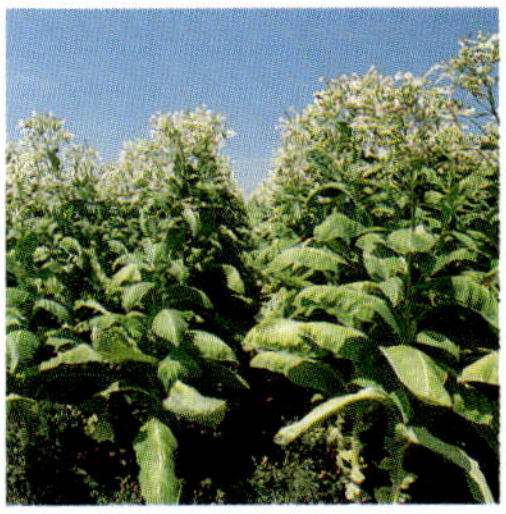
Virginischer Tabak

So machen Sie's richtig

- Beachten Sie die allgemeinen Maßnahmen bei Vergiftungen (siehe Seite 114ff.).
- Erweiterte Maßnahmen: durch den Rettungsdienst und im Krankenhaus.

Roter Fingerhut (Digitalis purpurea)
Giftige Teile: Alle Teile am Fingerhut sind giftig.
Symptome: Nach dem Verzehr kommt es zu Übelkeit, Erbrechen und Leibschmerzen. Wenn das Gift nicht erbrochen wird, treten Herzrhythmusstörungen, Sehstörungen und Halluzinationen auf.

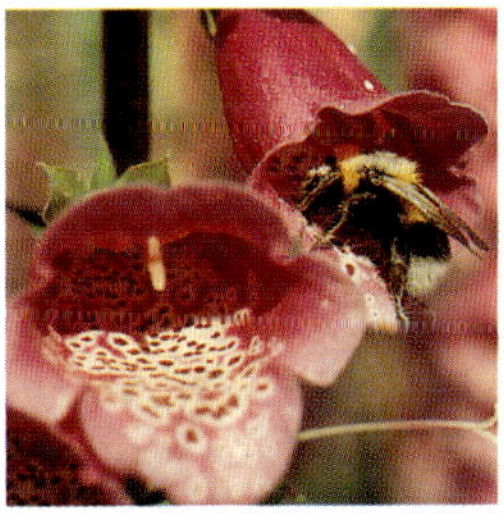
Roter Fingerhut

So machen Sie's richtig

- Beachten Sie die allgemeinen Maßnahmen bei Vergiftungen (siehe Seite 114ff.).
- Erweiterte Maßnahmen: durch den Rettungsdienst und im Krankenhaus.

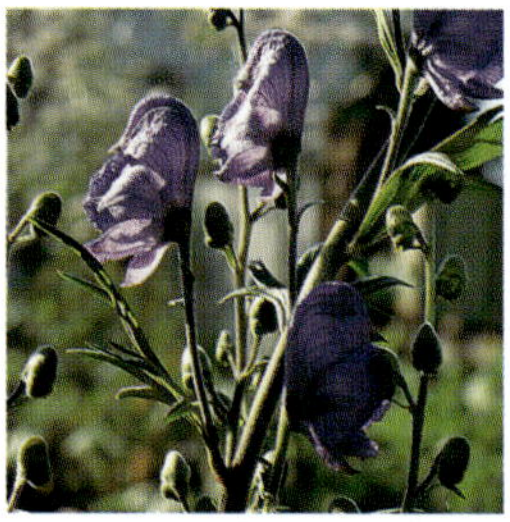
Blauer Eisenhut

Blauer und Gelber Eisenhut (Aconitum napellus, Aconitum vulparia)

Giftige Teile: Alle Teile, vor allem Wurzeln und Samen, gelten als sehr giftig.

Symptome: Schon ca. 10 bis 20 Minuten nach dem Verzehr treten erste Anzeichen auf. Es kommt zu Brennen und Kribbeln im Mund, in den Fingern und Zehen. Völlige Taubheit der Haut mit Kältegefühl stellt sich ein. Hinzu kommen heftiges Erbrechen und kolikartiger Durchfall. In gravierenden Fällen können auch starke Muskelschmerzen, Herzrhythmusstörungen und Lähmungen auftreten. Die Vergiftung kann mit Atemlähmung oder Kreislaufversagen tödlich enden.

So machen Sie's richtig

- Beachten Sie die allgemeinen Maßnahmen bei Vergiftungen (siehe Seite 114ff.).
- Erweiterte Maßnahmen: eventuell Wiederbelebungsmaßnahmen.

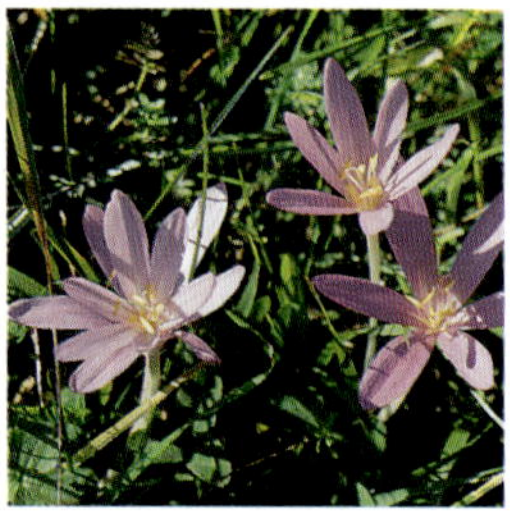
Herbstzeitlose

Herbstzeitlose (Colchicum autumnale)

Giftige Teile: Alle Teile, insbesondere die Wurzeln und Samen, gelten als sehr giftig.

Symptome: Ca. zwei bis sechs Stunden nach dem Verzehr kann es zu Brennen im Mund, Schluckbeschwerden, Erbrechen und Durchfall kommen. In schweren Fällen treten Herzrasen, Krampfanfälle und aufsteigende Lähmungen auf. Die Vergiftung kann durch die Atemlähmung tödlich verlaufen.

So machen Sie's richtig

- Beachten Sie die allgemeinen Maßnahmen bei Vergiftungen (siehe Seite 114ff.).
- Erweiterte Maßnahmen: gegebenenfalls Wiederbelebungsmaßnahmen.

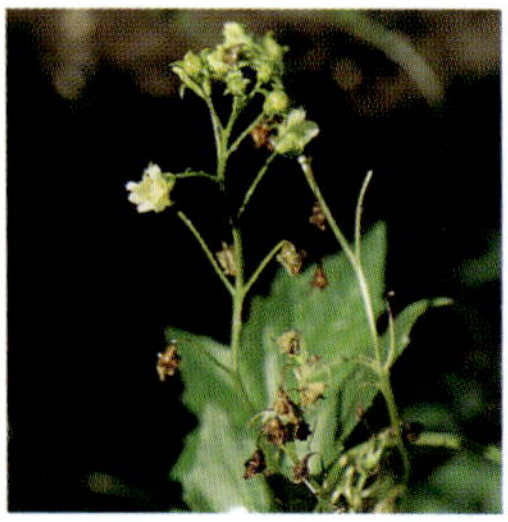
Schwarzbeerige Zaunrübe

Rotbeerige und Schwarzbeerige Zaunrübe (Bryonia dioica, Bryonia alba)

Giftige Teile: alle Teile, einschließlich der roten bzw. schwarzen Beeren.

Symptome: Der Verzehr führt zu heftigen Bauchschmerzen, Erbrechen und blutigem Durchfall, in schweren Fällen zu Nierenschäden. Durch den Hautkontakt mit Pflanzensaft können Rötungen und Blasen entstehen.

So machen Sie's richtig

- Beachten Sie die allgemeinen Maßnahmen bei Vergiftungen (siehe Seite 114ff.).
- Erweiterte Maßnahmen: durch den Rettungsdienst und im Krankenhaus.

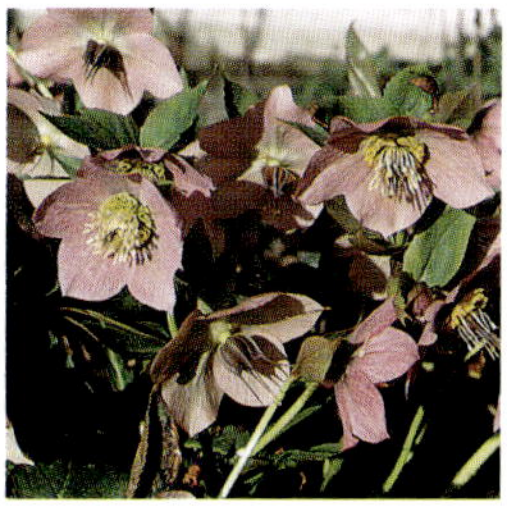
Christrose

Christrose (Helleborus niger)
Giftige Teile: Alle Teile der Christrose sind giftig.
Symptome: Nach dem Verzehr tritt Kratzen in Mund und Rachen auf. Vermehrter Speichelfluss, Erbrechen, Bauchschmerzen, Durchfall und weite Pupillen sind weitere Vergiftungszeichen.

So machen Sie's richtig

- Beachten Sie die allgemeinen Maßnahmen bei Vergiftungen (siehe Seite 114ff.).

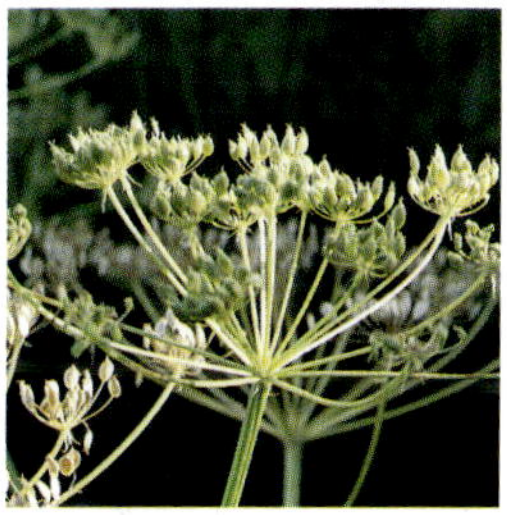
Wiesenbärenklau

Riesenbärenklau (Heracleum mantegazzianum; Herkulesstaude)
Wiesenbärenklau (Heracleum spondylium)
Giftige Teile: Der Stängelsaft des Bärenklaus ist giftig.
Symptome: Wenn der austretende Saft auf die Haut gelangt, bilden sich durch das Sonnenlicht Hautrötungen und Brandblasen – vergleichbar Verbrennungen 1. und 2. Grades.

So machen Sie's richtig

- Beachten Sie die allgemeinen Maßnahmen bei Vergiftungen (siehe Seite 114ff.).
- Erweiterte Maßnahmen: Versorgung der Verbrennungen (siehe Seite 100ff.).

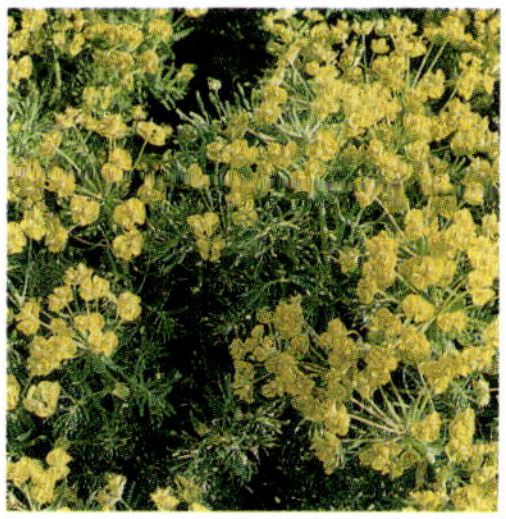
Zypressenwolfsmilch

Zypressen- und Gartenwolfsmilch (Euphorbia cyparissias, Euphorbia peplus)
Giftige Teile: Durch den giftigen Milchsaft gelten alle Pflanzenteile als giftig.
Symptome: Nach dem Verzehr bilden sich im Mund schmerzhafte Blasen. Es kann zu Erbrechen, Bauchschmerzen und Durchfall kommen. In schweren Fällen kann dies auch zu Kreislaufstörungen und Krampfanfällen führen. Auf der Haut entstehen durch den Milchsaft Blasen und Pusteln. Milchsaftspritzer verursachen im Auge manchmal Bindehaut- und Hornhautentzündung.

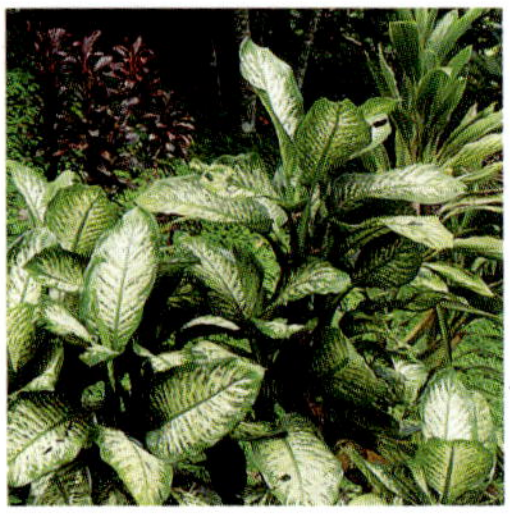
Dieffenbachie

So machen Sie's richtig

- Beachten Sie die allgemeinen Maßnahmen bei Vergiftungen (siehe Seite 114ff.).
- Erweiterte Maßnahmen: nicht notwendig, gegebenenfalls erste Hilfe bei Erbrechen.

Giftige Topfpflanzen

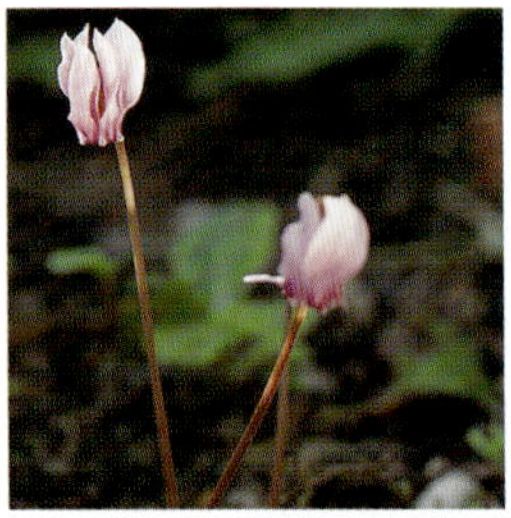
Alpenveilchen

Dieffenbachie (Dieffenbachia)
Giftige Teile: Durch den giftigen Pflanzensaft sind alle Pflanzenteile giftig.
Symptome: Der Verzehr frischer Pflanzenteile führt innerhalb von 30 Minuten zu Rötung, Schwellung und starken Schmerzen im Mundbereich sowie zu Schluckbeschwerden. Die schnell einsetzenden Beschwerden im Mundbereich verhindern bei Kindern meist den Verzehr größerer Mengen. Andernfalls muss mit schweren Schädigungen der Magenschleimhaut gerechnet werden. Pflanzensaftspritzer in die Augen verursachen schmerzhafte Entzündungen der Horn- und Bindehaut.

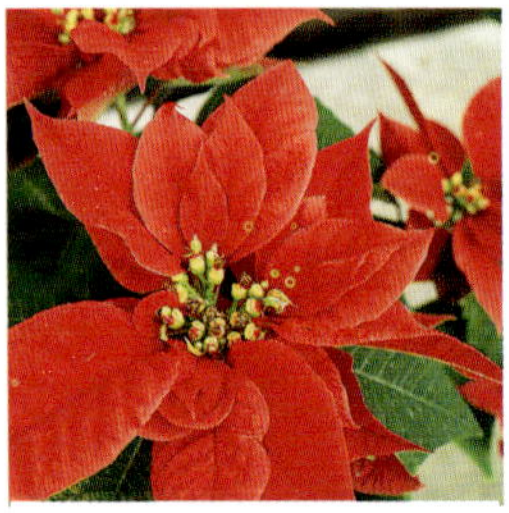
Weihnachtsstern

Alpenveilchen (Cyclamen persicum)
Giftige Teile: Die Knolle des Alpenveilchens ist giftig, Blüten und Blätter sind dagegen ungiftig.
Symptome: Bereits kleine Stückchen der Knolle können Erbrechen und/oder Durchfall verursachen, in schweren Fällen auch Krampfanfälle und Lähmungen.

Weihnachtsstern (Euphorbia pulcherrima)
Giftige Teile: Schwach giftig ist nur der Milchsaft.
Symptome: Der Verzehr führt zu Bauchschmerzen, Erbrechen und/oder Durchfall.

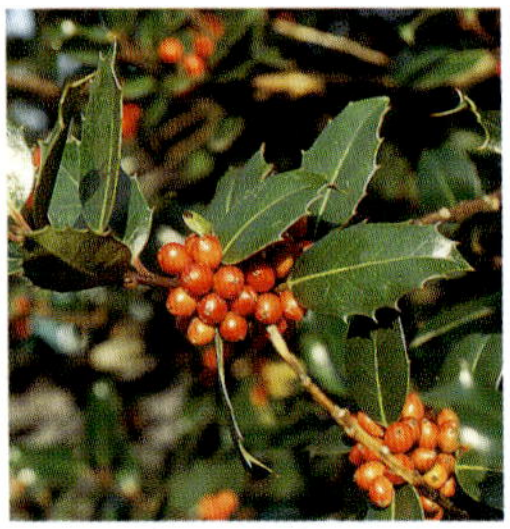
Stechpalme

Stechpalme (Ilex aquifolium)
Giftige Teile: Giftig sind die roten Früchte.
Symptome: Der Verzehr führt zu Bauchschmerzen, Erbrechen und/oder Durchfall.

So machen Sie's richtig

- Beachten Sie die allgemeinen Maßnahmen bei Vergiftungen (siehe Seite 114ff.).

Weitere schwach giftige Pflanzen

Die abgebildeten Pflanzen gelten als schwach giftig. Ihr Verzehr führt zu Bauchschmerzen, Erbrechen und/oder Durchfall. Schwere Gesundheitsstörungen sind aber nicht zu erwarten.

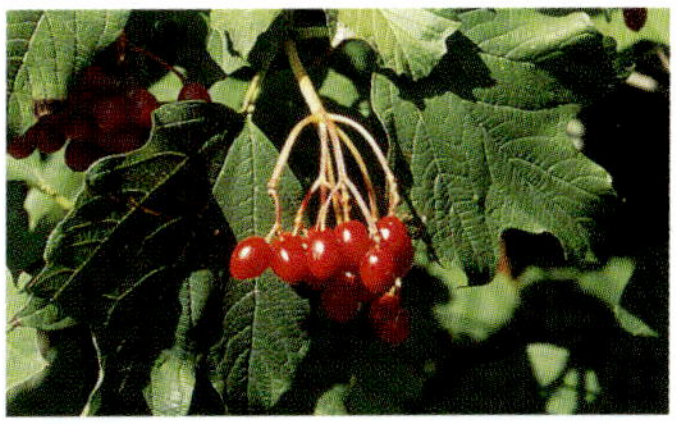

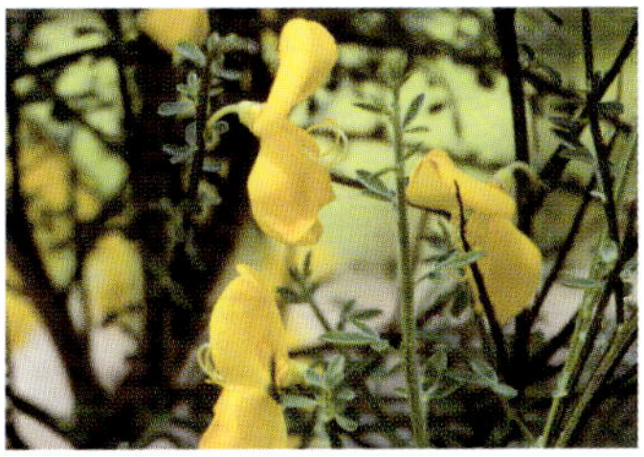

Besenginster (Cytisus scoparius). Giftig sind Blätter und Samen. Nur beim Verzehr größerer Mengen der Blätter und Samen können Kreislaufstörungen auftreten.

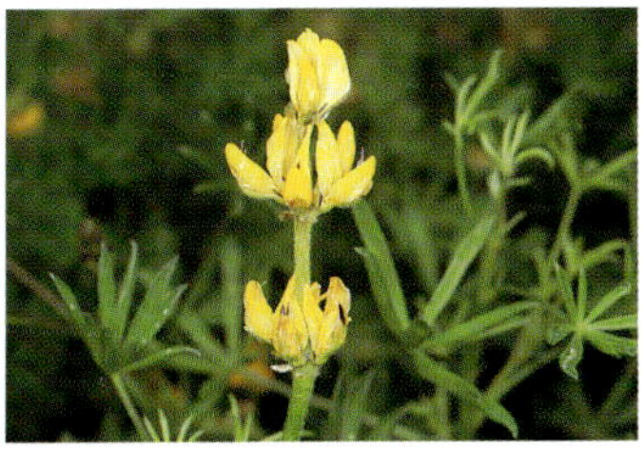

Gelbe und Blaue Lupine (Lupinus luteus, Lupinus angustifolius). Schwach giftig sind die Samen. Nur in schweren Fällen können Herzrhythmusstörungen auftreten.

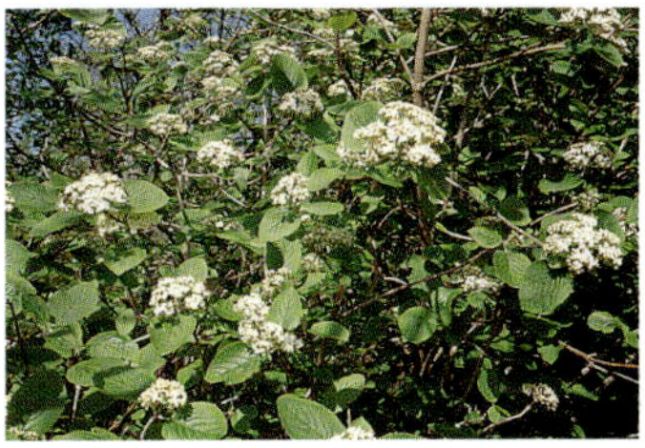

Gemeiner und Wolliger Schneeball (Viburnum opulus, Viburnum lantana). Schwach giftig sind Rinde, Blätter und die roten (Gemeiner Schneeball) bzw. schwarzen (Wolliger Schneeball) Beeren.

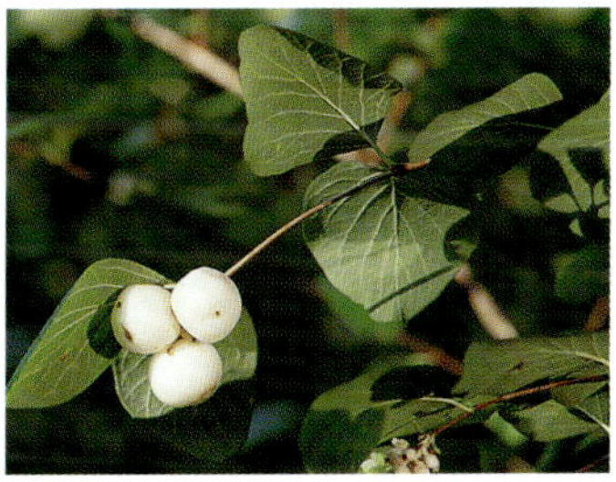

Schneebeere (Symphoricarpos albus, S. rivularis; Knallerbse). Schwach giftig sind die weißen Beeren in größeren Mengen.

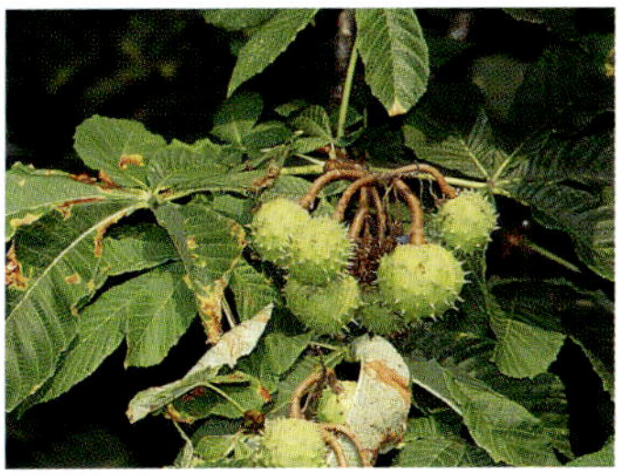

Rosskastanie (Aesculus hippocastanum). Schwach giftig sind die Früchte (Kastanien), vor allem die unreifen grünen Früchte.

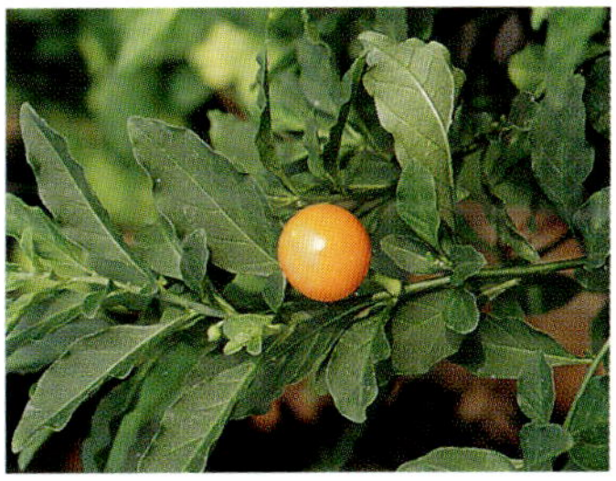

Korallenbäumchen (Solanum pseudocapsicum). Schwach giftig sind alle Teile einschließlich der korallenfarbigen Früchte.

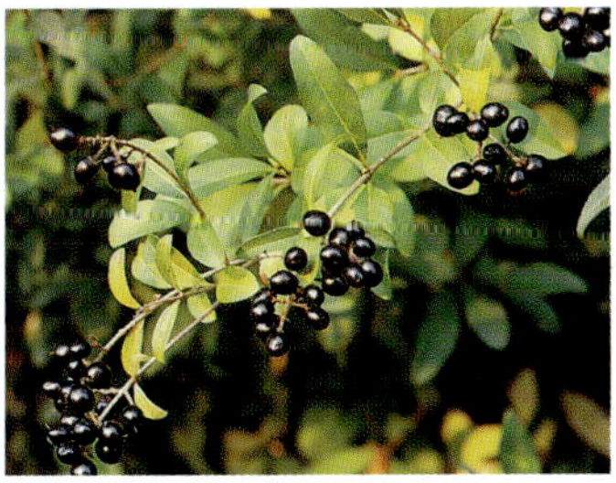

Gemeiner Liguster (Ligustrum vulgare). Giftig am Liguster sind die schwarzen Beeren.

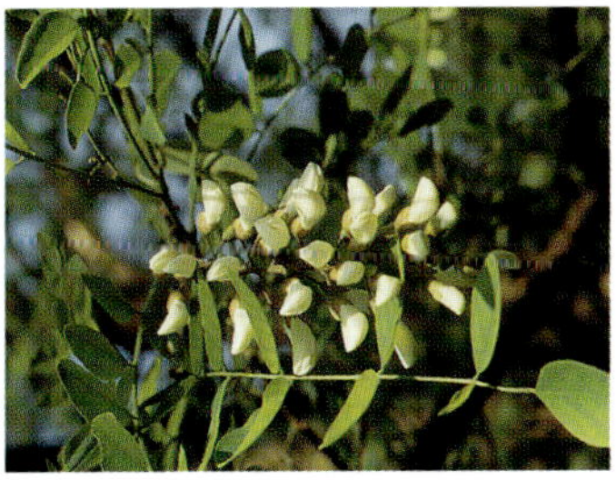

Robinie (Robinia pseudoacacia; Falsche Akazie). Giftig sind die Rinde und die Samen.

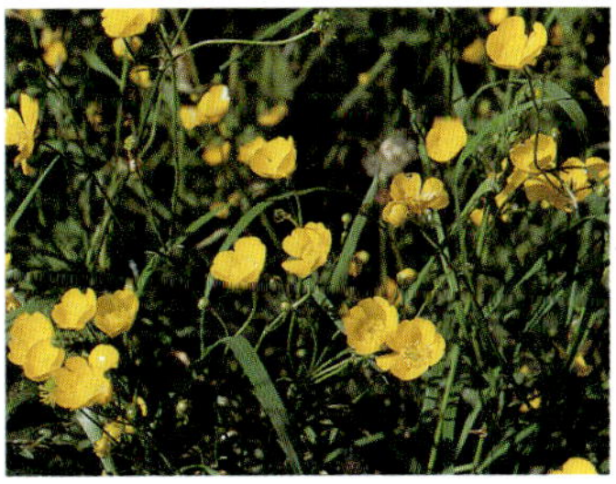

Scharfer Hahnenfuß (Ranunculus acris; Butterblume). Giftig sind alle Teile.

7 Infektions- und Kinderkrankheiten

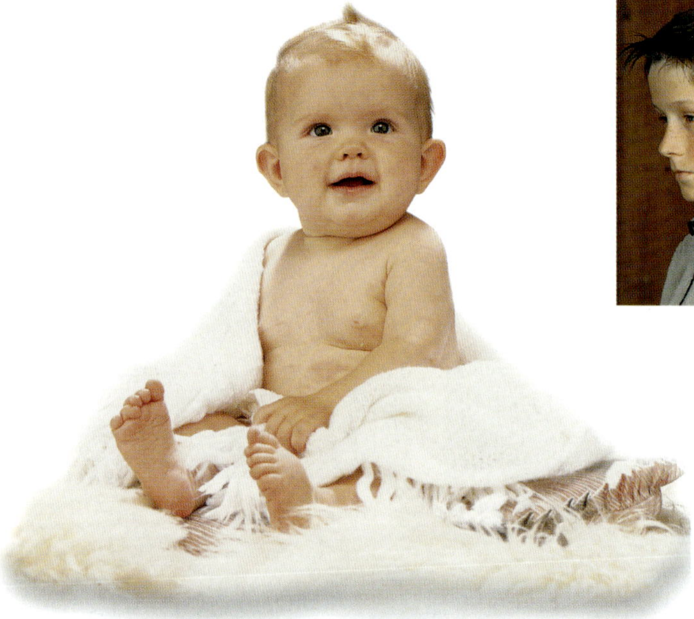

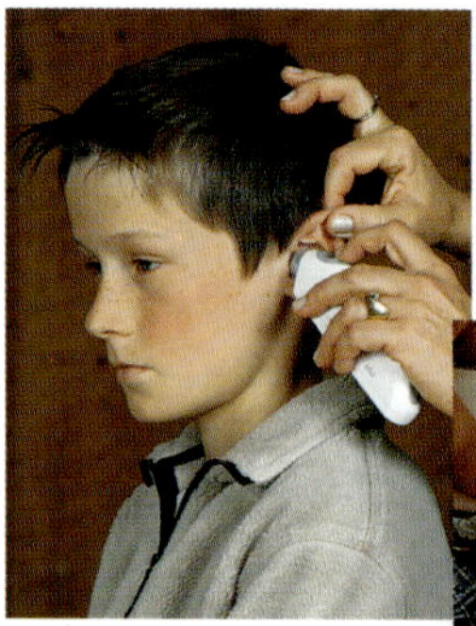

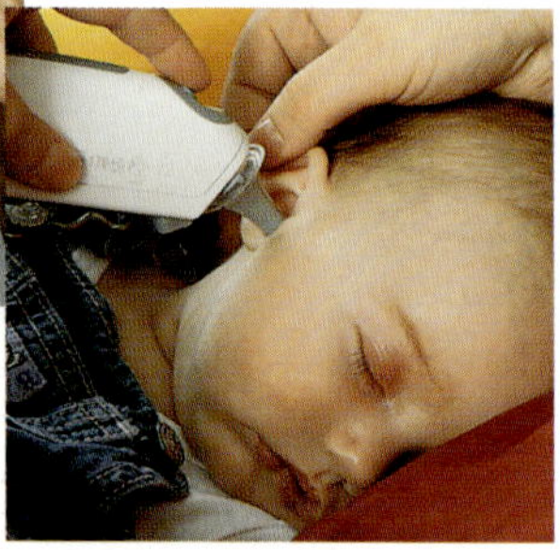

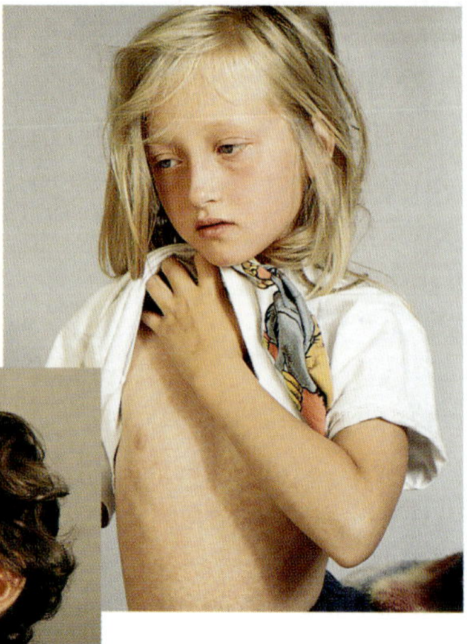

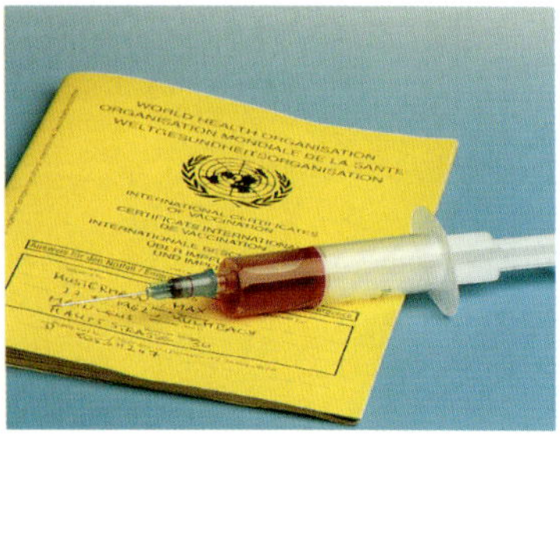

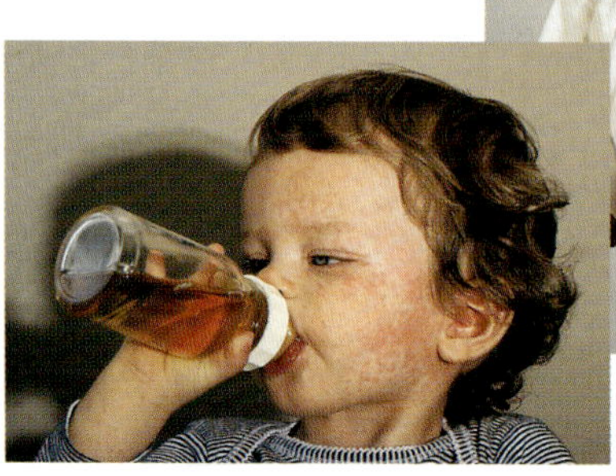

Gegen Viren und Bakterien

Millionen von Krankheitserregern sind täglich in unserem Organismus unterwegs – allerdings werden wir nicht gleich krank. Das liegt an unserem Immunsystem. Kinder müssen diese körpereigene Abwehr erst aufbauen. In den ersten Monaten genießen Säuglinge noch den »Nestschutz« der Mutter, d. h., ihre Abwehrstoffe sind von der Mutter »geliehen«. (Beispielsweise hält der Nestschutz für Masern etwa neun Monate lang an.) Doch dann muss sich der kleine Organismus selbst gegen Krankheitserreger aller Art wehren.

Das Immunsystem entwickelt sich bei Kindern in den ersten zwei Jahren. In diesem Zeitraum sollten die Schutzimpfungen stattfinden, da der Organismus weniger belastet wird als später. Die Impfempfehlungen der Ständigen Impfkommission (STIKO) beziehen sich daher auch bevorzugt auf diesen Zeitraum.

Die Schutzimpfungen wurden hauptsächlich gegen die so genannten klassischen Kinderkrankheiten (Masern, Mumps, Diphtherie, Kinderlähmung etc.) entwickelt, doch wird heute auch gegen mehr geimpft (etwa gegen Hepatitis). Dank ausgedehnter Impfprogramme wurden viele Kinderkrankheiten nahezu ausgerottet. Doch mittlerweile beklagen Kinderärzte eine Impfmüdigkeit in der Bevölkerung, die gefährlich werden könnte.

Dieses Kapitel behandelt Infektionskrankheiten, Kinderkrankheiten, aber auch besondere Notfälle, wie z. B. den Pseudokruppanfall, bzw. besondere Gefahren, etwa die Übertragung gefährlicher Krankheiten durch Zeckenbisse.

Das Wichtigste in Kapitel 7

Allgemeines zu Infektions- und Kinderkrankheiten

Bakterien haben unterschiedliche Formen; am häufigsten sind kugel-, schrauben- und spiralförmige Bakterien.

Die meisten Kinderkrankheiten werden durch Viren (Masern, Mumps, Röteln, Windpocken) oder Bakterien (Keuchhusten, Scharlach) verursacht. Diese Unterscheidung ist wichtig, weil Antibiotika, z. B. Penizillin, nur gegen Bakterien wirksam sind, nicht jedoch gegen Viren. Manchmal werden allerdings Antibiotika auch bei Virusinfekten verabreicht, um einer zusätzlichen Infektion durch Bakterien bei einem schon geschwächten Körper vorzubeugen. Die wichtigsten Krankheitserreger sind im Folgenden kurz beschrieben.

Bakterien

Bakterien sind einzellige Lebewesen mit einem eigenen Stoffwechsel. Sie können sich durch Zellteilung selbstständig vermehren. Manche Bakterien benötigen zur Vermehrung Sauerstoff, andere vermehren sich nur unter Luftabschluss, z. B. die Gasbranderreger.

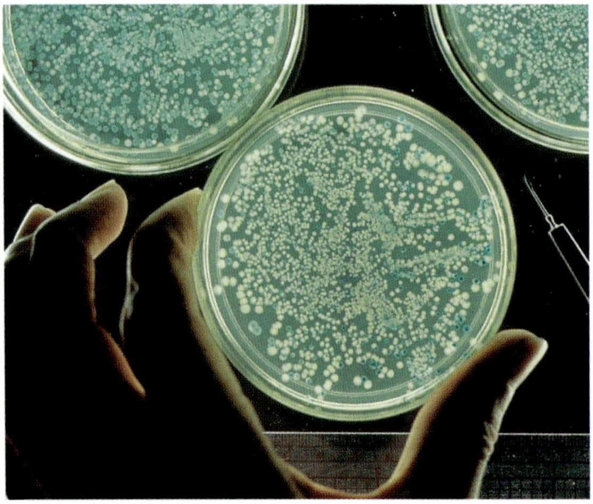

Bakterien vermehren sich innerhalb kürzester Zeit millionenfach. Man kann sie in Kulturen anlegen, um etwa einen Bakterienbefall von Körperorganen nachzuweisen.

Rickettsien sind Bakterien, die zur Vermehrung Wirtszellen benötigen und schwere Erkrankungen, z. B. Fleckfieber, auslösen können.

Eine besondere Fähigkeit von Bazillen ist die Bildung von Sporen. Dabei werden die Bazillen sozusagen überlebensfähig »eingemottet«. Sie vermehren sich zwar nicht, können aber jederzeit wieder aktiviert werden. Ein bekanntes Beispiel hierfür sind die Tetanuserreger. Sie sind z. B. in Gartenerde vorhanden, werden aber erst nach ihrem Eindringen in den menschlichen Körper aktiv und vermehren sich dort.

Viren

Viren sind die kleinsten Krankheitserreger; manche sind nur wenige millionstel Millimeter groß – deswegen wurden sie auch erst später entdeckt als die größeren Bakterien. Sie bestehen meist nur aus einer Hülle, in deren Innerem sich ihr Bauplan (die Erbinformation) zur Vermehrung befindet. Sie haben keinen eigenen Stoffwechsel, sondern benötigen eine Zelle, in welche sie eindringen und mit deren Hilfe sie sich vermehren können. Die bekanntesten von Viren ausgelösten Infektionskrankheiten sind die vielen verschiedenen grippalen Atemwegsinfekte sowie die »echte« Virusgrippe (Influenza). Aber auch Masern, Mumps, Röteln, Windpocken, Tollwut, Pocken, Hepatitis (Leberentzündung), Poliomyelitis (Kinderlähmung) und die erworbene Immunschwächekrankheit AIDS (Acquired Immune Deficiency Syndrome) werden durch Viren ausgelöst.

Viren können ihr Erscheinungsbild ständig ändern. Das macht es der Forschung so schwer, geeignete Gegenmittel, so genannte Virustatika, zu entwickeln.

Pilze
Pilze sind ein- oder mehrzellige Mikroorganismen. Sie befallen vor allem wenig widerstandsfähige Menschen, insbesondere im Bereich von Haut und Schleimhaut, können aber auch in anderen Körperbereichen (etwa im Darm) auftreten.

Protozoen
Protozoen (griechisch: Urtierchen) sind einzellige Lebewesen mit eigenem Stoffwechsel und Fortbewegungsmöglichkeit. Sie können Darm, Blut und Organe befallen.

Würmer
Würmer gehören nicht zu den Mikroorganismen. Meist handelt es sich um Darmparasiten. Sie selbst oder ihre Eier werden mit dem Kot ausgeschieden und auf diesem Weg (meist durch Schmierinfektion) übertragen.

Begriffe im Zusammenhang mit Infektionen

Endemisch	Wenn eine Erkrankung ständig in einem kleinen Gebiet vorhanden ist. So ist z. B. die Pest in Südostasien endemisch, weil sie in manchen Regionen dauernd vorkommt (im Gegensatz zu einer Epidemie).
Epidemie	Wenn sich die Ausbreitung einer Infektionskrankheit über große Landstriche erstreckt.
Exanthem	Bezeichnet den Ausschlag bei Krankheiten im Zusammenhang mit bestimmten Infektionskrankheiten (Kinderkrankheiten).
Ekzem	Bezeichnet den Ausschlag aus anderer Ursache, z. B. bei Allergien, Pilzerkrankungen. Spricht man von »Flechte«, ist eine Hautentzündung mit Juckreiz, Schuppenbildung und Hautrissen gemeint.
Immunität	Ist die Unempfindlichkeit gegenüber Krankheitserregern.
Infektion	Bezeichnet die Ansteckung, im Allgemeinen das Eindringen des Krankheitserregers in den Körper.
Inkubationszeit	Ist die Zeit von der Infektion (Ansteckung) bis zum Ausbruch der Krankheit.
Prophylaxe	Vorbeugung
Symptom	Krankheitszeichen

Immunisierung

Das Abwehrsystem des menschlichen Körpers

Da wir ständig von Krankheitserregern umgeben sind und diese durch Wunden, mit der Nahrung oder der Atemluft in den Körper gelangen können, verfügen wir über ein sehr wirksames Abwehrsystem, welches nur unter bestimmten, ungünstigen Umständen bzw. bei speziellen Infektionsquellen und Erregern eine Ansteckung zulässt. Wenn z. B. die Erreger in außergewöhnlich großer Anzahl auftreten, dem Abwehrsystem noch nicht bekannt sind oder das Abwehrsystem geschwächt ist, kann es zum Ausbruch einer Infektionskrankheit kommen.

Schutz durch Impfung

Impfungen gehören zu den vorbeugenden Maßnahmen. Sie stärken das noch nicht ausgebildete Immunsystem von Kleinkindern und schützen vor schweren Erkrankungen.

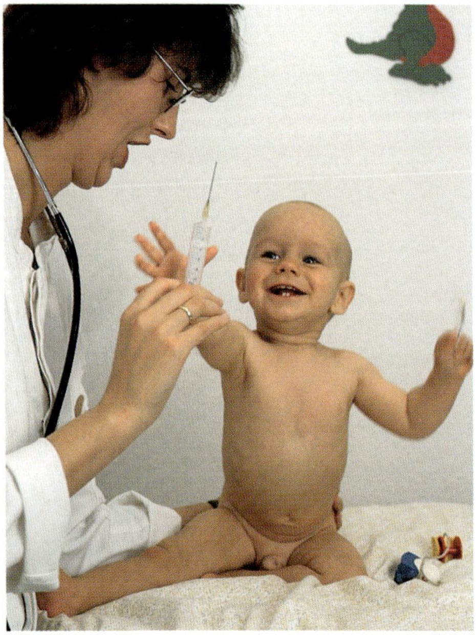

Das menschliche Abwehrsystem entwickelt sich zum Teil erst nach der Geburt. Der Körper baut durch den Kontakt mit den Erregern nach und nach seine Abwehr auf. Bei einigen krank machenden Keimen würde das Abwehrsystem jedoch erst nach einer Erkrankung eine wirksame Abwehr entwickelt haben. Um das mit der Erkrankung verbundene Risiko zu vermeiden, wurden die Schutzimpfungen entwickelt. Dadurch ist es möglich, dass die Körperabwehr ohne eine vorangegangene Erkrankung aufgebaut wird. Viele der früher sehr gefährlichen Kinderkrankheiten konnten so fast ausgerottet werden (siehe den Impfkalender, Seite 167).

Die Vorteile der Schutzimpfung

Der Vorteil einer **vorbeugenden Schutzimpfung** ist, dass eine aktive Immunisierung ohne die Unannehmlichkeiten und das Risiko der Erkrankung erfolgt. Durch die Gabe (Impfung) abgeschwächter, abgetöteter oder chemisch nachgebildeter Erreger entwickelt der Organismus die Antikörper, ohne selbst zu erkranken. Gerade bei Viruserkrankungen ist der Vorgang der Immunisierung von großer Bedeutung, da Viren bisher fast ausschließlich durch körpereigene Abwehrstoffe unwirksam gemacht werden können. Bakterielle Erkrankungen und schwere Mischinfektionen lassen sich dagegen mit Antibiotika behandeln. Der gesunde, abwehrfähige Organismus wird mit den meisten Krankheitserregern selbst fertig. Er bildet spezielle Antikörper, die gemeinsam mit den vorhandenen Abwehrzellen die Krankheitserreger unschädlich machen.

Aktive Immunisierung

Die Antikörperbildung des Immunsystems wird auch als aktive Immunisierung bezeichnet. Denn wenn der menschliche Organismus gegen einen Erreger erst einmal Antikörper gebildet hat, ist er meist für den Rest des Lebens dagegen immun. Die einmal zur Abwehr eines Erregers entwickelten Informationen bleiben im Körper erhalten, so dass sie bei Bedarf wieder aktiviert werden können.

Passive Immunisierung

Besteht bei einer Infektion kein ausreichender vorbeugender Impfschutz bei gleichzeitig hohem Krankheitsrisiko, so erfolgt eine Impfung mit bereits gebildeten Antikörpern. Diesen Vorgang bezeichnet man als passive Immunisierung. Sie erfolgt durch die Impfung mit Antikörpern, die aus dem Serum von Menschen oder Tieren stammen oder chemisch hergestellt sind. Der Körper übernimmt die Antikörper und damit den Schutz vor einer Krankheit. Die Schutzwirkung ist sofort vorhanden, allerdings zeitlich begrenzt.

Das Immunsystem besitzt ein »Gedächtnis«, d.h., die Informationen über eingedrungene Erreger bleiben jahrelang, manchmal lebenslang erhalten. Dringt der gleiche Erreger wieder ein, kann er sofort mit den schon einmal erfolgreichen Maßnahmen bekämpft werden.

Stille Feiung

Auch durch wiederholten Kontakt mit bestimmten Erregern kann eine Immunisierung erreicht werden, ohne dass man erkrankt. Diesen Vorgang bezeichnet man als stille Feiung.

Das Immunsystem stärken

Es ist erkennbar geworden, dass der menschliche Körper selbst den wesentlichsten Beitrag zur Abwehr von Krankheitserregern leistet. Doch wir können auch einiges dafür tun. Gesunde Ernährung, körperliche Fitness und Abhärtung, psychisches Wohlbefinden usw. stärken das Immunsystem des Körpers und

Aktive Immunisierung

Der Körper bildet aktiv Antikörper:

- Durch aktive Schutzimpfung (zur Vorbeugung)
- Durch überstandene Krankheit

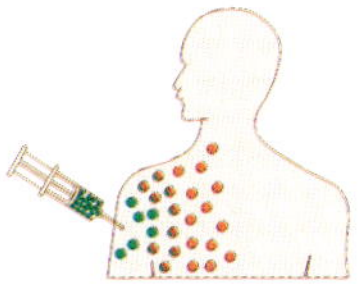

Passive Immunisierung

Der Körper bleibt passiv:

- Nach Verabreichen von bereits gebildeten Antikörpern

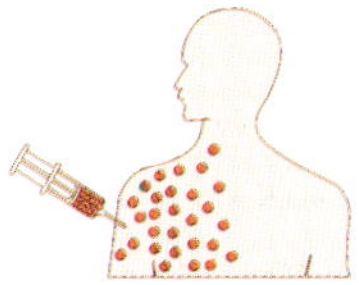

Stille Feiung

Hier bildet der Körper Antikörper, ohne selbst zu erkranken. Auch dadurch entsteht Immunisierung.

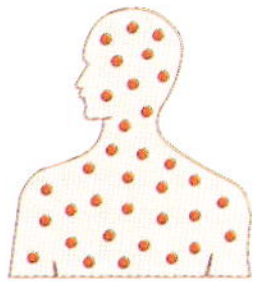

Krankheitserreger sind teilweise mikroskopisch klein. Zu den kleinsten gehören die Viren mit einer durchschnittlichen Größe von wenigen millionstel Millimetern. Sie sind nur unter dem Elektronenmikroskop erkennbar.

machen ihn widerstandsfähig gegenüber Infektionen. Dagegen können Mangelernährung, unzureichende hygienische Bedingungen, psychische Belastungen, zu häufiger Antibiotikagebrauch, ein Übermaß an Drogen, Alkohol, Tabak oder eine schwere Operation oder Erkrankung das Immunsystem schwächen.

Die Ansteckungsgefahr (Infektion)

Die Eintrittspforten der Krankheitserreger in den Körper sind die natürlichen Körperöffnungen: die Atem- und Verdauungswege sowie die Harn- und Geschlechtsorgane. Aber auch über Haut und Schleimhäute und nicht zuletzt über Wunden können Erreger in den Körper eindringen.

Direkte Ansteckung

Direkte Ansteckungsgefahr besteht, wenn Krankheitserreger direkt vom Erkrankten zu einer gesunden Person übertragen werden. Die so genannte Schmier- oder Kontaktinfektion kommt durch direkten Kontakt mit der infizierten Person zustande. Bei einer Tröpfcheninfektion werden die Erreger über die Atemluft ausgeschieden und durch die Atmungsorgane des Gesunden aufgenommen (z. B. bei Virusgrippe u. a.). Krankheitserreger können auch auf dem Blutweg übertragen werden. Dabei gelangt infiziertes Blut durch Wunden oder Schleimhäute in den Körper (z. B. bei Hepatitis B, AIDS u. a.).

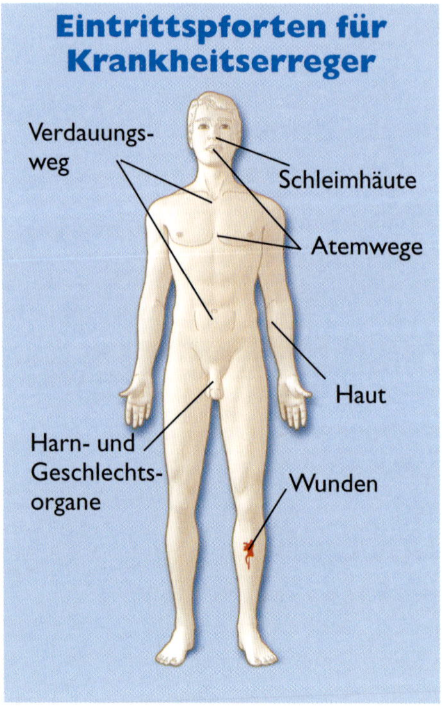

Indirekte Ansteckung

Indirekte Ansteckungsgefahr besteht, wenn Erreger über infizierte Gegenstände, z. B. benutzte Spritzen, Kanülen o. Ä., oder durch Material aus einem Krankenzimmer übertragen werden. Auch der Verzehr infizierter Lebensmittel (z. B. mit Salmonellen) stellt eine indirekte Infektion dar. Manchmal ist sogar der Umweg über einen »Zwischenwirt« notwendig, in dem die Erreger zunächst einen gewissen Entwicklungsprozess durchlaufen und dann etwa durch den Stich einer Mücke (z. B. bei Malaria) übertragen werden.

Der Verlauf von Infektionen

Ist es zu einer Infektion gekommen, dauert es eine bestimmte Zeit bis zum Auftreten erster Krankheitszeichen. In dieser Zeit – der Inkubationszeit – vermehren sich die Erreger im Körper und breiten sich aus; es treten noch keine Krankheitszeichen auf. Die Inkubationszeit ist je nach Krankheit unterschiedlich lang. Gegen Ende werden bereits Erreger ausgeschieden. Es besteht dann Ansteckungsgefahr.

Infektionen kann man auch durch die Veränderung des Blutbilds erkennen. Durch den Abwehrkampf des Immunsystems sind normalerweise die weißen Blutkörperchen erhöht.

Allgemeine Symptome und Leitsymptome

Die meisten Infektionskrankheiten beginnen mit unspezifischen, grippeähnlichen Symptomen (Prodromalstadium). Die Kinder leiden an Kopf- und Gliederschmerzen, Abgeschlagenheit, Appetitstörungen und eventuell etwas Husten. Sie haben erhöhte Temperatur und sind quengelig. Erst im weiteren Verlauf zeigen sich die verschiedenen, für die jeweilige Krankheit typischen Krankheitszeichen, die Leitsymptome.

- **Atemwege**
  Husten, Auswurf, Atemstörungen, beschleunigte Atmung, Geräusche bei der Ein- und Ausatmung
- **Kreislauf**
  Beschleunigter, schwacher Puls, gegebenenfalls Blutdrucksenkung
- **Haut und Schleimhäute**
  Hautausschlag, Veränderung der Hautfarbe, Nasenlaufen, Juckreiz, Schwellungen, trockene Haut
- **Verdauungswege**
  Bauchschmerzen, Übelkeit, Erbrechen, Blähungen, Durchfall, Stuhlverfärbungen
- **Harn- und Geschlechtsorgane**
  Juckreiz, Ausfluss, Brennen, Harndrang, Urinverfärbung
- **Nervensystem**
  Kopfschmerzen, Schwindel, Krämpfe, Lähmungen, Bewusstseinstrübung, Bewusstlosigkeit

Fieber messen

Ein besonders zu beachtendes Symptom bei Infektionskrankheiten ist das Fieber. Fühlt sich die Haut wärmer oder kälter an als normal, muss die Temperatur gemessen werden.

MERKE

Nicht vergessen: Fieberthermometer müssen Sie nach Gebrauch desinfizieren!

Quecksilber- oder digitales Thermometer?

Ein Quecksilberthermometer erfordert mehr Übung in der Handhabung und mehr Vorsicht. Es muss vor der Messung auf 35 °C »heruntergeschlagen« werden. Die Messzeit beträgt zehn Minuten. Digitale Thermometer lassen sich einfacher handhaben, die Messzeit ist kürzer, und das Messergebnis ist leichter abzulesen.

MERKE
Die rektale Messung wird meist bei Säuglingen und Kleinkindern angewendet. Der Messwert liegt bei der rektalen Messung ca. 0,5 °C höher als bei der axillaren oder oralen.

So machen Sie's richtig

Axillare Messung (in der Achselhöhle)

- Wischen Sie zunächst die Achselhöhle trocken; dann legen Sie das Thermometer in die Achselhöhle.
- Messzeit: digital ein bis zwei Minuten, mit dem Quecksilberthermometer zehn Minuten.

Rektale Messung (im After)

- Legen Sie das Kind mit angezogenen Knien auf die Seite.
- Cremen Sie die Spitze des Thermometers etwas ein, damit sie gleitfähig ist, und führen Sie die Thermometerspitze vorsichtig in den After ein.
- Messzeit: digital ein bis zwei Minuten, mit dem Quecksilberthermometer ca. fünf Minuten.

Orale Messung (im Mund)

- Die Messung eignet sich bei Kindern ab sechs Jahren (nur mit digitalem Thermometer, nicht mit Quecksilberthermometer).

FIEBER MESSEN BEI KINDERN

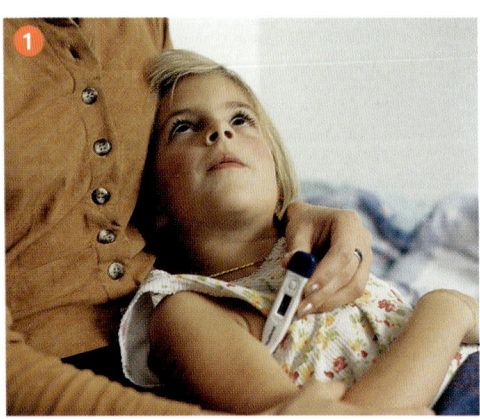

1 *Fiebermessen in der Achselhöhle: Dazu sollten Sie die Achselhöhle trockenwischen.*

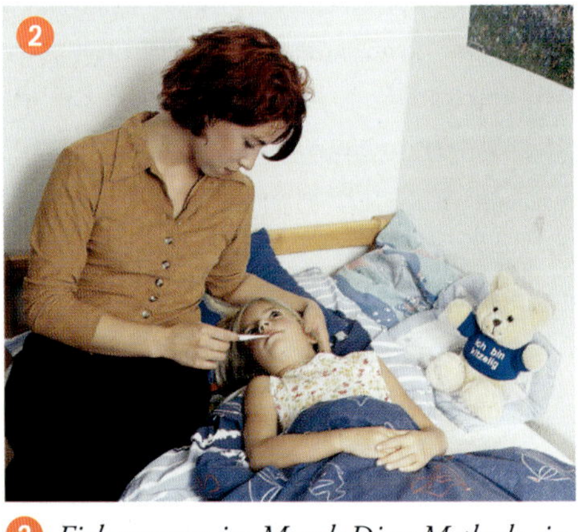

2 *Fiebermessen im Mund: Diese Methode eignet sich bei Kindern ab sechs Jahren.*

Bedeutung der Messergebnisse

Temperatur	Bedeutung
Über 38 °C	Fieber
Ca. 37 °C bis 38 °C	Erhöhte Temperatur
Ca. 36 °C bis 37 °C	Regelrechte Temperatur
Unter 36 °C	Untertemperatur

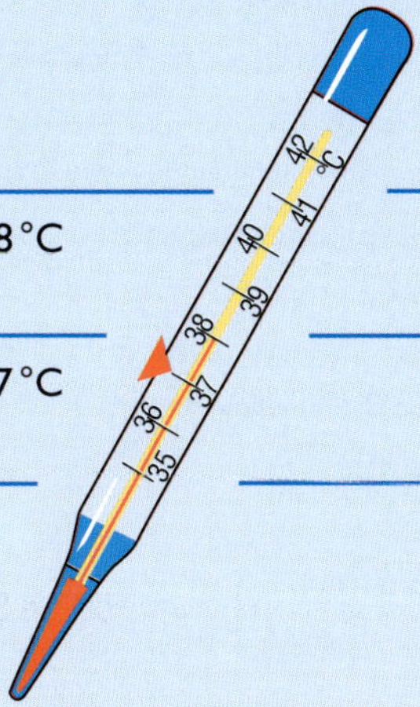

INFO
Dem behandelnden Arzt sollte neben der Temperatur auch die Messmethode mitgeteilt werden.

▶ Legen Sie die Spitze des digitalen Thermometers in den Mund des Kindes – unter die Zunge.

▶ Messzeit: digital ein bis zwei Minuten.

Messung im Ohr

▶ Infrarotthermometer erlauben eine genaue Temperaturmessung in wenigen Sekunden im Ohr. Die Geräte messen die Wärme, die vom Trommelfell und dem umgebenden Gewebe abgegeben wird.

▶ Die richtige Messtechnik ist wesentlich. Die Ohrmuschel muss bei Kindern unter einem Jahr gerade nach hinten, bei Kindern über einem Jahr (und auch bei Erwachsenen) schräg nach oben gezogen werden. Nur so kann die Spitze vorsichtig in den Gehörgang geschoben und die Temperatur gemessen werden.

▶ Messzeit: eine bis wenige Sekunden.

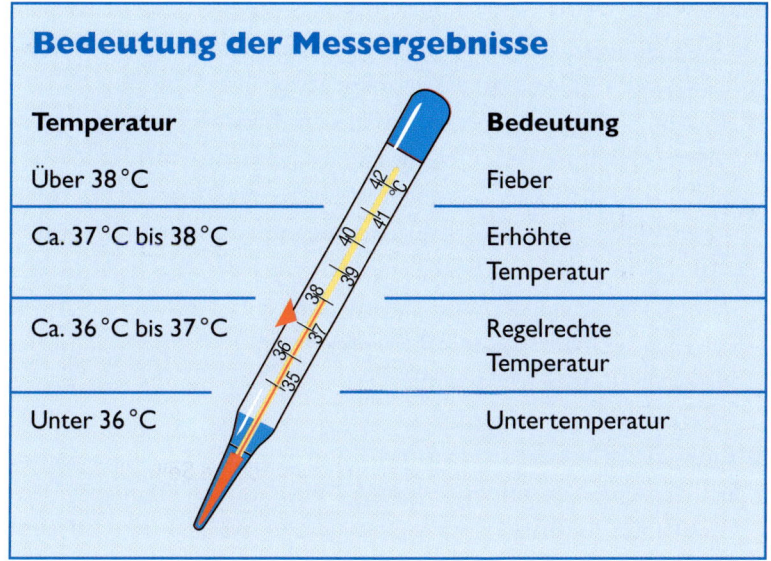

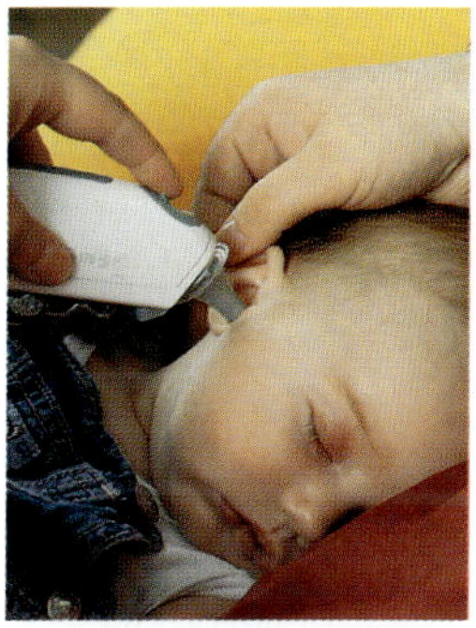

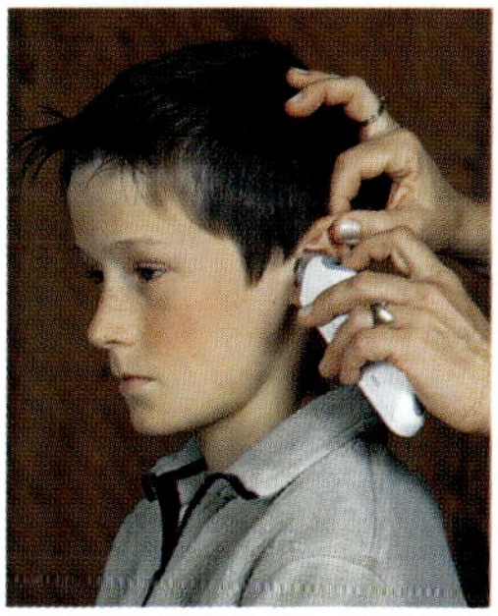

Fiebermessung mit dem Ohrthermometer: Bei Säuglingen muss die Ohrmuschel gerade nach hinten gezogen werden (oben), bei größeren Kindern dagegen schräg nach oben (unten).

Allgemeine Maßnahmen bei Infektionen

- Bei Infektionserkrankungen sollten Sie immer rechtzeitig einen Arzt hinzuziehen, insbesondere wenn das Kind Fieber über 39 °C hat. Die Diagnose erfolgt meist anhand der Symptome; Labortests stehen zwar zur Verfügung, werden aber selten eingesetzt.
- Das kranke Kind braucht Ruhe (Bettruhe), um den »Abwehrkampf« mit den Krankheitserregern durchzustehen.

- Das Fieber muss beobachtet und gegebenenfalls gesenkt werden. Dafür geeignete Medikamente (für Kinder meist in Form von Zäpfchen) geben Sie nach ärztlicher Anweisung.
- Auch mit einem alten Hausmittel, den Wadenwickeln, kann das Fieber gesenkt werden. Dazu werden zwei Leinen- oder Baumwolltücher in kühles Wasser getaucht (je jünger der Patient, desto weniger kalt sollte das Wasser sein) und gut ausgewrungen. Die Tücher wickeln Sie straff um beide Unterschenkel des Kindes. Darüber kommt jeweils ein trockenes Baumwolltuch und darüber nochmals ein Tuch aus Wolle (oder Flanell). Nach etwa 15 Minuten sollte das Fieber um 0,5 bis 1 °C gesunken sein. Die Anwendung können Sie nach einiger Zeit wiederholen.

Der Tee für Kleinkinder sollte eher schwach aufgebrüht werden (ein Teelöffel auf 0,2 bis 0,25 Liter Wasser). Bei größeren Kindern dürfen es auch zwei Teelöffel sein.

- Ein weiteres bewährtes Hausmittel sind Schwitztees. Hierzu eignen sich insbesondere Holunderblüten- und Lindenblütentee (jeweils ein bis zwei Teelöffel Tee auf ein viertel Liter Wasser).
- Decken Sie ein krankes Kind mit hohem Fieber zu – allerdings nicht zu warm, denn die Wärme muss entweichen können.
- Insbesondere bei Fieber und Magen-Darm-Infektionen verliert der Körper große Mengen an Flüssigkeit. Bei Kindern ist der Flüssigkeitshaushalt des Körpers viel sensibler als bei Erwachsenen; er gerät schneller aus dem Gleichgewicht. Es kommt zu Störungen des Kreislaufs (Schock), schlimmstenfalls sogar zu einer Exsikkose (Austrocknung des Körpers). Gleichen Sie den Flüssigkeitsverlust dadurch aus, dass Sie dem Kind reichlich Flüssigkeit zu trinken geben. Gut geeignet bei Fieber sind Säfte wie Holundersaft oder Himbeersaft und Tees. Bei Flüssigkeitsverlust durch Magen-Darm-Infekte und durch Schwitzen sind so genannte Elektrolytgetränke mit einem Mix aus Mineralien (aus der Apotheke), aber auch Suppen (etwa Hühnersuppe) geeignet.

INFO

Die Elektrolytgetränke gibt es für Kinder in speziellen Geschmacksrichtungen (Erdbeer, Himbeer etc.), die sie gern trinken. Fragen Sie Ihren Apotheker nach entsprechenden Präparaten.

- Sorgen Sie für eine vitaminreiche Ernährung. Geben Sie dem Kind bei einer fiebrigen Erkrankung leichte vitaminreiche Kost (Gemüse- und Obstbrei) zu essen. Vor allem Vitamin C (als Pulver oder in Form von Brausetabletten erhältlich) unterstützt das Immunsystem in seinem Abwehrkampf gegen Keime. Vorbeugend können auch Echinaceapräparate eingenommen werden.
- Führen Sie die Pflege- und Behandlungsanordnungen des Arztes genau aus. Medikamente – insbesondere Antibiotika – müssen oft auch noch eine gewisse Zeit lang nach dem Abklingen der Krank-

heitssymptome eingenommen werden – über den gesamten vom Arzt angeordneten Zeitraum. Bitte setzen Sie Antibiotika nicht eigenmächtig und vorzeitig ab.

- Vergessen Sie nicht, Ihrem Kind viel Aufmerksamkeit zu schenken und es zu betreuen. Lassen Sie es nicht zu lang allein.
- Solange Ansteckungsgefahr besteht, darf das Kind nicht in den Kindergarten oder in die Schule gehen. Der Kontakt zu anderen Kindern sollte vermieden werden.

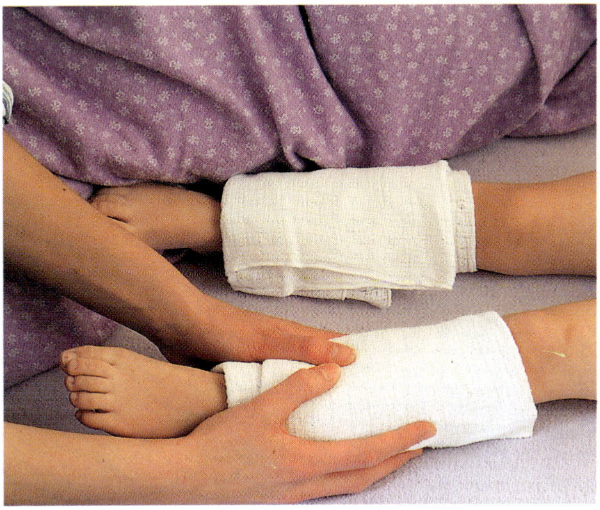

Wadenwickel entziehen dem Körper Wärme. Sie sind seit langem ein probates Mittel zur Fiebersenkung.

Welche Medikamente gibt der Arzt?

Man kann in vielen Fällen zwar die Symptome, z. B. Fieber, Schmerzen, Hustenreiz usw., behandeln, aber nicht immer die Ursache. So kann man z. B. gegen die Viren nichts ausrichten. Bei bakteriellen Infekten ist das mit Antibiotika möglich. Die Entscheidung über den Einsatz von Antibiotika muss der Arzt treffen. Dieser Entscheidung sollten Sie vertrauen. Auf gar keinen Fall dürfen Sie von der ärztlichen Verordnung abweichen (außer bei echten Nebenwirkungen). Penizillin muss beispielsweise ausreichend dosiert und so lange eingenommen werden, wie vom Arzt verordnet. Andernfalls riskieren Sie, dass einige Bakterien überleben, sich vermehren und gegen zukünftige Penizillinbehandlungen resistent sind.

Medikamente, die wirken, haben auch Nebenwirkungen. Hier muss der Arzt im Einzelfall Vor- und Nachteile gegeneinander abwägen. Häufige Nebenwirkungen sind Allergien oder Magenschleimhautreizungen mit Übelkeit und Erbrechen.

Der Einsatz von Medikamenten, die die Symptome behandeln, wird heute kritischer gesehen. Es ist nicht nötig, jedes bisschen Fieber auf 36 °C herunterzudrücken. 38 °C stecken ansonsten gesunde Kinder problemlos weg, ohne dass sie gleich Fieberkrämpfe (siehe Seite 155) bekommen.

Auch bei Husten und Halsschmerzen helfen oft pflanzliche Wirkstoffe (fragen Sie Ihren Arzt oder Apotheker danach) oder Gurgeln mit Kamille oder Salzwasser.

WICHTIG

Bei Antibiotikaeinnahme sind unbedingt die ärztlichen Anweisungen zu beachten.

Klassische Kinderkrankheiten

Bei den so genannten klassischen Kinderkrankheiten sind dank ausgedehnter Impfprogramme die schwer wiegenden Erkrankungen wie Kinderlähmung und Diphtherie fast ausgerottet worden. Leider gibt es aufgrund der Impfmüdigkeit der letzten Jahre ein »Comeback« bestimmter Erkrankungen. Die folgenden Seiten informieren Sie über Maßnahmen bei Kinderkrankheiten und schwer wiegenden Infektionskrankheiten bzw. Notfällen bei Kindern. Am Schluss dieses Kapitels finden Sie einen Impfplan (STIKO).

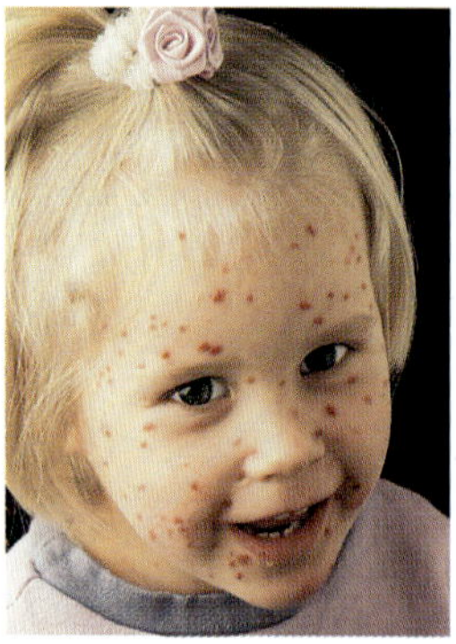

Das Schlimmste für Kinder mit Windpocken ist der Juckreiz.

Windpocken

Windpocken werden durch Viren verursacht und gehören in den ersten sieben Tagen zu den ansteckendsten bekannten Infektionskrankheiten. Kinder aller Altersgruppen sind betroffen.

- **Inkubationszeit:** ca. zwei bis drei Wochen, selten auch länger.
- **Symptome:** Hervorstechendes Merkmal sind Flecken, Papeln, die so genannten Windpocken (stark juckende Bläschen überall am Körper, meist auch am behaarten Kopf, manchmal auch im Mund), begleitet von Kopfschmerzen, Unwohlsein und Mattigkeit. Fieber tritt selten auf. Die Flecken häufen sich alle drei bis vier Tage und bilden infektiöse Bläschen, die schließlich verschorfen. Das Kind ist so lange ansteckend, bis der Schorf vollständig abgefallen ist (ca. zwei bis drei Wochen).

Komplikationen mit schweren Gesundheitsschäden (Gehirn- und Kleinhirnentzündung, Lungenentzündung) sind sehr selten.

Maßnahmen bei Windpocken

Neben den allgemeinen Maßnahmen bei Infektionserkrankungen (siehe Seite 149ff.) ist vor allem die Ansteckungsgefahr zu beachten. Der unangenehme und starke Juckreiz kann dazu führen, dass sich die Kinder Wunden kratzen. Die Wunden bluten und vernarben später. Eine Arztbehandlung ist erforderlich. Es kann ein Mittel gegen den Juckreiz angewendet werden.

Der Erreger verbleibt im Körper und kann unter ungünstigen Bedingungen (z. B. gestörte Immunabwehr, Stress) zur Folgeerkrankung Gürtelrose führen.

INFO

Da Windpocken im Erwachsenenalter meist schwerer verlaufen als im Kindesalter und die Erkrankung während einer Schwangerschaft Gefahren für das ungeborene Kind bergen kann, ist es nicht sinnvoll, Kinder, die ansonsten gesund sind, vor einer Infektion mit Windpocken zu schützen.

Masern

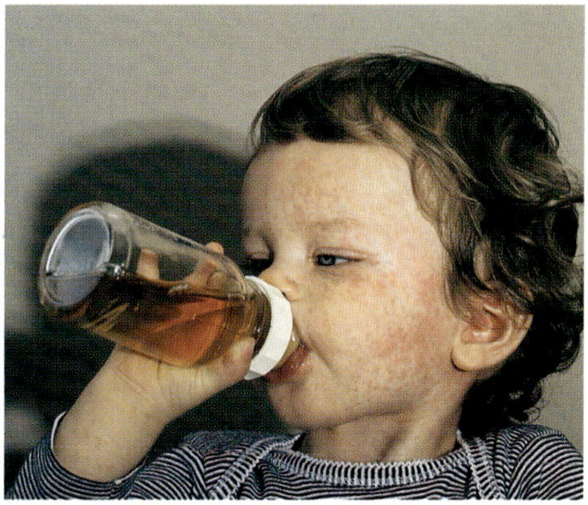

Die Flecken des Masernausschlags fließen oft zusammen.

Die Masernerkrankung ist eine Virusinfektion, die über Luft und direkten Kontakt übertragen wird. Fast alle ungeimpften Kinder erkranken bis zum 16. Lebensjahr. Die Übertragung erfolgt durch Tröpfcheninfektion von Mensch zu Mensch (Anhusten), wobei schon vier Tage vor Auftreten des Ausschlags Ansteckungsgefahr besteht. Die Krankheit hinterlässt eine lebenslange Immunität.

- **Inkubationszeit:** ca. zwei bis drei Wochen.
- **Symptome:** Die Erkrankten haben zunächst allgemeine Symptome wie Unwohlsein, Misslaune und Temperaturanstieg. In dieser Phase besteht erhöhte Ansteckungsgefahr. Typisch sind auch gerötete Augen (Bindehautentzündung) und Schnupfen. Danach entwickeln sich weiße Flecken auf der Zunge und Husten, häufig auch Fieber. Der typische Ausschlag beginnt hinter den Ohren und breitet sich dann über den ganzen Körper aus. Nach Ausbruch des Exanthems dauert die Erkrankung noch ca. eine Woche.

Typische Komplikationen sind Mittelohrentzündung, Lungenentzündung und mit einer Häufigkeit von 1 : 1000 auch die gefürchtete Masernenzephalitis (Gehirnentzündung), welche mit Folgeschäden oder tödlich verlaufen kann.

Maßnahmen bei Masern

Eine ursächliche Behandlung ist nicht möglich, da es sich um eine Viruserkrankung handelt. Allenfalls Mittel gegen Fieber werden gegeben. Nur bei zusätzlichen eitrigen Entzündungen (Mittelohr, Lunge) werden Antibiotika verabreicht. Sie sollten vorbeugende Maßnahmen gegen eine Lungenentzündung ergreifen (gutes Raumklima, vitaminreiche Ernährung usw.).

- **Impfung:** Eine Impfung gegen Masern ist ab dem zwölften Lebensmonat möglich. Nach der Impfung bzw. nach durchgemachter Krankheit besteht eine lebenslange Immunität.

INFO

Zu den allgemeinen Maßnahmen bei Infektionskrankheiten siehe generell Seite 149ff.

Mumps

Mumps (»Ziegenpeter«) ist eine durch virale Tröpfcheninfektion von Mensch zu Mensch übertragene Kinderkrankheit. Ansteckungsgefahr

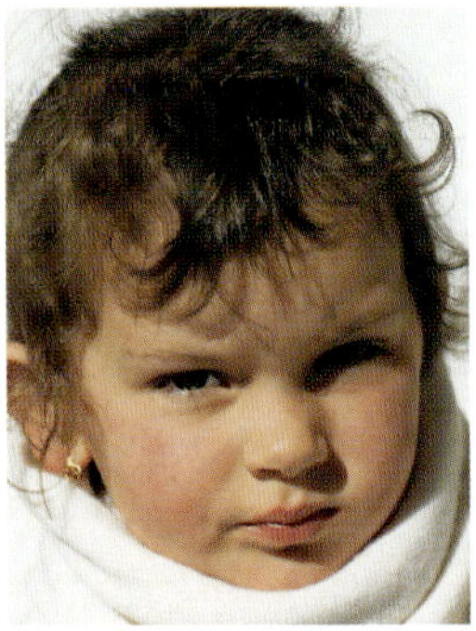

»Dicke Backe«: Die Schwellungen bei Mumps beginnen am Ohr.

besteht bereits sieben Tage vor Auftreten der Gesichtsschwellung; sie hält bis zum Ende der Erkrankung an. 80 Prozent der ungeimpften Kinder erkranken zwischen dem 5. und 15. Lebensjahr. Bei 30 bis 40 Prozent verläuft die Erkrankung unbemerkt (als »grippaler Infekt«).

- **Inkubationszeit:** ca. zwei bis drei Wochen.
- **Symptome:** Die Anzeichen sind Kopfschmerzen, Unwohlsein, Fieber, Schmerzen beim Kauen und Schlucken sowie die charakteristischen Schwellungen vor und unter den Ohren, anfangs auf einer Wangenseite. Später entzündet sich auch die andere Ohrspeicheldrüse. Die Erkrankung dauert ca. zwei Wochen.

Komplikationen sind nur bei Ungeimpften häufig, vor allem bei Erwachsenen. In ca. zehn Prozent der Fälle kommt es zu Hoden- bzw. Eierstockentzündungen mit späterer Sterilität sowie zu Entzündungen des Innenohrs mit Taubheit, Bauchspeicheldrüsenentzündung mit späterem Diabetes mellitus oder zu einer Hirnhautentzündung.

INFO

Zu den allgemeinen Maßnahmen bei Infektionskrankheiten siehe generell Seite 149ff.

Maßnahmen bei Mumps

Die Symptome können durch den Arzt behandelt werden (Salben zur Abschwellung).

- **Impfung:** Es wird eine Kombinationsschutzimpfung (zusammen mit Masern und Röteln) für Kleinkinder ab dem zwölften Lebensmonat empfohlen.

Röteln

Sowohl Mädchen als auch Jungen sollten gegen Röteln geimpft sein.

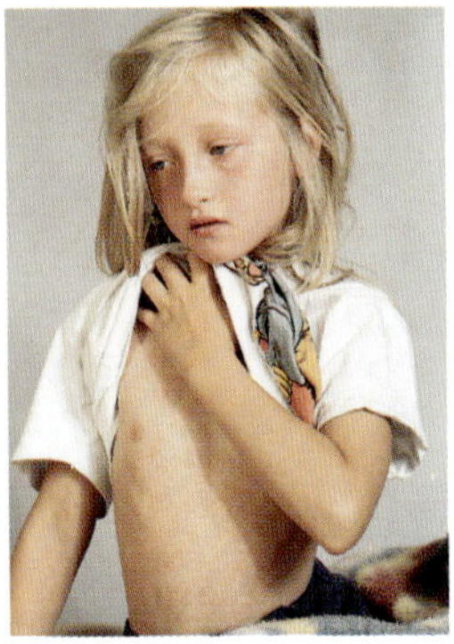

Röteln werden durch eine Virusinfektion verursacht. Die Krankheit ist schon sieben Tage vor ihrem Ausbruch und drei bis fünf Tage danach ansteckend. Im Allgemeinen sind Röteln für den Erkrankten nicht gefährlich. Werden allerdings schwangere Frauen infiziert, können schwere Behinderungen des Embryos (Missbildungen an Herz und Gehirn) entstehen. Mädchen wird daher zu einer Schutzimpfung geraten. Auch Jungen sollten geimpft werden, da sie bei einer Erkrankung schwangere Frauen gefährden.

- **Inkubationszeit:** zwei bis drei Wochen.
- **Symptome:** Die Anzeichen sind mit denen eines leichten grippalen Infekts vergleichbar: mäßiges Fieber und gegebenenfalls charakteristischer Hautausschlag. Die Erkrankung kann allerdings auch ohne Ausschlag verlaufen und wird daher oft nicht bemerkt.

Maßnahmen bei Röteln

- **Impfung:** Empfohlen wird die Impfung gegen Röteln bei Kleinkindern (Mädchen und Jungen) ab dem zwölften Lebensmonat sowie bei Mädchen zwischen dem 11. und 18. Lebensjahr.

Dreitagefieber

Beim Dreitagefieber handelt es sich häufig um eine »gutartige« Virusinfektion, von der Säuglinge und Kleinkinder betroffen sind.

- **Symptome:** Plötzlich tritt hohes Fieber bis 40 °C auf, das mit fiebersenkenden Mitteln zurzeit schwer zu beeinflussen ist. Die Kinder sind in ihrem Allgemeinbefinden allerdings nicht stark beeinträchtigt. Nach drei bis fünf Tagen klingen die Symptome wieder ab. Es entstehen feine Flecken am Körper. Danach besteht eine lebenslange Immunität.

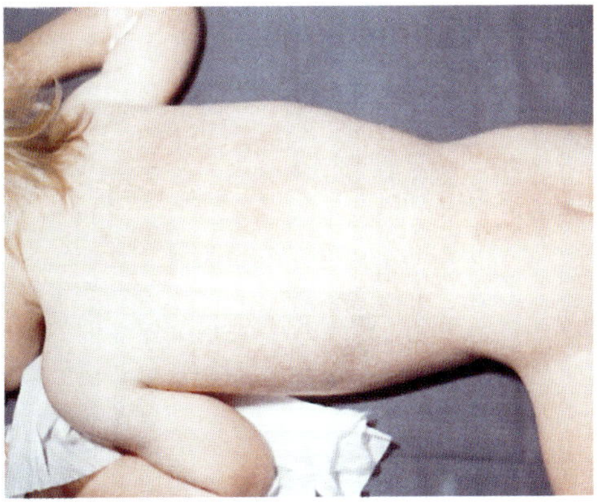

Typisch für Dreitagefieber: der Hautausschlag am unteren Rücken.

Maßnahmen bei Dreitagefieber

Weiter gehende als die allgemeinen Maßnahmen (siehe Seite 149ff.) sind nicht erforderlich.

Fieberkrämpfe

Fieberkrämpfe treten am häufigsten im Alter zwischen sechs Monaten und vier Jahren auf. Die Ursachen sind unbekannt; wahrscheinlich ist ein schneller Fieberanstieg über 39 °C der Auslöser.

- **Symptome:** Die Symptome sind mit denen eines epileptischen Anfalls vergleichbar.

INFO

Zu den allgemeinen Maßnahmen bei Infektionskrankheiten siehe generell Seite 149ff.

Maßnahmen bei Fieberkrämpfen

Lassen Sie abklären, ob eine ernsthafte Infektion hinter dem Fieber steckt. Eine Arztbehandlung ist erforderlich. Im Allgemeinen erfolgt die Gabe von fiebersenkenden und krampflösenden Medikamenten. Auch wenn ein einmaliger Fieberkrampf als harmlos gilt und daraus keine Epilepsie entsteht, muss jedes Kind nach dem ersten Anfall neurologisch untersucht werden, um nicht eine andere Krankheit, z. B. Meningitis (siehe Seite 160) oder einen Hirntumor, zu übersehen.

Scharlach

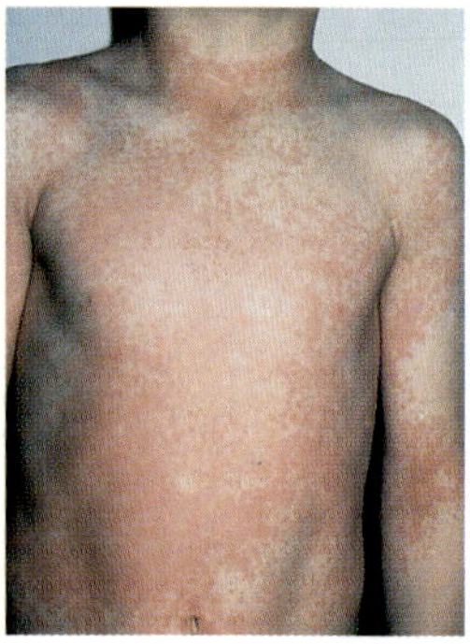

Scharlach: Der Ausschlag beginnt am Hals und breitet sich dann über den ganzen Körper aus.

Die Erkrankung wird durch bakterielle Tröpfchen- oder Schmierinfektion, gelegentlich auch durch Gegenstände übertragen. Die Verursacher sind Streptokokken (Bakterien), die auch eine Mandelentzündung auslösen können. Es handelt sich um eine der häufigsten Kinderkrankheiten in Deutschland, die Kinder zwischen drei und zehn Jahren betrifft.

- **Inkubationszeit:** ca. ein bis fünf Tage.
- **Symptome:** Die Anzeichen sind ähnlich denen einer Mandelentzündung mit Halsschmerzen, Schluckbeschwerden (die Halslymphknoten sind geschwollen), Angina, Fieber (über 39 °C), Bauchschmerzen und Erbrechen. Der Rachen ist anfänglich feuerrot, die Zunge belegt. Die Zunge wird zunehmend rot (Himbeerzunge). Es kommt zu Lymphknotenschwellungen. Der feinfleckige Scharlachausschlag beginnt am Hals, in den Leisten und den Achselhöhlen und breitet sich über den Körper aus. Kinder sind von starkem Juckreiz befallen.

Neben eitrigen Komplikationen (Entzündungen der Halsweichteile, Blutvergiftung) kann als Folgeerkrankung das »rheumatische Fieber« auftreten, welches Schäden an Herz, Nieren und Gelenken verursachen kann.

Maßnahmen bei Scharlach

INFO

Früher war Scharlach eine gefürchtete Kinderkrankheit, bei der Klinikeinweisung empfohlen wurde. Heute entwickelt sie sich kaum noch in ihrem Vollbild. Das liegt daran, dass bei Mandelentzündungen sehr früh Antibiotika eingesetzt werden, so dass die Krankheit schnell abklingt. Der Nachteil ist die ausbleibende Immunität, so dass die Krankheit mehrmals auftreten kann.

Eine Arztbehandlung ist dringend erforderlich, selten auch ein kurzer Klinikaufenthalt. Es sollte sofort eine Antibiotikatherapie (Penizillin) eingeleitet werden; damit nimmt auch die Ansteckungsgefahr relativ schnell (bereits nach einem Tag) ab. Der häuslichen Pflege kommt eine besondere Bedeutung zu. Die Kinder sind sehr geschwächt und benötigen eine längere Schonung ohne körperliche Belastung. Gegen Scharlach gibt es bisher keine Schutzimpfung.

Diphtherie

Die Diphtherie galt in Deutschland schon als ausgerottet, tritt aber u. a. auch durch Impflücken und Einschleppung – wenn auch sehr selten – wieder auf. Die Diphtherie ist eine bakterielle Infektion, die überwiegend durch Tröpfchen übertragen wird. Sie ist hochgradig ansteckend. Die Bakterien siedeln sich auf den Schleimhäuten der Atemwege an, wo sie Gifte (Toxine) bilden, die schwere Organschäden verursachen. Wird die Diphtherie nicht oder zu spät erkannt und behandelt, kann es zu einer Lungenentzündung und durch eine Herzmuskelentzündung auch zu Herzversagen kommen. Die Erkrankung kann die Nieren schädigen und durch Nervenschädigung zu Lähmungen führen.

- **Symptome:** Die äußeren Symptome der Diphtherie lassen nicht sogleich eine genaue Diagnose zu. Typisch sind Halsschmerzen, die an Mandelentzündung denken lassen, und Husten, der an Krupphusten (Heiserkeit mit »bellendem Husten«) erinnert. Da die Früherkennung besonders wichtig ist, sollte man bei diesen Symptomen einen (Kinder-)Arzt konsultieren.

INFO
Die Diphtherie galt in Deutschland bereits als ausgerottet, tritt aber u. a. wegen der Impflücken wieder auf. Vor allem aus östlichen Ländern wird sie eingeschleppt.

Maßnahmen bei Diphtherie

Es ist dringend eine Arztbehandlung, meist auch ein Klinikaufenthalt notwendig. Die Krankheit ist meldepflichtig.

- **Impfung:** Eine Impfung ist ab dem dritten Lebensmonat möglich. Empfohlen wird eine Kombinationsimpfung gegen Diphtherie, Keuchhusten und Tetanus.

Keuchhusten

Auslöser für den Keuchhusten ist ein Bakterium (Bordetella pertussis). Die Übertragung erfolgt durch Husten als Tröpfcheninfektion. Im Lauf des Lebens nimmt die Infektionsgefahr deutlich ab. Insbesondere für Säuglinge kann Keuchhusten lebensgefährlich sein, denn die Bakterien entwickeln Gifte, die das Atemzentrum lähmen. Hierdurch kann ein Atemstillstand eintreten. Dies ist vor allem im ersten Lebensjahr möglich. Hauptsächlich betroffen sind jedoch Kinder zwischen zwei und fünf Jahren. Etwa ein Drittel aller Erkrankungen wird zum Notfall. Die Krankheit ist tückisch, weil alle Symptome zunächst auf eine normale Erkältung schließen lassen. Der Husten spricht auf hustenstillende Medikamente nicht an und wird schlimmer. Es entwickeln sich mehrmals am Tag krampfartige Hustenanfälle.

- **Inkubationszeit:** ca. ein bis zwei Wochen.
- **Symptome:** Die Krankheit verläuft in drei Phasen. Die Anfangsphase (erste bis zweite Woche) ähnelt einem grippalen Infekt. Keuchhusten ist in dieser Phase ansteckend; die Temperatur ist

INFO
In Deutschland besteht keine Impfpflicht. Es gibt allerdings Empfehlungen für Schutzimpfungen (siehe den Impfkalender, Seite 167).

leicht erhöht. Danach (dritte bis sechste Woche) treten krampfartige, erstickende Hustenanfälle bis zu 20-mal am Tag auf. Es kommt zu Erbrechen, Nasenbluten und bisweilen zu Blutungen ins Gewebe und am Auge. In der siebten bis zehnten Woche und danach klingen die Symptome mit gewöhnlichem Husten langsam ab.

Maßnahmen bei Keuchhusten

Keuchhusten ist ein Fall für den Arzt. Es werden Antibiotika und hustenstillende Mittel verordnet. Kontrollieren Sie ständig Atmung und Kreislauf des Kindes. Gehen Sie beruhigend und schonend mit dem kranken Kind um, und sorgen Sie für eine vitaminreiche Ernährung.

- **Impfung:** Ab dem dritten Lebensmonat wird eine Impfung gegen Keuchhusten von Kinderärzten empfohlen.

»Schluckimpfung ist süß – Kinderlähmung ist grausam«, so lautete der Slogan für die groß angelegte Impfaktion gegen Polio.

Kinderlähmung (Poliomyelitis)

Bei der Kinderlähmung handelt es sich um eine Viruserkrankung, die meist durch Kontakt- oder Schmierinfektion über den Magen-Darm-Kanal, selten durch Tröpfcheninfektion übertragen wird. Ältere Kinder und auch Erwachsene sind betroffen.

- **Inkubationszeit:** ca. 14 Tage; die Erkrankung ist meldepflichtig.
- **Symptome:** Nach zwei Tagen mit allgemeinen Krankheitszeichen treten die üblichen Zeichen einer Hirnhautentzündung (siehe »Meningitis«, Seite 160) für etwa eine Woche auf; danach folgen die Lähmungserscheinungen. Diese können auf die Extremitäten beschränkt sein, aber auch die Atemmuskulatur oder das Atem- und Kreislaufzentrum im verlängerten Rückenmark betreffen. Allerdings verlaufen die meisten Poliofälle ohne Lähmungen. Die gefürchtetsten Komplikationen sind der Tod durch Atemlähmung und bleibende Schäden (Lähmungen). Diagnostische Gewissheit erhält man durch eine Untersuchung der Rückenmarkflüssigkeit (Liquor) sowie einen Bluttest.
- **Impfung:** dreimalige Grundimpfung im ersten Lebensjahr.

Die bisher übliche Schluckimpfung gegen Polio wurde durch eine neue Impftechnik (Spritze) ersetzt. Die Impfung ist damit noch sicherer geworden.

Maßnahmen bei Kinderlähmung (Poliomyelitis)

Kinderlähmung ist ursächlich nicht behandelbar; deshalb ist die Schutzimpfung so wichtig (dreimalige Grundimpfung innerhalb eines Jahres, Auffrischungen alle zehn Jahre – auch für Erwachsene!).

Hinweise zur Hygiene

Wie lange die beschriebenen Kinderkrankheiten ansteckend sind, erklärt Ihnen der Kinderarzt. In den meisten Fällen handelt es sich nur noch um einige Tage nach dem Abklingen des Exanthems (Hautausschlag).

Das sollten Sie beachten

- Solange noch Ansteckungsgefahr besteht, muss Ihr Kind zu Hause bleiben und sollte keine Spielgefährten empfangen – Geschwister ausgenommen, denn die haben sich ohnehin schon angesteckt.
- Kinder, die die Krankheit bereits überstanden haben, sind nicht gefährdet.
- Dass kranke Kinder nicht in den Kindergarten oder in die Schule gehören, sollte selbstverständlich sein.
- Besucher und Angehörige sollten die Regeln der allgemeinen Hygiene beachten: Nach dem Verlassen des Krankenzimmers die Hände gründlich waschen und zu engen Körperkontakt zum kranken Kind (auch wenn es schwer fällt) vermeiden.
- Wäsche und Geschirr des kranken Kindes sollten gesondert gewaschen und gespült werden.
- Erwachsene sind durch kranke Kinder meist nicht gefährdet, weil sie die Krankheit entweder selbst durchgemacht haben oder unbemerkt im Lauf der Jahre Antikörper gebildet haben (so genannte stille Feiung, siehe Seite 145).

Was Sie mit dem Arzt besprechen sollten

Bedacht werden muss immer, dass Infektionskrankheiten nicht nur direkt durch Anhusten, sondern auch durch Gegenstände, die mit Keimen behaftet sind, übertragen werden können. Hier ist eine gewisse Desinfektion nötig. Auch dieses Problem sollten Sie mit dem Kinder- oder Hausarzt besprechen.

Manchmal verordnet der Arzt auch für Familienangehörige vorbeugende Medikamente oder Schutzimpfungen. Bitte beachten Sie die ärztlichen Anweisungen zum Wohl Ihres Kindes.

Kinderärzte beklagen zunehmend größere Impflücken und damit einen Anstieg der Infektionskrankheiten. Wenn man angesichts dessen bedenkt, dass die früher recht harmlosen Kinderkrankheiten heute immer mehr zu schweren Komplikationen neigen (warum das so ist, weiß niemand), sollte der Gang zum Kinderarzt oder Hausarzt selbstverständlich sein.

Beobachten Sie Ihr krankes Kind gut. Manche Kinderkrankheiten können zu gefährlichen Komplikationen führen. Gleichzeitig ist das Kind auch anfälliger gegen zusätzliche Infekte. Bei jeder negativen Veränderung des Krankheitsbilds oder -verlaufs sollten Sie Ihren Kinderarzt informieren bzw. aufsuchen.

Besondere Infektionskrankheiten und Notfälle

Meningitis

Die Meningitis (Hirnhautentzündung) ist eine Erkrankung, die meist in der Folge anderer Infektionen, aber auch beispielsweise nach einem Zeckenbiss bei FSME-Infektion (siehe Seite 164) oder Sonnenstich (siehe Seite 104ff.) auftreten kann. Sie kann also sowohl bakteriellen als auch viralen Ursprungs sein. Die bakterielle Meningitis ist eine sehr schwere Erkrankung mit Bewusstlosigkeit und Lebensgefahr. Es kann zu bleibenden Gehirnschäden kommen.

Meningitis ist meldepflichtig. Bisweilen treten Fälle der Hirnhautentzündung lokal gehäuft auf. Insgesamt ist sie aber eher selten.

- **Symptome:** Erste Anzeichen sind Übelkeit, Erbrechen, Mattigkeit, Nackensteifigkeit und Fieber. Später treten Bewusstseinsstörungen, gelegentlich mit Krämpfen, auf. Wichtig ist es, diese Zeichen nach einer durchgemachten Infektionskrankheit, einem Zeckenbiss oder Sonnenstich frühzeitig einer Meningitisdiagnose zuzuordnen.

Maßnahmen bei Meningitis

Die Aufrechterhaltung der lebenswichtigen Funktionen (Atmung, Kreislauf) ist Ihre wichtigste erste Hilfe. Alarmieren Sie den Notarzt.

Pseudokrupp

Bei Pseudokrupp handelt es sich um einen oberflächlichen Virusbefall der Kehlkopfschleimhaut, die daraufhin stark anschwillt und zu Behinderungen der Atmung führt.

- **Symptome:** Pseudokrupp tritt häufig nachts und ohne starkes Fieber in unterschiedlicher Intensität bei Kindern auf. Bei der leichten Form sind die Kinder heiser und haben einen bellenden Husten mit einem ziehenden Einatmengeräusch. Bei der schwereren Form tritt zunehmend Atemnot mit Zyanose (Blaufärbung im Gesicht) und Erstickungsanfällen auf.

WICHTIG

Auch wenn sich der Zustand des Kindes nach dem Pseudokruppanfall bessert, muss es sofort einem Arzt vorgestellt werden.

Maßnahmen bei Pseudokrupp

Besonders wichtig sind Betreuung und Zuwendung. Bleiben Sie bei einem Pseudokruppanfall ruhig, und versuchen Sie vor allem, das Kind zu beruhigen. Bringen Sie es in eine atemerleichternde Sitzhaltung, an die frische Luft (Fenster öffnen oder ins Freie gehen), oder gehen Sie mit dem Kind ins Badezimmer, und sorgen Sie dort für feuchte Luft (Dusche aufdrehen). Dadurch schwellen die Schleimhäute ab, das Kind kann besser atmen.

Beruhigen Sie Ihr Kind, wenn es Atemnot hat. Es ist wichtig, dass Ihr Kind Ihre eigene Besorgnis nicht spürt, sonst bekommt es zusätzlich Angst.

Epiglottitis

Epiglottitis ist eine bakterielle Entzündung des Kehlkopfdeckels mit starker Schwellung.

- **Symptome:** Der angeschwollene Kehlkopfdeckel führt zunächst zu Schluckbeschwerden und steigert sich im weiteren Verlauf zu lebensbedrohlicher Atemnot. Die Kinder haben hohes Fieber und Todesangst.

Maßnahmen bei Epiglottitis

Führen Sie bei Epiglottitis die Maßnahmen wie bei Pseudokrupp durch. Alarmieren Sie allerdings sofort den Rettungsdienst. Die Epiglottitis bedarf immer einer stationären Krankenhausbehandlung. Bei Atemstillstand müssen Sie das Kind beatmen (siehe Seite 77ff.).

Asthma bronchiale

Asthma bronchiale ist eine Erkrankung, die nicht nur Erwachsene betrifft, sondern auch Kinder. Dabei kommt es in den Atemwegen zu einer plötzlichen Verkrampfung der feinen Bronchiolen bzw. zur Bildung von zähem Schleim. Die Ursachen können sehr vielfältig sein: erbliche Komponenten, Atemwegsinfekte, Allergien, chemische und physikalische Reize, hormonelle Einflüsse und (bei älteren Kindern) auch psychische Einflüsse.

- **Symptome:** Asthma bronchiale erkennen Sie an der Luftnot, am schweren Ein- und Ausatmen mit pfeifenden Geräuschen. Die Kinder haben Angst und sind unruhig; manchmal husten sie zähen Schleim aus. Es entsteht eine Überblähung der Lunge mit Sauerstoffmangel. Bei lang anhaltender Asthmaattacke (Status asthmaticus) wird zunehmend das Herz belastet. Daher sollte bei Atemnot ein Arzt aufgesucht und gegebenenfalls der Notarzt alarmiert werden.

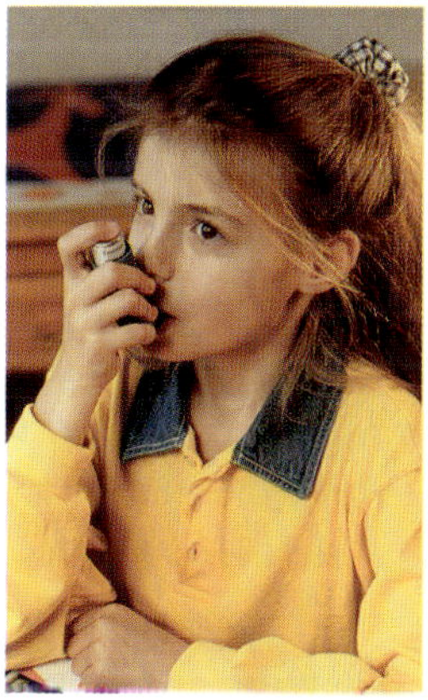

»Klassische« medikamentöse Therapie bei Asthma bronchiale: Mit Dosieraerosolen werden bronchienerweiternde Mittel in die Luftwege gesprüht.

Maßnahmen bei Asthma bronchiale

Sie müssen das Kind beruhigen und es auffordern, ruhig zu atmen, vor allem möglichst tief auszuatmen. Die Lagerung erfolgt mit aufrechtem Oberkörper. Öffnen Sie beengende Kleidung. Wenn vorhanden, können die ärztlich verordneten Sprays zur Inhalation angewendet werden (so genannte Broncholytika, z. B. Berodual®, Berotec®, Sultanol® u. a.); sie erweitern die Bronchien. Später erfolgt die Gabe von schleimlösenden Mitteln und anderen Bronchialmedikamenten oder auch von antiallergischen Mitteln. Bei manchen Kindern klingen die Beschwerden mit der Pubertät ab, können aber im Erwachsenenalter wieder auftreten.

Plötzlicher Kindstod

Rund 700-mal kommt es in Deutschland zu diesem traurigen Ereignis. Eigentlich konnte in den Industrieländern die Säuglingssterblichkeit immer weiter zurückgedrängt werden. Verbesserungen der Hygiene und medizinischer Fortschritt haben dazu beigetragen. Dennoch konnten nicht alle Gefahren, die das Leben von Säuglingen bedrohen, endgültig erforscht und beseitigt werden. Eine dieser Gefahren ist der plötzliche Kindstod (SIDS = Sudden Infant Death Syndrome). Er ist heute die häufigste Todesursache im ersten Lebensjahr. Meist tritt er im zweiten bis sechsten Lebensmonat ein. Die Eltern trifft dieses Unglück immer plötzlich und vollkommen unvorbereitet, denn der plötzliche Kindstod kündigt sich nicht an. In der Schlafphase des Säuglings treten plötzlich Atem- und Herz-Kreislauf-Stillstand ein.
Die Ursache ist bisher noch nicht restlos geklärt: Virusinfekt? »Unreife« Lunge? Noch nicht ausgereifte Steuerungszentren im Gehirn? Wärmestau im Körper? Auch ein Zusammenhang mit der Lage des Kindes im Bett wird erörtert. Es wird abgeraten, Säuglinge auf den Bauch zu legen oder mit allzu weichen großen Kopfkissen zu umgeben und sie zu warm zuzudecken. Insbesondere das Rauchen im Umfeld der Kinder ist schädlich, da Nikotin die Gefäße verengt und damit die Wärmeregulierung empfindlich stört. Besonders gefährdet sind Kinder mit bestehenden Atemwegs- oder Herzkrankheiten.

Für Eltern und Geschwister ist der plötzliche Tod des Kindes schwer zu verkraften. Sie brauchen meist Unterstützung, um etwaige Schuldgefühle zu überwinden. Hierzu sind eine psychotherapeutische Betreuung und/oder die Teilnahme an Selbsthilfegruppen sinnvoll.

Maßnahmen bei plötzlichem Kindstod

Es gelingt immer besser, »Risikokinder« zu erfassen. Die Eltern werden dann entsprechend informiert und für den Notfall vorbereitet. Neben der erhöhten Wachsamkeit der Eltern können Geräte eingesetzt werden, die die Atmung des Kindes überwachen und bei einem Atemstillstand Alarm geben. Durch sofortige Wiederbelebung kann das Kind gerettet werden. Eltern sollten die Wiederbelebungsmaßnahmen in einem Kurs erlernen.

Gefahren durch Zecken

In weiten Teilen Europas lauert der Gemeine Holzbock, wie die Zecke auch genannt wird, nicht etwa auf Bäumen, sondern im Unterholz und auf Gräsern. Beim Vorbeigehen werden die Zecken abgestreift und gelangen so an die Haut von Mensch und Tier. Der dann folgende Zeckenbiss, mit dem sich die Zecke in die Haut bohrt, wird meist gar nicht wahrgenommen. Die Zecke nimmt ein Vielfaches ihres Gewichts an Blut auf, das sie in einer Art Blase auf dem Rücken speichert. Je nach Art kann diese die Größe einer Erbse erreichen. Anschließend löst sich die Zecke wieder und fällt ab.

INFO

Wenn Sie in einem Risikogebiet von einer Zecke gebissen worden sind und keinen Impfschutz haben, müssen Sie sofort zum Arzt gehen. In den ersten vier Tagen nach dem Biss kann der Arzt eine Impfung mit Immunglobulinen verabreichen, wodurch ein unmittelbarer Schutz besteht.

Maßnahmen bei Borreliose

Die am häufigsten von Zecken übertragene Krankheit in Europa ist die Lyme-Borreliose. In Deutschland erkranken jährlich ca. 30 000 bis 40 000 Menschen daran. Spiralförmige Bakterien, die Borrelien, sind verantwortlich für die Erkrankung. Doch nicht in allen Gebieten Europas, in denen Zecken vorkommen, sind die Zecken auch infektiös und übertragen mit ihrem Biss diese Krankheitserreger.

- **Symptome:** Ein typisches Zeichen, mit dem sich eine Infektion bereits früh bemerkbar macht, ist eine von der Bissstelle ausgehende ringförmige Hautrötung. Eine Erkrankung deutet sich durch Abgeschlagenheit, Fieber sowie Kopf-, Muskel- und Gelenkschmerzen an. Im weiteren Verlauf kann es auch zu Nerven-, Augen- oder Herzmuskelentzündungen mit Rhythmusstörungen kommen. Monate bis Jahre nach der Infektion sind Gelenkentzündungen oder auch eine Gehirnentzündung möglich.
- Mit der frühzeitigen Einnahme von Antibiotika ist die Borreliose gut zu behandeln. Ist die Erkrankung bereits fortgeschritten (späte Diagnose), müssen die Antibiotika hoch dosiert über einen längeren Zeitraum verabreicht werden – teilweise in Form einer Infusionstherapie.
- Eine Impfung gegen Borreliose gibt es derzeit noch nicht.

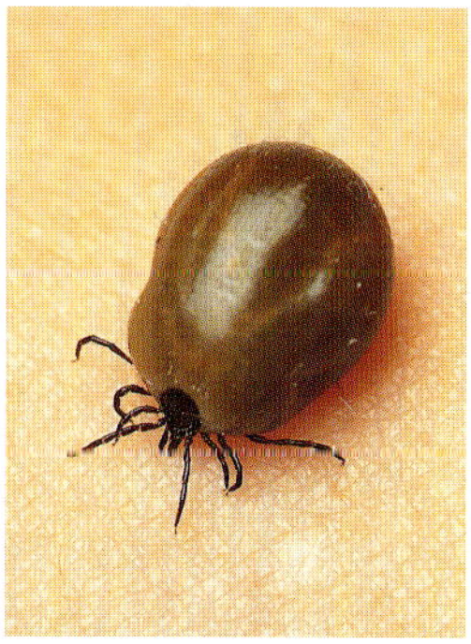

Wenn sich Zecken mit Blut voll gesaugt haben, fallen sie ab.

Schutz gegen Zecken

- Tragen Sie bei Waldspaziergängen geschlossene Kleidung, vor allem lange Hosen. Meiden Sie das Unterholz sowie hohes Gras.

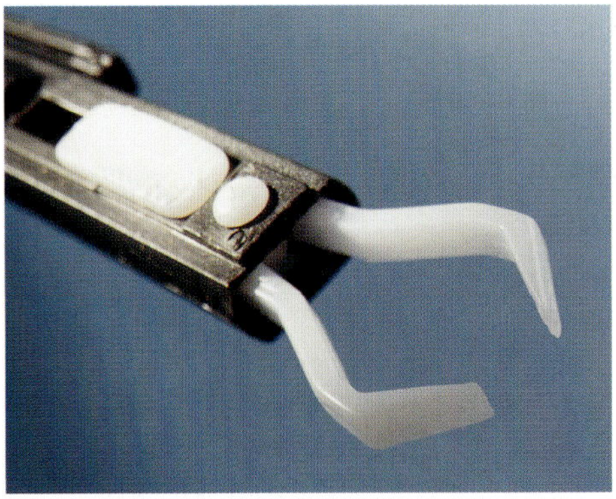

Mit der Zeckenzange fassen Sie die Zecke möglichst dicht über der Haut und ziehen sie mit gleichmäßigem Zug und eventuell drehend heraus.

- Zecken krabbeln auf die Kleidung und suchen nach zugänglichen, weichen Hautbereichen. Kleidung sollten Sie deshalb nach dem Verlassen des Waldes ausschütteln und später den Körper gründlich nach Zecken absuchen.
- Entfernen Sie Zecken möglichst schnell. (Borrelien lassen sich z. B. Zeit, bis sie in die Wunde wandern.)

Wie werden Zecken entfernt?

Wenn Sie trotz aller Vorsichtsmaßnahmen eine Zecke erwischt hat, gilt es, sie so schnell wie möglich zu entfernen. Vergessen Sie Empfehlungen, die mit Klebstoff oder Öl zu tun haben. Die Zecke würde im Todeskampf die Erreger erst recht abgeben. Solche Mittel können den Schaden nur vergrößern. Nehmen Sie eine Pinzette oder besser eine Zeckenzange (gibt es im Zoofachgeschäft), fassen Sie die Zecke möglichst dicht über der Haut, und ziehen Sie sie mit gleichmäßigem Zug und gegebenenfalls unter Drehung heraus. Es dürfen keine Rückstände in der Wunde verbleiben. Gehen Sie zum Arzt, vor allem wenn Sie die zuvor beschriebenen Erscheinungen (ringförmige Hautrötung usw.) feststellen.

FSME vorbeugen

Informieren Sie sich bei Ihrem Hausarzt über mögliche Risikogebiete. In Zeckenregionen werden von den Gemeinden auch entsprechende Infobroschüren herausgegeben. Bedenken Sie: Für Kinder unter drei Jahren gibt es im Moment keinen zugelassenen Impfstoff gegen FSME.

Die zweite Erkrankung, die Zecken in Deutschland und in Europa übertragen können, ist die durch Viren ausgelöste Frühsommermeningoenzephalitis (FSME). Die Viren, die beim Stich einer infizierten Zecke übertragen werden, können das zentrale Nervensystem befallen und eine unterschiedlich schwer verlaufende Form der Hirnhautentzündung hervorrufen. Allerdings trifft diese Erkrankung in Deutschland nur etwa 150 Menschen jährlich. Ein bis zwei Prozent davon sterben. Auch sind infizierte Zecken im Unterschied zur Borreliose auf bestimmte Risikogebiete beschränkt. In Deutschland sind dies vor allem Baden-Württemberg und Bayern und der Süden Hessens. Aber auch in den südlichen und östlichen europäischen Nachbarländern kommen regional infizierte Zecken vor.

- Im Gegensatz zur Borreliose handelt es sich bei der FSME um eine durch Viren verursachte Erkrankung, die, wenn sie erst einmal ausgebrochen ist, nicht ursächlich behandelt werden kann. Besonders wichtig ist daher, dass Personen, die sich in Risikogebiete begeben, Zeckenbissen vorbeugen (siehe oben) und sich zusätzlich einer FSME-Schutzimpfung unterziehen.

- Die FSME-Impfung besteht aus zwei Teilimpfungen im Abstand von mindestens 14 Tagen. Damit ist bereits ein 95-prozentiger Schutz erreicht. Für einen anhaltenden Schutz – 99 Prozent über mehrere Jahre – muss nach etwa neun bis zwölf Monaten eine dritte Impfung erfolgen.

Allgemeine Infos zu Impfungen

Wie bereits beschrieben, besteht die Möglichkeit, den Organismus durch (Schutz-)Impfungen auf die Auseinandersetzung mit Krankheitserregern vorzubereiten und ihn sogar gegen sie immun zu machen. Dank der empfohlenen Schutzimpfungen haben viele Infektionskrankheiten ihren Schrecken verloren; einige sind heute nahezu bedeutungslos. Schutzimpfungen sind nichts Unnatürliches. Durch sie wird das körpereigene Immunsystem angeregt, selbst Abwehrstoffe zu bilden. Für eine gute Abwehrlage sind meist mehrere Impfungen nötig. Deshalb müssen Sie die empfohlenen Impfschritte einigermaßen exakt einhalten. Nur dadurch können Sie sicherstellen, dass Ihr Kind gesund bleibt.

INFO

Die meisten notwendigen Impfungen können einzeln oder in Kombination verabreicht werden. Die Vorteile der Kombinationsimpfung: Es sind weniger Konservierungsstoffe notwendig und weniger Einstiche – beides ist in Bezug auf Kinder eine Überlegung wert.

Impfausschlüsse

Nicht geimpft werden dürfen:

- Akut Kranke und solche, die sich von einer Krankheit erholen (etwa zwei bis drei Wochen warten)
- Kinder mit bestimmten Blutkrankheiten; auch Epileptiker dürfen nicht alle Impfungen erhalten
- Kinder mit Allergien gegen den zu verwendenden Impfstoff

Kinder mit Fieberkrämpfen können ohne weiteres geimpft werden. Sie sollten allerdings vorbeugend fiebersenkende Medikamente einnehmen.

Bei Kindern mit bestimmten Immundefekten muss der Arzt entscheiden.

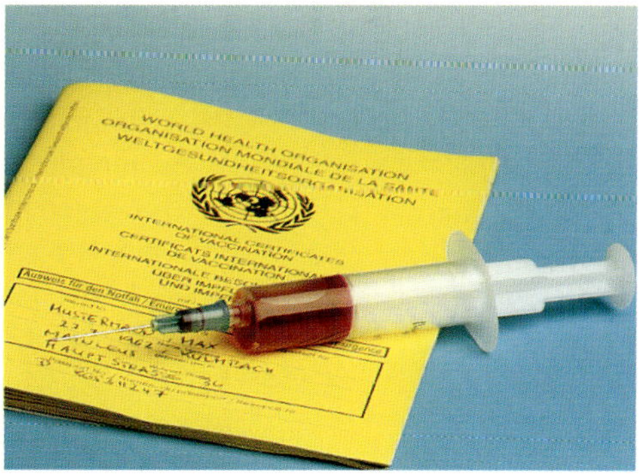

Der Impfausweis (Impfbuch) ist ein wichtiges Dokument.

Nebenwirkungen

Sie sind sehr selten. In ganz wenigen Fällen können nach einer Impfung Fieber oder eine Rötung und Schwellung der Impfstelle auftreten. Schwerere Erkrankungen sind Raritäten. (Statistisch betrachtet kommt es durchschnittlich nur zu einer schweren Nebenwirkung auf jeweils eine Million Impfungen.)

Zeigt Ihr Kind jedoch nach einer Impfung eine Impfreaktion, sollten Sie sofort den »Impfarzt« hinzuziehen. Gerötete, schmerzende Impfstellen sollten Sie kühlen.

Verhalten nach der Impfung

Generell gilt: Es ist keine besondere Änderung des Alltagslebens nötig. Nach den Schutzimpfungen gegen die üblichen Kinderkrankheiten sowie gegen Tetanus, Diphtherie und Kinderlähmung (Poliomyelitis) sollte lediglich auf extreme körperliche Anstrengungen (z. B. mehrstündigen Hochleistungssport) verzichtet werden. Größere Operationen sollten in den folgenden zwei Wochen möglichst unterbleiben. Bei anderen Impfungen (z. B. Gelbfieberimpfung) können Abweichungen bestehen.

Bei Reisen mit Kindern ins Ausland, vor allem in die Tropen, sollte man rechtzeitig Vorkehrungen treffen und sich über die notwendigen Impfungen (z. B. Impfung gegen Gelbfieber) oder den Malariaschutz informieren. Auskünfte erteilen Hausärzte und die Tropeninstitute.

Impfbuch

Nehmen Sie zu allen Impfungen das Impfbuch (Impfausweis) Ihres Kindes mit, und lassen Sie die Impfung dort eintragen.

Impfkalender für Kinder

Die jeweils aktuelle Impfempfehlung (Impfkalender) wird von der Ständigen Impfkommission des Bundesgesundheitsministeriums regelmäßig aktualisiert. Diesem Gremium gehören führende Infektionsspezialisten Deutschlands an. Die Krankenkassen schließen sich regelmäßig deren Auffassung an. Durch die Anpassungen sind regelmäßig Änderungen des Impfkalenders möglich.

Das Rote Kreuz rät

Liebe Eltern,
viele früher als harmlos angesehene Kinderkrankheiten können bei Kindern und Jugendlichen schwere Dauerschäden verursachen – bei Masern kann sich beispielsweise eine Gehirnentzündung mit bleibender Epilepsie oder Schwachsinn entwickeln; bei Mumps (»Ziegenpeter«) kann Unfruchtbarkeit als Folge einer Hodenentzündung auftreten. Die in früheren Jahrzehnten gefürchtete Diphtherie (die zum Ersticken führte) ist heute nur dank der Schutzimpfung nahezu bedeutungslos.
Wer gegen Impfungen ist, pokert mit der Gesundheit seines Kindes! Schutzimpfungen sind nichts Unnatürliches. Vielmehr stimulieren sie das körpereigene Immunsystem, regen es an, selbst Abwehrstoffe zu bilden. Für eine gute Abwehrlage sind meist mehrere Impfungen nötig. Bitte halten Sie die empfohlenen Impfschritte einigermaßen exakt ein. Dadurch sorgen Sie dafür, dass Ihr Kind gesund bleibt.

Impfkalender

Nach den Empfehlungen der Ständigen Impfkommission (STIKO)

Lebensalter	Bezeichnung der Impfung Hepatitis B	Hib – DPT – Polio	MMR	Ihr Termin
Im 1. Lebensjahr				
Ab 1. Lebensmonat	1. Impfung			....
Ab 3. Lebensmonat		1. Impfung		....
Ab 4. Lebensmonat		2. Impfung		....
Ab 5. Lebensmonat		3. Impfung		....
Ab 6. Lebensmonat	2. Impfung			....
Im 2. Lebensjahr				
Ab 12. Lebensmonat	3. Impfung	4. Impfung	1. Impfung	
Im 6. Lebensjahr				
Ca. 5 Jahre nach letzter DPT		Auffrischung: Td	2. Impfung	
11.– 18. Lebensjahr				
Ca. 5 Jahre nach letzter Td	1 Auffrischungsimpfung Diphtherie/Pertussis/Tetanus (DPT)			....
Ca. 10 Jahre nach letzter Hepatitis B + Polio	1 Auffrischungsimpfung Hepatitis B + Polio			....
Ab 11. Lebensjahr	*Wenn 2. MMR fehlt: Jetzt nachholen!*			....
Ab 13. Lebensjahr	*Nur bei ungeimpften Jugendlichen: 3-mal Hepatitis B nachholen!*			....

Abkürzungen und Anmerkungen

Hepatitis B	Infektiöse Leberentzündung, übertragbar durch Blut und Sex
DPT	Diphtherie/Pertussis (= Keuchhusten)/Tetanus (= Wundstarrkrampf)
Td	Tetanus + Diphtherie
Hib	Haemophilus influenzae b (= Erreger von Lungen-/Hirnhautentzündung)
MMR	Masern/Mumps/Röteln
Polio	Poliomyelitis (= Kinderlähmung); die Schluckimpfung ist out; der Impfstoff wird heute gespritzt

Viele Impfungen sind in einer Spritze kombiniert erhältlich: MMR, Hib + DPT + Polio, DPT, Td – und ganz neu: Hib + DPT + Polio + Hepatitis B.

FSME-Impfung: Sie ist nur nötig für jemanden, der in einer gefährdeten Gegend wohnt oder dorthin reist. Ob ein Urlaubsgebiet riskant ist, erfragt man am besten beim Hausarzt oder beim Gesundheitsamt.

Fernreisen: Wer mit Kindern ins Ausland reist, sollte sie und sich zusätzlich impfen lassen. Auskünfte erteilen Tropeninstitute, ADAC und andere Institutionen.

Für Erwachsene: Etwa alle 10 Jahre ist eine Auffrischungsimpfung gegen Diphtherie, Tetanus, Polio und Hepatitis B anzuraten; außerdem 1-mal jährlich (im Frühherbst) Schutzimpfung gegen Influenza (empfohlen für Herz- und Lungenkranke, für Menschen mit viel Kontakt zu anderen und für ältere Menschen).

8 Anhang – Infos zum Schluss

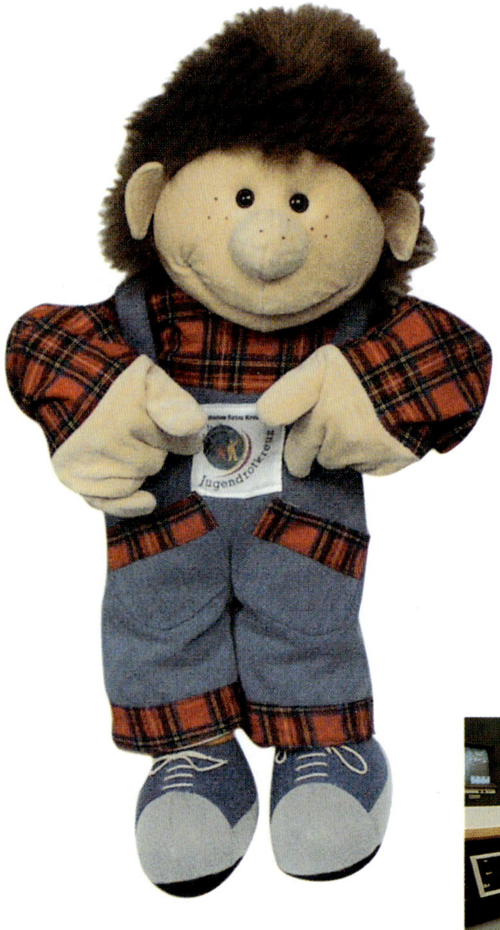

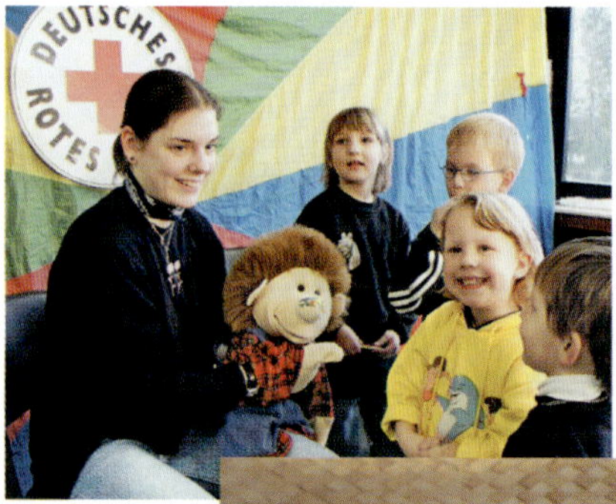

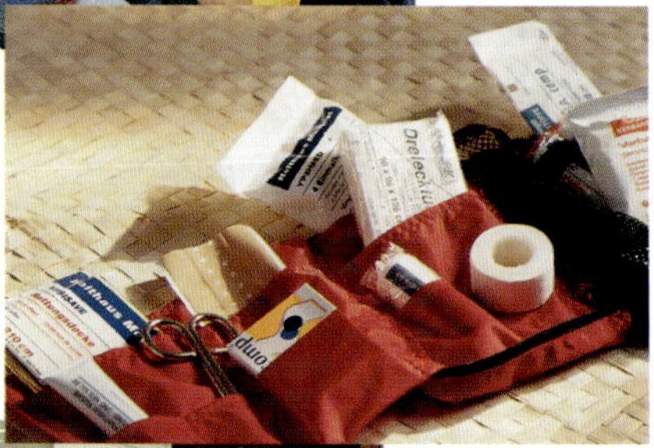

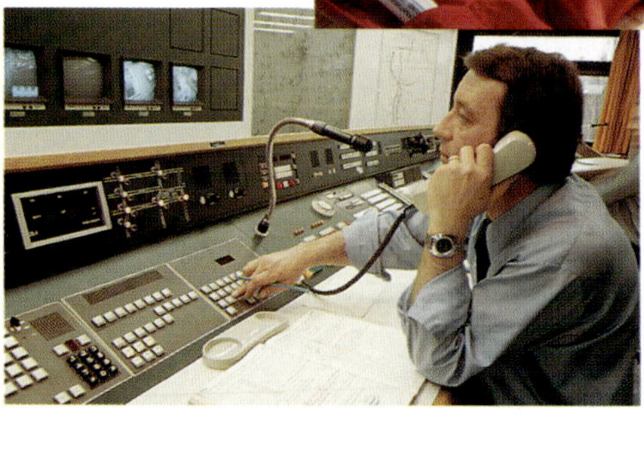

Was noch wichtig ist

Dieser Anhang will Ihnen noch einige zusätzliche Informationen geben.

- **Aufgelistet werden die Informationszentralen für Vergiftungsfälle mit Adresse und Telefonnummer. (Weitere Informationen und die Erste-Hilfe-Maßnahmen zu »Vergiftungen und Verätzungen« finden Sie im Kapitel 6, Seite 110ff.)**
- **Wichtig ist, dass man zu Hause das richtige Verbandmaterial und andere Utensilien für die größeren und kleineren Notfälle im Alltag schnell griffbereit hat. Deswegen stehen hier Vorschläge für die Ausstattung der Hausapotheke.**
- **Auch auf Reisen sollten die notwendigen Minimalia nicht fehlen. Die Reiseapotheke sollte sinnvoll bestückt sein.**
- **Ein Wort in eigener Sache: Das Jugendrotkreuz ist die Jugendorganisation des DRK. Lernen Sie die Puppe Paul kennen, und machen Sie sich mit den Aktivitäten des Jugendrotkreuzes und des Schulsanitätsdienstes vertraut. Vielleicht haben auch Ihre Kinder Lust, anderen spielerisch den Umgang mit der ersten Hilfe beizubringen.**
- **Kinder spielen – doch das sollten sie auf gut gesicherten Spielplätzen und mit dem richtigen Spielzeug tun. Dafür gibt es Kriterien und übrigens auch europäische Vorschriften.**
- **Wem es manchmal etwas zu lateinisch war – abschließend soll Ihnen das Glossar die wichtigsten medizinischen Begriffe erläutern.**

Überlegen Sie sich in einer ruhigen Minute, ob Sie nicht einen Kurs oder einen Auffrischungskurs in erster Hilfe machen sollten. Tun Sie es auch Ihren Kindern zuliebe.

Die Themen des Anhangs

Notruf bei Vergiftungen

Wenn Sie sich bei einem Unglücksfall nicht sicher sind, ob ein eingenommener Stoff giftig ist oder nicht, können Sie über eine Giftnotrufzentrale nähere Informationen erhalten. Hier sind die Informationszentralen für Vergiftungsfälle (Stand: Oktober 2001) aufgelistet. Die übergeordnete Giftnotrufzentrale – insbesondere bei Kindernotfällen – befindet sich an der Universitätskinderklinik in Berlin.

Informationszentralen für Vergiftungsfälle in der Bundesrepublik Deutschland

Berlin

Universitätskinderklinik
Beratungsstelle für Vergiftungserscheinungen und Embryonaltoxikologie (speziell Kindernotfälle)
Pulsstraße 3–7, 14059 Berlin
Telefon 0 30 / 19 24 0

Virchow-Klinikum, Medizinische Fakultät der Humboldt-Universität
Abteilung Innere Medizin mit Schwerpunkt Nephrologie und Intensivmedizin
Augustenburger Platz 1, 13353 Berlin
Telefon 0 30 / 45 05 35 55

Bonn

Informationszentrale gegen Vergiftungen
Zentrum für Kinderheilkunde der Rheinischen Friedrich-Wilhelms-Universität Bonn
Adenauerallee 119, 53113 Bonn
Telefon 02 28 / 19 24 0 (2 87 32 11)

Erfurt

Gemeinsames Giftinformationszentrum der Länder Mecklenburg-Vorpommern, Sachsen, Sachsen-Anhalt und Thüringen
Nordhäuser Straße 74, 99089 Erfurt
Telefon 03 61 / 73 07 30

Freiburg

Universitätsklinik Freiburg
Informationszentrale für Vergiftungen
Mathildenstraße 1, 79106 Freiburg
Telefon 07 61 / 19 24 0

MERKE

Die sechs W-Fragen bei Vergiftungen lauten:

1. **Wer?** (Wer ist vergiftet? Alter und Gewicht)
2. **Womit?** (Welches Gift?)
3. **Wie viel?** (Menge bzw. Konzentration des Gifts)
4. **Wann?** (Genaue Zeitangabe der Giftaufnahme)
5. **Welche?** (Erkennbare Vergiftungsanzeichen)
6. **Was?** (Was wurde an Erste-Hilfe-Maßnahmen schon getan?)

Göttingen

Giftinformationszentrum (GIZ)-Nord
Zentrum für Pharmakologie und Toxikologie
Robert-Koch-Straße 40, 37075 Göttingen
Telefon 05 51 / 19 24 0

Homburg (Saar)

Universitätskliniken, Kliniken für Kinder- und Jugendmedizin, Informations- und Beratungszentrum für Vergiftungen
Kirrberger Straße, Gebäude Nr. 9,
66421 Homburg / Saar
Telefon 0 68 41 / 19 24 0

Mainz

Beratungsstelle bei Vergiftungen, II. Medizinische Klinik und Poliklinik der Universität
Langenbeckstraße 1, 55131 Mainz
Telefon 0 61 31 / 19 24 0

München

Giftnotruf München – Toxikologische Abteilung der II. Medizinischen Klinik rechts der Isar der Technischen Universität München
Ismaninger Straße 22, 81675 München
Telefon 0 89 / 19 24 0

Nürnberg

II. Medizinische Klinik des städtischen Krankenhauses, Nürnberg-Nord
Toxikologische Intensivstation
Flurstraße 17, 90419 Nürnberg
Telefon 09 11 / 39 82 45 1

INFO

Zu den Erste-Hilfe-Maßnahmen und dem richtigen Verhalten bei Giftunfällen siehe auch Kapitel 6 »Vergiftungen und Verätzungen«, Seite 110ff.

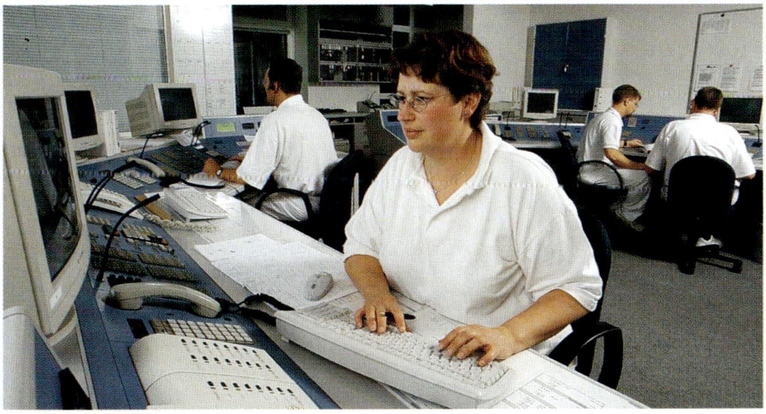

Die Giftnotrufzentralen sind im Fall des Falles 24 Stunden erreichbar.

Hausapotheke

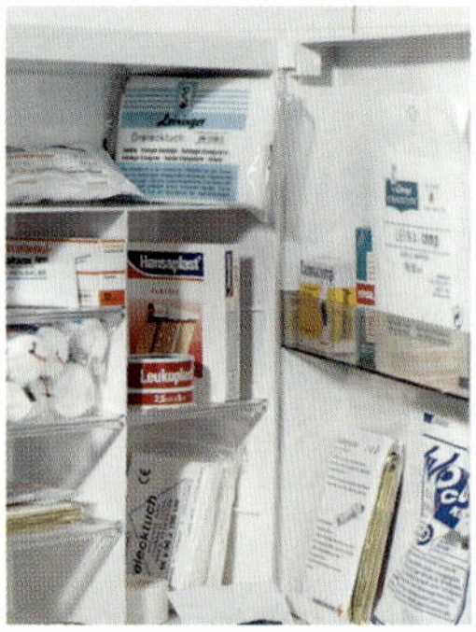

Haben Sie die Grundausstattung für Notfälle im Haus? Wenn nicht, sollten Sie gleich mit der Einrichtung einer Hausapotheke beginnen.

Zur Erstversorgung aller größeren und kleineren Unfälle im Haushalt (und im Garten) eignet sich die Hausapotheke. Sie sollte entsprechend bestückt sein und regelmäßig auf Vollständigkeit (bzw. auf eventuelle Verfallsdaten von Medikamenten) überprüft werden.
Ein idealer Ort für die Hausapotheke ist übrigens nicht das Badezimmer (wegen seines feuchtwarmen Klimas), sondern ein gut zugänglicher Abstellraum oder der Flur (z. B. Wand hinter der Tür). Bitte achten Sie darauf, dass die Hausapotheke für Kinder unzugänglich ist. Es reicht nicht aus, sie hochzuhängen, sondern sie sollte auch verschließbar sein. Im Folgenden finden Sie einen Vorschlag für die Grundausstattung, die Sie um Ihre persönlichen Medikamente ergänzen sollten.

Gegen leichtere Erkrankungen bzw. Befindlichkeitsstörungen Ihrer Kinder sollten Sie ebenfalls Medikamente in der Hausapotheke haben. Empfehlenswert ist auch Aktivkohle gegen Vergiftungen.

1	Heftpflaster	starr	2,5 cm x 5 m
8	Wundpflaster	elastisch	10 cm x 6 cm
2	Verbandpäckchen	mittel (steril)	8 cm x 10 cm
1	Verbandpäckchen	groß (steril)	10 cm x 12 cm
2	Verbandpäckchen	klein (steril)	6 cm x 8 cm
1	Verbandtuch	(steril)	40 cm x 60 cm
1	Verbandtuch	(steril)	60 cm x 80 cm
6	Wundkompressen	(steril)	10 cm x 10 cm
2	Fixierbinden	(Mullbinden)	6 cm x 4 m
2	Fixierbinden	(Mullbinden)	8 cm x 4 m
2	Fixierbinden	elastisch / Kurzzug	8 cm x 4 m
2	Dreiecktücher	weiß	96 x 96 x 136 cm
4	Einmalhandschuhe	groß / nahtlos	
2	Sofortkältepackungen für stumpfe (Sport-)Verletzungen		
1	Medikament gegen Schmerzen		
1	Medikament gegen Fieber (für Kleinkinder in Zäpfchenform)		
1	Rettungsdecke		
1	Fieberthermometer	Digital- bzw. Infrarotfieberthermometer	
1	Erste-Hilfe-Schere	klein	
1	Pinzette	klein	
1	Erste-Hilfe-Ratgeber		

Reiseapotheke

Sicherlich kann man die Vorsorge so weit treiben, dass ein ganzer Koffer für die Reiseapotheke nicht ausreicht. Überlegen Sie genau, was mitgenommen werden muss und was man bei Bedarf auch im Reiseland kaufen kann. Die folgenden Empfehlungen können daher nur allgemein sein; die aufgeführten Medikamente stellen nur eine beispielhafte Auswahl dar. Bitte berücksichtigen Sie vor allem, was Ihre Kinder brauchen.

Bei Kindern, die besonders krankheitsanfällig sind, fragen Sie Ihren Kinderarzt, welche Medikamente Sie zusätzlich mitnehmen sollten.

Mitnehmen sollten Sie:

- Alle Medikamente, die Sie oder ein Familienmitglied täglich einnehmen muss
- Mittel gegen Durchfall und Erbrechen (z. B. Elektrolytlösungen für Kinder in Pulverform)
- Mittel gegen Reisekrankheit sowie gegen Schwindel und Erbrechen (gibt es auch in Form von Kaugummis)
- Mittel zur Insekten- bzw. Mückenabwehr (z. B. Autan® Active)
- Sonnenschutzmittel mit ausreichendem Lichtschutzfaktor für Kinder und Körperlotion
- Mittel gegen Insektenstiche (Azaron®)
- Sofortkältepackung, Elastikbinde und Salbe (z. B. Mobilat®, Ibutop®) zur Behandlung von Sport- und Spielverletzungen
- Mittel gegen Schmerzen und Fieber (z. B. Parazetamol, für Kinder am besten in Zäpfchenform)
- Fieberthermometer (Digital- oder Infrarotfieberthermometer)
- Etwas Verbandzeug, z. B. Verbandpäckchen, Wundauflagen und Heftpflaster
- Zeckenzange (falls Sie im Urlaub in gefährdete Gebiete fahren), Schere, Pinzette, und Hautdesinfektionsmittel

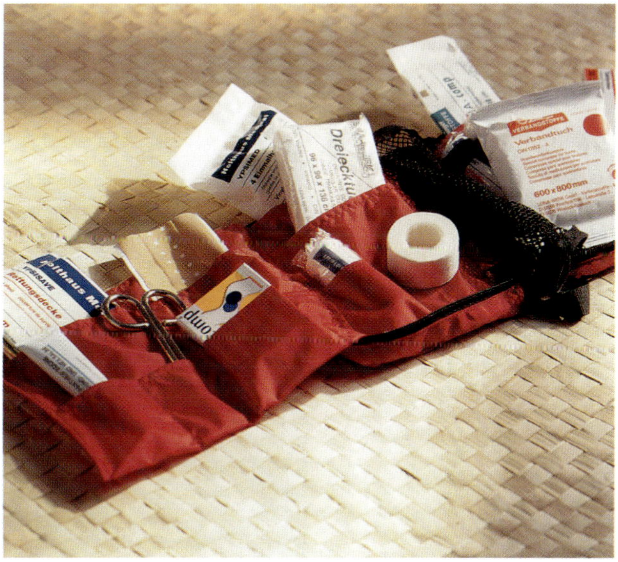

Nicht zu viel und nicht zu wenig: Die Reiseapotheke sollte vernünftig bestückt sein.

Was noch?

Alle weiteren Mittel sollten nach individuellen Gesichtspunkten, nach der ärztlichen Empfehlung und auf das Reiseland abgestimmt (z. B. Moskitonetz und Malariaprophylaxe bei entsprechenden Gebieten) der Reiseapotheke hinzugefügt werden.

Das Jugendrotkreuz (JRK)

Kinder helfen Kindern

Kinder brauchen nicht nur häufig erste Hilfe, Kinder können auch erste Hilfe leisten. Unter diesem Motto versucht der Jugendverband des Roten Kreuzes – das Jugendrotkreuz – seit einiger Zeit, die Idee und das Ziel des Roten Kreuzes vom »Lebenslangen-erste-Hilfe-Lernen« bereits den Jüngsten nahe zu bringen. Mit diesem Projekt will das Jugendrotkreuz an Kindergärten, Grundschulen, in Gruppenstunden und auf Blutspendeterminen Kindern die Grundsätze von Hilfsbereitschaft und Helfen vermitteln.

Bereits Kindergartenkindern kann Sozialkompetenz vermittelt werden. Und Teil dieser Sozialkompetenz ist, dass sie anderen Kindern – wenn nötig – helfen.

Die Puppe Paul

Wie könnte das Heranführen an die erste Hilfe für Kinder interessanter sein als mit einer Handspielpuppe namens Paul, die die Aufmerksamkeit der Kinder auf sich zieht? Paul, den mittlerweile fast jeder kennt, ist ein pädagogisches Medium, eine Handspielpuppe, die wie ein fünfjähriges Kind aussieht. Durch geschickte Animation werden mit seiner Hilfe die Grundlagen der ersten Hilfe vermittelt, nicht ohne die Herzen der Kinder zu gewinnen. Eine Aufgabe mit klarem Ziel: Die Stärkung des kindlichen Selbstbewusstseins und die kindgerechte Vermittlung sozialer Kompetenzen bilden die Grundlage für eine Sensibilisierung der Kinder im Alter von vier bis acht Jahren für

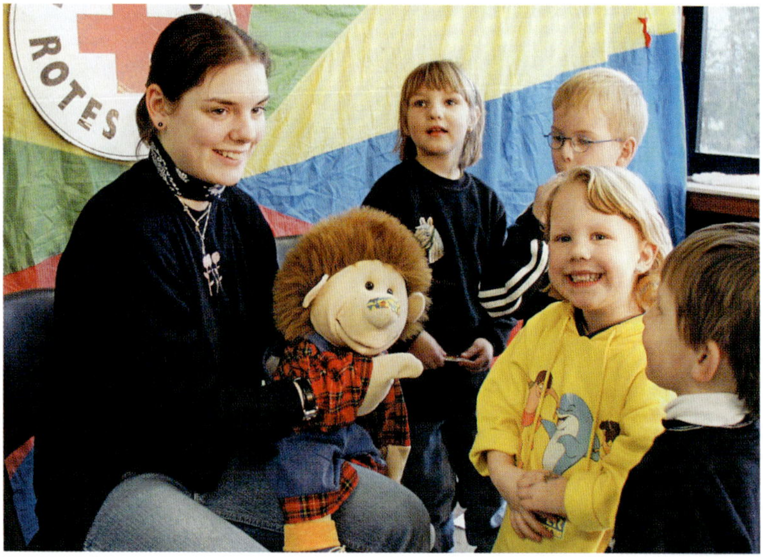

So macht erste Hilfe Spaß – wenn die Puppe Paul ein buntes Kinderpflaster auf die Nase bekommt.

alltägliche Gefahren und den Umgang mit Erste-Hilfe-Materialien. Hier wird der Grundstein für ein Verantwortungsbewusstsein dem in Not befindlichen Mitmenschen gegenüber gelegt.

Das Rote Kreuz rät

Die erforderliche Ausstattung wie die Handspielpuppe Paul und das Handbuch »Heranführung an die erste Hilfe für Kinder« sind zu beziehen bei:
DRK-Service GmbH
Liebigstraße 8
48301 Nottuln
Telefon 0 25 02 / 94 03 0
Artikel-Nr. 622 310 (ca. 20 € + MwSt)

Machen Sie mit

Beim Jugendrotkreuz sind die Puppe Paul und entsprechende didaktische Materialien selbstverständlich auch für verbandsexterne Fachkräfte aus Kindergärten und Grundschulen erhältlich; gute Erste-Hilfe-Kenntnisse werden vorausgesetzt. Fachkräfte beim örtlichen Roten Kreuz stehen Erziehern und Lehrern zur individuellen Beratung und Befähigung zur Verfügung.

Wir vom Jugendrotkreuz

Das Deutsche Jugendrotkreuz ist der Zusammenschluss von jungen Menschen innerhalb des Deutschen Roten Kreuzes (DRK). Das Jugendrotkreuz ist auf partnerschaftlicher Basis mit den anderen Rotkreuzgemeinschaften verbunden. Als selbstverantwortlicher Jugendverband bekennt sich das Jugendrotkreuz sowohl zu den im Grundgesetz der Bundesrepublik Deutschland verankerten Grundrechten als auch zu den Grundsätzen der Rotkreuz- und Rothalbmondbewegung. Die herausragenden Ziele der Arbeit des JRK sind:

- Soziales Engagement
- Einsatz für die Gesundheit und Umwelt
- Handeln für den Frieden und die Völkerverständigung
- Politische Mitverantwortung

Diese Zielsetzungen sichern allen in der Jugendrotkreuzarbeit Tätigen freien Raum für das gemeinsame Entwickeln und Durchführen von Projekten, Programmen, Aktivitäten und Aktionen im Rahmen der Rotkreuzgrundsätze.

INFO

Neben der Puppe Paul sind noch weitere Stofftiere und -puppen im Einsatz.

Kinder engagieren sich ungemein. Man muss ihnen nur die Möglichkeit dazu geben.

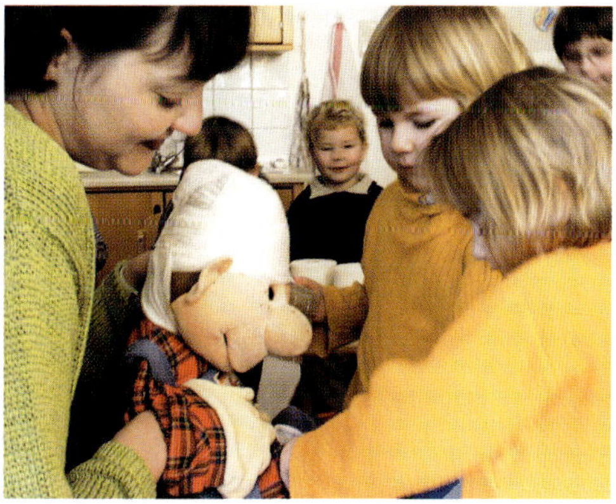

Die Ziele

Ziele der Aktivitäten des Jugendrotkreuzes sind die Verbreitung der Rotkreuzideen an Schulen und die Gewinnung von Schülern und Lehrern für die Mitarbeit an den Aufgaben des Deutschen Roten Kreuzes bzw. Jugendrotkreuzes. Diese Arbeit findet jugendgemäß in allen Feldern der Rotkreuzarbeit statt, beispielsweise:

- Beim Schulsanitätsdienst
- Beim Heranführen von Kindern an die erste Hilfe
- Bei der Wasserwacht
- Bei der Bergwacht
- Bei der Drogen- und Gewaltprävention sowie in der Gesundheitsförderung
- Beim Babysitterdienst
- Im Bereich Ferienfreizeiten bzw. Jugenderholung

Das Jugendrotkreuz arbeitet insbesondere auch mit den Jugendverbänden anderer nationaler Rotkreuz- und Rothalbmond-gesellschaften partnerschaftlich zusammen. Es pflegt die Verständigung der Jugend vor allem durch Kontakte, Aktionen und Begegnungen.

Das Jugendrotkreuz gibt jungen Menschen Hilfen zur Entfaltung ihrer persönlichen Fähigkeiten, zur Einübung von Gemeinschaftsfähigkeit und sozialem Engagement, zum Verständnis ihrer sozialen Umwelt und zu Kritikfähigkeit sowie zur Orientierung in unserer Gesellschaft. Dazu gehört auch die Verständigung mit der Jugend in aller Welt durch Kontakte, Begegnungen und gemeinsame Aktionen.

Mitgliedschaft

Die Mitarbeit kann in Form einer formellen Mitgliedschaft im Jugendrotkreuz beim örtlichen Rotkreuzverband erfolgen; es ist aber auch möglich, als freier Mitarbeiter in Projektgruppen und Aktionskreisen mitzuwirken.

Mitglied beim Jugendrotkreuz kann jeder junge Mensch werden, wenn er an der Verwirklichung der Zielvorstellungen des Jugendrotkreuzes mitarbeiten möchte. Das Mitgliedsalter liegt zwischen dem vollendeten sechsten und dem vollendeten 27. Lebensjahr.

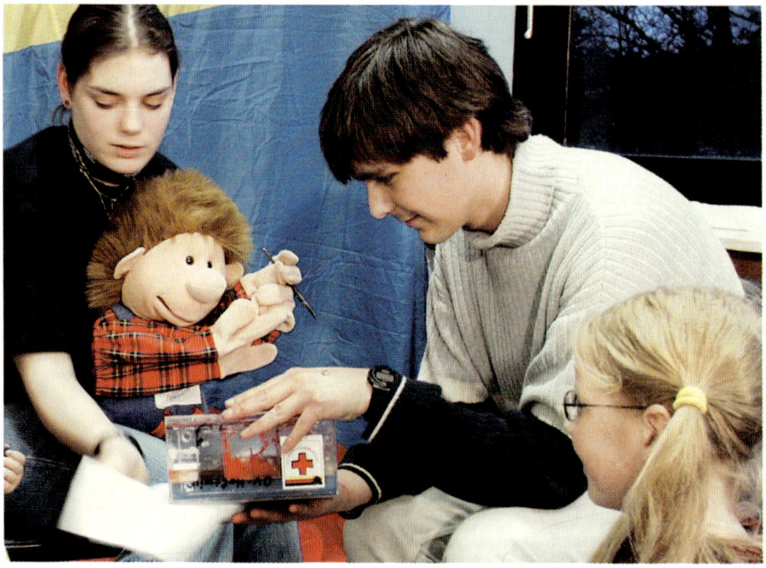

Wo findet man die wichtigsten Hilfsmaterialien? Natürlich im Kfz-Verbandkasten, in den hier Mitglieder des Jugendrotkreuzes, die Puppe Paul und Schulkinder blicken.

Schulsanitätsdienst – ein Projektangebot des Jugendrotkreuzes

Im Bundesdurchschnitt erleidet jährlich etwa jeder zwölfte Schüler einen Schulunfall, der bei der Schülerunfallversicherung gemeldet werden muss. Dies sind rund eine Million Fälle pro Jahr. Die Zahl nicht gemeldeter Unfälle liegt sicherlich bedeutend höher.

Neben präventiven Maßnahmen zur Unfallverhütung, neben der Förderung des Sicherheitsbewusstseins der Schüler kommt der rechtzeitigen und sachgerechten Hilfe Unfallverletzter insofern besondere Bedeutung zu, als durch besonnenes und zweckmäßiges Handeln unmittelbar nach dem Unfall – bis zum Beginn der ärztlichen Versorgung – die Verletzungsfolgen wesentlich gemindert werden.

Entsprechend der Allgemeinen Schulordnung hat die Schule mit allen geeigneten Mitteln für die Verhütung von Unfällen und für eine wirksame Hilfe zu sorgen. Im Zusammenwirken mit allen Beteiligten soll die Schule das Sicherheitsbewusstsein der Schülerinnen und Schüler wecken und fördern.

INFO

Auskunft erteilen alle Rotkreuzverbände. Informationen finden Sie im Internet unter www.jrk.de.

Was ist Schulsanitätsdienst?

Der Schulsanitätsdienst ist eine Initiative, die vom Jugendrotkreuz gefördert und unterstützt wird. Der Schulsanitätsdienst ergänzt und sichert die Erste-Hilfe-Versorgung an der Schule. Schülerinnen und Schüler, die in erster Hilfe ausgebildet sind, stellen im Rahmen des

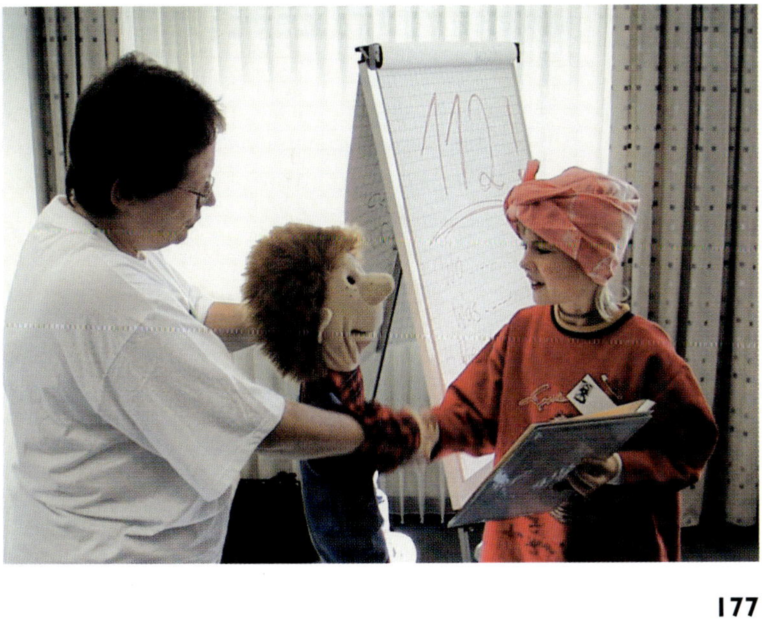

Kein Kopfschmuck, sondern ein Kopfverband mit dem Dreiecktuch. Auch der Schulsanitätsdienst versucht, das Sicherheitsbewusstsein der Schüler zu wecken und zu fördern.

Schulsanitätsdienstes die Erstversorgung ihrer Mitschüler und Mitschülerinnen im Fall von Unfällen, Verletzungen, Krankheit bis zum Eintreffen des Rettungsdienstes sicher.

Wer kann Schulsanitäter oder -sanitäterin werden?
Schulsanitäter bzw. Schulsanitäterin kann jeder Schüler und jede Schülerin ab 14 Jahren werden. Voraussetzung ist die erfolgreiche Teilnahme an einem Erste-Hilfe-Kurs, der innerhalb der Schule oder extern absolviert wird.

Was tun Schulsanitäter?
Schulsanitäter und Schulsanitäterinnen leisten erste Hilfe bei Unfällen an der Schule, bei sportlichen oder anderen Schulveranstaltungen. Sie übernehmen die Erstversorgung bis zu dem Zeitpunkt, an dem der Rettungsdienst eintrifft. Jeweils zwei Schulsanitäter und Schulsanitäterinnen sind – einem von ihnen aufgestellten Dienstplan folgend – in den Schulpausen bereit, im Fall einer Verletzung sofort tätig zu werden. Schulsanitäter sind trotz ihrer Jugend ernst zu nehmende Helfer – denn sie haben eine fundierte Ausbildung genossen.

INFO

Das Deutsche Ärzteblatt schreibt im Juli 1998 unter dem Titel »Gesundheitsunterricht kann Leben retten«:
»Mit der Ausbildung zum Schulsanitäter sollen verunglückte Schüler schnellstmöglich durch gut ausgebildete Mitschüler versorgt werden. Die Schüler qualifizieren sich für diesen Dienst, indem sie einen Erste-Hilfe-Lehrgang mit 16 Unterrichtsstunden absolvieren. Die Ausbildung hält ein Leben lang vor. Ferner ist diese Tätigkeit mit sehr viel Freude für die Kinder und Jugendlichen verbunden, und sie stärkt deren Selbstbewusstsein, Mitverantwortung und soziale Verhaltensweisen.«
Deutsches Ärzteblatt (Heft 30, 24. Juli 1998; Postverlag Köln)

Ein Helfer berichtet: »Ich hatte das Scheppern des Fahrrads gehört und sah alle zusammenlaufen. Es war schon ein aufregendes Gefühl, einfach nach vorn zu gehen, an allen anderen vorbei. Aber als ich dann neben ihm kniete, war die Nervosität einfach weg.« Diese Aufgabe fördert bei Schülern die Verantwortungsbereitschaft und die Selbstständigkeit, aber auch das Selbstbewusstsein erheblich. Zusammenfassend lässt sich sagen: Die Ausbildung in erster Hilfe

- Schafft das Bewusstsein, in Unfallsituationen wirklich helfen zu können
- Nimmt die Angst vor Notfällen
- Fördert gerade bei Schülern die aktive Handlungsbereitschaft, das Verantwortungsbewusstsein und die Selbstständigkeit
- Trägt dazu bei, mögliche Gefahren zu erkennen und gefährliche Situationen zu vermeiden
- Verankert Hilfeleistung und Toleranz als Werte im Bewusstsein

Informationen und Beratung zum Jugendrotkreuz und zum Schulsanitätsdienst erteilen alle Rotkreuzdienststellen.

Sicherheit auf dem Spielplatz

Wenn Sie mit Ihrem Kind einen Spielplatz besuchen oder Ihr Kind einen Spielplatz aufsucht, sollten Sie sich überzeugen, dass das Spielplatzgelände und die Einrichtungen sicher sind.

- Ein Spielplatz sollte eingezäunt und übersichtlich sein. Der Sand in den Spielbereichen sollte frei von sichtbaren Verschmutzungen sein und regelmäßig gewechselt werden.
- Die Spielgeräte dürfen keine sichtbaren Mängel, wie z. B. rostige Teile, hervorstehende Schrauben und Bleche, scharfe Kanten, und die Holzspielgeräte keine raue splitternde Oberfläche haben.
- Klettergerüste, Schaukeln, Wippen und Rutschen müssen fest stehen. In der Umgebung der Spielgeräte sollte der Boden weich sein, damit die Kinder sich bei Stürzen nicht verletzen.
- Mängel und Defekte sollten Sie dem Eigentümer – meist ist es die Gemeinde – melden.

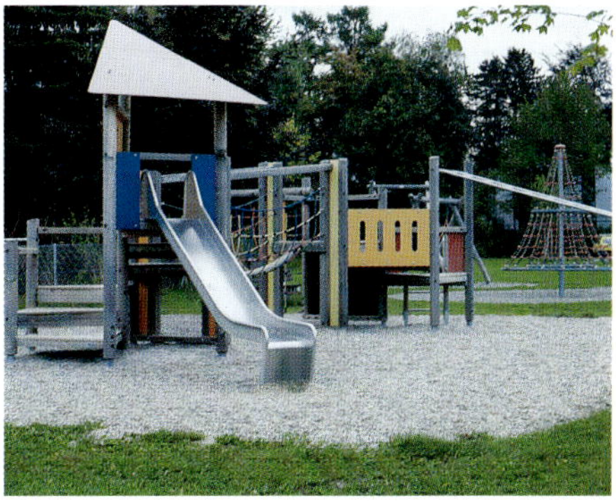

Überprüfen Sie Spielplätze auf ihre Sicherheit – zum Schutz Ihrer Kinder.

Sicheres Kinderspielzeug

Beim Kauf von Kinderspielzeug achten Sie zunächst darauf, dass das Spielzeug altersgerecht ist. Für die meisten Spielzeuge ist eine Altersspanne angegeben. Es gibt zusätzlich einige Kennzeichnungen, auf die Sie beim Kauf achten sollten. Es sind dies das CE-Kennzeichen und das GS-Kennzeichen.

Das CE-Kennzeichen

Mit dem CE-Kennzeichen (»Konformitätszeichen der Europäischen Union«) versichert der Hersteller, dass das Produkt mindestens die in der EU-Richtlinie 88/404/EWG »Sicherheit von Spielzeugen« beschriebenen Sicherheitsanforderungen erfüllt.

Das GS-Kennzeichen

Das GS-Kennzeichen (Zeichen für »geprüfte Sicherheit«) besagt, dass die technische Sicherheit des Produkts bei bestimmungsgemäßer Anwendung durch die angegebene Stelle (z. B. eine TÜV-Prüfstelle) geprüft wurde.

So kann wenig passieren: Spielzeug mit dem CE- und/oder GS-Kennzeichen ist geprüft.

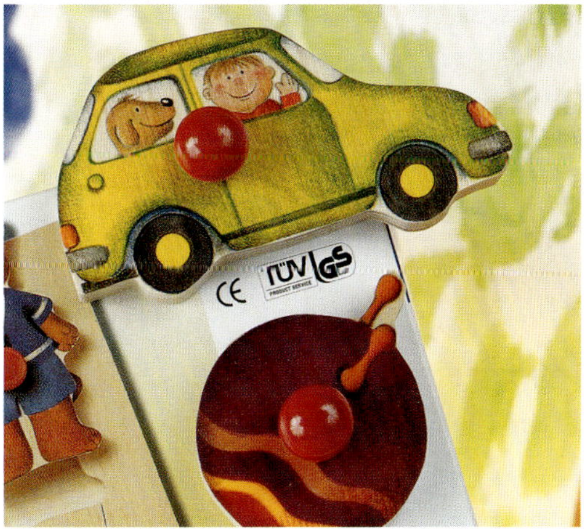

Glossar medizinischer Begriffe

Aerosole
In der Luft feinst verteilte Stoffe, beispielsweise Medikamente

AIDS
Acquired Immune Deficiency Syndrome (erworbene Immunschwächekrankheit)

Akut
Plötzlich einsetzend, rasch verlaufend

Akuter Bauch
Sammelbegriff für akute Bauchkrankheiten oder Bauchverletzungen

Allergen
Körperfremder Stoff, der eine allergische Reaktion auslöst

Allergie
Überempfindlichkeitsreaktion des Körpers auf bestimmte Stoffe (Allergene)

Alveolen
Lungenbläschen

Anaphylaktischer Schock
Lebensbedrohliche Kreislaufstörung als Folge einer Überempfindlichkeitsreaktion des Körpers z. B. auf Medikamente, Infusionen oder Insektengifte

Anatomie
Lehre vom Körperbau

Antibiotika
Medikamente zur Behandlung von bakteriellen Infektionen, z. B. Penizillin

Antikörper
Eiweißmoleküle des Immunsystems gegen Infektionen

Aorta
Hauptschlagader

Appendix
Wurmfortsatz des Blinddarms

Applikation
Verabreichung von Arzneimitteln

Applikationsform
Verabreichungsart von Arzneimitteln

Arrhythmie
Unregelmäßigkeit (z. B. des Herzschlags)

Arterie
Schlagader, vom Herzen wegführendes Blutgefäß

Aspiration
Einatmung von Fremdkörpern (z. B. Erbrochenes)

Asthma bronchiale
Durch Verkrampfung (Verengung) der Bronchialmuskeln auftretende Atemnot

Axillar
In der Achselhöhle gelegen

Azidose
Übersäuerung des Blutes

Bakterien
Einzellige Mikroorganismen mit eigenem Stoffwechsel ohne Zellkern, können sich durch Teilung vermehren

Blutplasma
Flüssiger Bestandteil des Blutes

Bradykardie
Verlangsamte Herzfrequenz

Bronchien
Grobe Verästelungen der Luftwege in der Lunge im Anschluss an die Luftröhre

Bronchiolen
Feinste Verästelungen der Luftwege in der Lunge im Anschluss an die Bronchien

Bronchitis
Schwere Infektionskrankheit der Atemwege

Chronisch
Lang dauernd (Gegensatz zu: akut)

Desinfektion
Unschädlichmachen von Krankheitserregern

Diabetes mellitus
Zuckerkrankheit

Diagnose
Erkennen einer Krankheit oder Verletzung als Voraussetzung zur gezielten Behandlung

Diphtherie
Schwere bakterielle Infektionskrankheit im Rachenbereich

Distorsion
Verstauchung, Gelenkverletzung

EKG (Elektrokardiogramm)
Ableitung und Messung der elektrischen Reizbildung und Reizleitung am Herzen

Embolie
Plötzlicher Verschluss eines Blutgefäßes durch ein Blutgerinnsel

Endotoxine
Gifte, die von Bakterien stammen und erst nach deren Auflösung frei werden

Endotracheal
In bzw. innerhalb der Luftröhre

Enteral
Aufnahme(weg) über den Verdauungstrakt

Epiglottis
Kehlkopfdeckel

Epiglottitis
Entzündung des Kehlkopfdeckels

Erythrozyten
Rote Blutkörperchen

Exspiration
Ausatmung

Extremität
Gliedmaße (Arm, Bein)

Fibrinogen
Eiweiß im Blutplasma zur Blutgerinnung

Fraktur
Knochenbruch

Frequenz
Anzahl der Schwingungen bzw. Aktionen in einer bestimmten Zeiteinheit, z. B. Herzschläge pro Minute (Herzfrequenz, Puls)

Hämatom
Bluterguss

Hepatitis
Leberentzündung (von hepar = Leber)

Herzinsuffizienz
Verminderte Herzleistung

HIV
Human Immune Deficiency Virus (Erreger von AIDS)

Hormone
In Drüsen gebildete Botenstoffe, die im Körper für Stoffwechsel- und Steuerungsvorgänge verantwortlich sind

Hygiene
Gesundheitslehre, -pflege; im engeren Sinn: Maßnahmen zur Vorbeugung und Bekämpfung von Infektionen

Hypertonie
Bluthochdruck

Hyperventilation
Übermäßige Atmung

Hypotonie
Niedriger Blutdruck

Infektion
Ansteckung mit Krankheitserregern (Eindringen von Krankheitserregern in den Körper und deren Vermehrung)

Infusion
Zufuhr von Flüssigkeiten in den Organismus über eine Vene

Inhalation
Einatmen von Gasen und Aerosolen

Injektion
Einspritzen von Medikamenten in den Körper

Inkubationszeit
Zeit zwischen Ansteckung und Ausbruch einer Infektionskrankheit

Insuffizienz
Funktionsschwäche eines Organs

Insulin
Hormon der Bauchspeicheldrüse, reguliert den Kohlenhydratstoffwechsel

Intra
Vorsilbe: hinein, innerhalb

Intramuskulär (i. m.)
In die Muskulatur

Intravenös (i. v.)
In die Vene

Intubation
Einführung eines Beatmungsschlauchs (Tubus) in die Atemwege

Ischämie
Blutleere einzelner Körperteile

Kanüle
Hohlnadel zum Einführen oder Ableiten einer Flüssigkeit

Kapillare
Haargefäß, kleinstes Blutgefäß

Kohlenhydrat
Organische Verbindung, Nährstoff (z. B. Zucker)

Kontamination
Verschmutzung, Verunreinigung

Kontraktion
Zusammenziehung

Koronargefäße
Herzkranzgefäße

Krepitation
Geräusch beim Aneinanderreiben rauer Flächen, kann z. B. Zeichen für einen Knochenbruch sein

Laryngitis
Kehlkopfentzündung

Larynx
Kehlkopf

Leukozyten
Weiße Blutkörperchen (Abwehrzellen)

Liquor
Wässerige Flüssigkeit, die Gehirn und Rückenmark umgibt

Lokalanästhetikum
Arzneimittel zur örtlichen Betäubung

Lungenödem
Flüssigkeitsansammlung in der Lunge

Luxation
Verrenkung, »ausgekugeltes« Gelenk

Lymphe
Gewebeflüssigkeit

Lymphozyten
Besondere Form der weißen Blutkörperchen (Abwehrzellen)

Mamilla
Brustwarze

Mamillarlinie
Linie zwischen den beiden Brustwarzen

Mikroorganismen
Bakterien oder andere, meist nur unter dem Mikroskop sichtbare Kleinstlebewesen

Myokard
Herzmuskelgewebe

Nasotracheal
Über die Nase in die Luftröhre

Neurogen
Das Gehirn und die Nerven betreffend

Neurogener Schock
Schwere Kreislaufstörung durch Störungen des zentralen Nervensystems

Ödem
Wasseransammlung im Gewebe (erkennbar an einer zurückbleibenden Delle beim Eindrücken mit dem Finger)

Oral
Auf den Mund bezogen (z. B. die Gabe von Arzneimitteln)

Pankreas
Bauchspeicheldrüse

Papel
Derber Hautknoten, der sich aus der Umgebung erhebt

Paradoxe Atmung
Störung (Umkehrung) der Atemmechanik, beispielsweise bei einem Rippenserienbruch (bei der Einatmung zieht sich dann der Brustkorb ein, bei der Ausatmung dehnt er sich aus)

Parasiten
Organismen, die andere Lebewesen zum Überleben nutzen

Parasympathikus
Teil des vegetativen (oder autonomen) Nervensystems, arbeitet dem Sympathikus entgegen; beruhigt

Parenteral
Zuführung von Stoffen, z. B. von Medikamenten, unter Umgehung des Magen-Darm-Trakts, etwa mittels einer intravenösen Injektion

Perkutan
Durch die Haut (z. B. Medikamentengabe)

Peripher
Am Rande befindlich, außen liegend

Physiologie
Lehre von den Lebensvorgängen und Funktionen eines Organismus

Pleura
Brustfell, kleidet den Brustraum innen aus

Pleuraspalt
»Gleitspalt« zwischen Lungenoberfläche (Lungenfell) und Brustfell

Pneumothorax
Ansammlung von Luft im Brustraum (Luftbrust)

Poly
Vorsilbe: viel

Polytrauma
Vielfachverletzung, wobei mindestens eine Verletzung oder die Kombination der Verletzungen lebensbedrohlich ist

Prophylaxe
Vorbeugende Maßnahme, z. B. zur Verhütung von Krankheiten

Psyche
Seele oder Geist im Unterschied zum Körper

Pulmo
Lunge

Punktion
Anstechen, z. B. einer Vene, zur Verabreichung von Medikamenten oder zur Zuführung (Infusion) bzw. Ableitung von Flüssigkeiten

Pustel
Eine mit Eiter gefüllte kleine Blase

Reanimation
Wiederbelebungsmaßnahmen

Rektal
Durch den Mastdarm oder im Mastdarm (After), z. B. Medikamentengabe (Zäpfchen)

Resorption
Aufsaugen, Aufnahme von Stoffen in die Blut- und Lymphbahn

Respiration
Atmung

Rhythmus
Takt, Zeitfolge, Schlagfolge (z. B. des Herzes), periodischer Wechsel natürlicher Vorgänge oder deren Wiederkehr

Schädelbasis
Schädelgrundplatte, untere Begrenzung des Hirnraums

Schock
Sammelbezeichnung für Störungen des Kreislaufs

Sekret
Ausscheidung von Drüsen

Sepsis
Bakterielle Allgemeininfektion, z. B. »Blutvergiftung«

Skelett
Knochengerüst

Sonde
Stab- oder schlauchförmiges medizinisches Instrument zum Einführen in den Körper, z. B. zu Untersuchungszwecken

Sterilität
Keimfreiheit

Sternum
Brustbein

Stethoskop
»Hörrohr« zum Abhören des Körpers

Sub
Vorsilbe: unter

Subkutan
Unter die Haut (z. B. Medikamentengabe)

Sublingual
Unter die Zunge (z. B. Medikamentengabe)

Suppositorien
Zäpfchen, die in den After eingeführt werden

Sympathikus
Anteil des vegetativen Nervensystems, arbeitet dem Parasympathikus entgegen; regt an

Systole
Austreibungs- bzw. Pumpphase des Herzes

Tachykardie
Beschleunigte Herztätigkeit (schneller Puls)

Tetanie
Muskelkrampf

Thorax
Brustkorb

Thrombose
Bildung eines Blutgerinnsels in einem Gefäß

Thrombozyten
Blutplättchen, wichtig für die Blutgerinnung

Thrombus
Blutgerinnsel (Pfropf) in einem Blutgefäß, kann zum Verschluss führen (siehe Embolie)

Toxine
Gifte

Trachea
Luftröhre

Trauma
Verletzung durch Gewalteinwirkung, Hitze usw., psychischer Schock

Tubus
Schlauch, Rohr

Vegetatives Nervensystem
Autonomes oder unwillkürliches Nervensystem

Vene
Zum Herzen führendes Blutgefäß

Verbrennungsödem
Wasseransammlung im Gewebe bei Verbrennungen

Virus
Krankheitserreger ohne eigenen Stoffwechsel

Vitalfunktion
Funktion der lebenswichtigen (Vital-)Organe (Gehirn, Lunge, Herz-Kreislauf-System)

Volumenmangelschock
Akute Kreislaufstörung durch Blut- oder Plasmaverlust

Zentralisation
Sicherung der Sauerstoffversorgung von Gehirn, Herz und Lunge durch Engstellung peripherer Blutgefäße (Kreislaufzentralisation)

Zyanose
Blaue Hautfärbung infolge mangelnder Sauerstoffsättigung des Blutes (Lippen, Fingernägel, Wangen)

Zyklus
Regelmäßig eintretendes Ereignis

Impressum
Der Südwest Verlag ist ein Unternehmen der Econ Ullstein List Verlag GmbH & Co. KG, München.

Redaktion und Projektleitung
Dr. Elfi Ledig
Redaktionsleitung und medizinische Fachberatung
Dr. med. Christiane Lentz
Bildredaktion
Gabriele Feld
Produktion
Manfred Metzger (Leitung), Annette Aatz, Monika Köhler
Umschlag
Lohmüller Werbeagentur, Berlin
Layout
Jan-Dirk Hansen, Wolfgang Lehner
DTP-Produktion
Monika Anger, Wendelin Lomeg

Printed in Slovenia

Gedruckt auf chlor- und säurearmem Papier

ISBN 3-517-06232-4

Über den Autor

Franz Keggenhoff war von 1980 bis 2000 Lehrbeauftragter für das Deutsche Rote Kreuz. Er ist jetzt im DRK-Landesverband Westfalen-Lippe e.V. Leiter des Referats Erste Hilfe / Breitenausbildung und des Lehrinstituts der DRK-Landesschule in Münster. Franz Keggenhoff ist Autor mehrerer Standardwerke zum Thema »erste Hilfe«.

Herausgeber

Deutsches Rotes Kreuz, Generalsekretariat
Carstennstraße 58 • 12205 Berlin
Fachreferat: Team 43

Danke

Für fachliche und medizinische Beratung gilt der Dank: Sigrid H. Bohnen, leitende pädagogische Mitarbeiterin am DRK-Lehrinstitut, Münster; Peter Navratil, Facharzt für Kinderheilkunde, Universitätskinderklinik Münster; Dr. med. Günter Rutkowski; Dr. Thomas Schupp, Dipl.-Chemiker.

Hinweis

Das vorliegende Buch ist sorgfältig erarbeitet worden. Dennoch erfolgen alle Angaben ohne Gewähr. Weder Autor, DRK noch Verlag können für eventuelle Nachteile oder Schäden, die aus den im Buch gegebenen praktischen Hinweisen resultieren, eine Haftung übernehmen.

Bildnachweis

Alle Fotos stammen von Sabine Lechner, München (Visagistinnen und Maskenbildnerinnen: Ann-Kathrin Gebermann und Brigitte Bechtel, München), außer:
Archiv Lohmüller, Berlin: Titel (5); Bavaria, Gauting bei München: 20 (Mollenhauer); DRK-Blutspendeinstitut, Münster: 9 u. (2), 168 li. und re. o., 173–177; Beat Ernst, Basel: 125, 127 (3), 128 (3), 129 (3), 130 (3), 131 (3), 132 (3), 133 (3), 134 (3), 135 (3), 136 (3), 137 (3), 138 (3), 139 (9); Fotex, Hamburg: 142 (Custom Medical), 144 (Susa), 152 (T. Lauterbach), 161 (Rex Interstock); Fotoarchiv, Essen: 23 (Markus Matzel), 27 u. (Friedrich Stark), 90 (Ciro Antinozzi), 97 (Martin Vollmer), 117, 171 (Jochen Tack); Gettyone, München: 163 (Wilfried Krecichwost); IFA-Bilderteam, München: 165 (Tschanz); Dr. Gunhild Kilian-Kornell, Starnberg: 155; E. H. Laux, Biberach an der Riß: 138 3. v. o., 139 li. o; Mauritius, Mittenwald: 113 (Habel), 151, 154 o. (Poehlmann), 153 (H. Blume); Okapia, Frankfurt: 156; Photodisc: 27 Mi.; Claudia Rehm, München: 154; Südwest Verlag, München: 16 Mi., re., 35 (3), 38 (2), 39 (4), 40 (2), 46 (3), 53 (4), 60 re., 64, 79 re. u., 85 u., 89, 96 re., 101 (4), 103, 148, 164, 173 (Matthias Tunger), 42 (2), 48 (4), 49, 50 (3), 58, 68, 80, 108, 146 (Wladimir Szczesny); Heidi Velten, München: 31; Zefa, Düsseldorf: 2 o. (Fritz Guntmar), 21 o. (M. Thomson), 21 u. (S. Oskar)

Register